Kleine ontwikkelingspsychologie III

Bij de drie delen Kleine Ontwikkelingspsychologie hoort ook een website!
Daarop staan recente onderzoeksresultaten en actuele voorbeelden.
Kijk op www.Kleineontwikkelingspsychologie.nl

kleine ontwikkelings psychologie III

de puberjaren

derde druk

Rita Kohnstamm

Bohn Stafleu van Loghum
Houten 2009

Omslag, vormgeving en tekeningen: Eva Kohnstamm
Foto's: Karin Conijn, Eva Kohnstamm, Marian van de Veen-van Rijk (p. 173)

ISBN 978 90 313 6162 5
NUR 770

Derde druk, eerste oplage 2009

Ook verkrijgbaar:
Rita Kohnstamm, *Kleine ontwikkelingspsychologie I. Het jonge kind.*
ISBN 978 90 313 6160 1
Rita Kohnstamm, *Kleine ontwikkelingspsychologie II. De schoolleeftijd.*
ISBN 978 90 313 6161 8

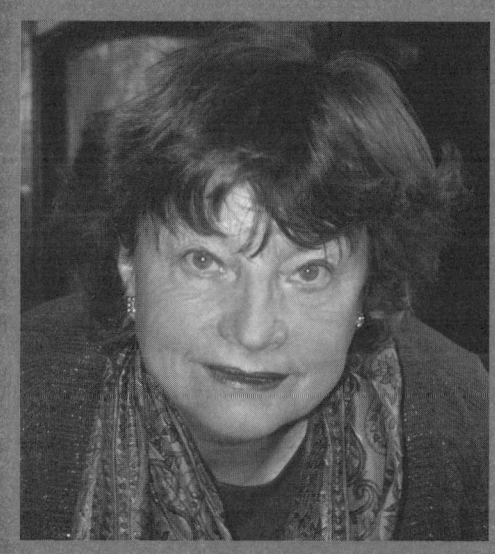

VOORWOORD

Bij de derde druk

Toen ik in de jaren negentig van de vorige eeuw dit deel III wilde schrijven, kreeg ik aanvankelijk, zoals dat in film- en televisiekringen heet, 'geen beeld'. Of misschien kan ik beter zeggen dat ik juist te veel beelden had, die zich niet lieten omlijnen. Lopend over straat of door een school, zittend in de tram of op het terras van een sportcomplex, wachtend op de trein of in de rij voor een bioscoop, steeds zag ik zo'n variatie aan adolescenten, dat het moeilijk was hen onder te brengen in één categorie. Dat zij tot eenzelfde leeftijdsgroep behoren, wil niet zeggen dat ze veel gemeenschappelijks hebben.
Verschillen in karakter en levensomstandigheden treden meer en meer op de voorgrond, leeftijdsgebonden ontwikkelingskenmerken nemen gestaag af. Pas geleidelijk kon ik indertijd toch een ordening aanbrengen in het materiaal dat ik had verzameld en kon het schrijven beginnen.

De tweede druk kwam er in 2003 wel heel anders uit te zien, maar de inhoud bleef in grote lijnen dezelfde. Ik voegde slechts verwijzingen naar recente literatuur en actuele voorbeelden toe.

Deze derde druk is echter geheel herzien. In de afgelopen vijf jaar is veel onderzoek gedaan. Dat leverde niet alleen nieuwe resultaten op rond bekende thema's. Er zijn ook nieuwe thema's opgekomen. Enerzijds door geavanceerde onderzoekstechnieken. Een goed voorbeeld daarvan is het onderzoek naar het functioneren van het puberbrein. Ik hoop dat ik in dit boek duidelijk heb kunnen maken hoe allerlei gedrag van jongeren daardoor zo veel begrijpelijker is geworden. Anderzijds is hun levensstijl veranderd, met name door de moderne media. Leeftijdgenoten zijn al sms'end, chattend of als ze 'op msn' zijn in voortdurende communicatie met elkaar. De virtuele wereld van de computergames is uit hun leven niet meer weg te denken. Ook de invloed van deze nieuwe verschijnselen heeft een plaats gekregen in dit boek.
Al deze veranderingen brachten me ertoe ook een andere titel te zoeken. 'Adolescentie' is in de sociale wetenschap het officiële woord voor deze leeftijdsgroep. Maar veel van wat ik in dit boek beschrijf gaat over de huiselijke praktijk van het dagelijks leven. 'Puberjaren' past daar beter bij.
Zoals altijd bij mijn schrijfsels, heb ik ook nu weer veel gehad aan de commentaren van mijn man en ben ik blij met de vormgeving en tekeningen van mijn dochter.

Rita Kohnstamm, Amsterdam 2009

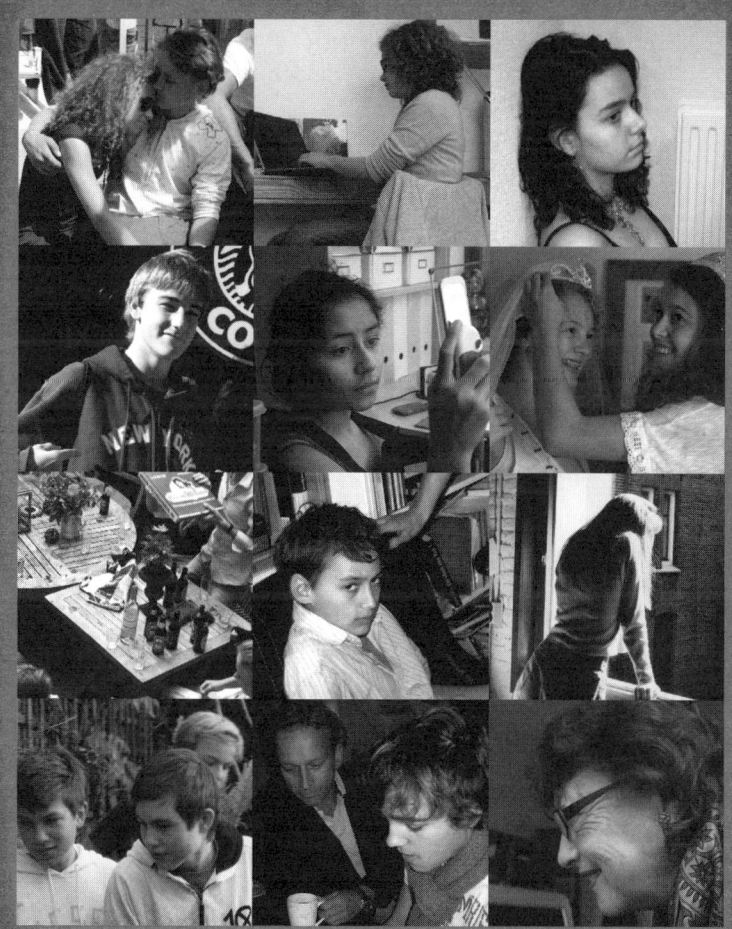

INHOUD

INHOUD

GEEN KIND MEER — 13

1 | Seksualiteit en verlangen — 15
Het prille begin: de prepuberteit — 17
Vijf zichtbare lichamelijke veranderingen — 18
De groeispurt — 19
Het onzichtbare puberbrein — 21
De beginnende menstruatie — 22
De betekenis van borsten — 25
Al rijpe meisjes en nog kinderlijke jongens — 25
Uiterlijk als bron van onzekerheid — 26
Ervaringen met seksualiteit — 27
Tienermoeders — 29
Homoseksualiteit — 30
Zelfbevrediging — 33
Verliefdheid — 34
Liefdesverdriet — 36

2 | Cognitieve veranderingen — 39
Het begrip intelligentie — 41
Schoolkeuze — 42
Praktisch of theoretisch? — 43
Capaciteit van het denken — 44
Aandacht, concentratie en planmatig werken — 45
Heb je je huiswerk al af? — 47
Manieren van denken — 49
De logica van het formele denken — 52
Argumenteren — 54
Egocentrisme — 56
Sociale cognitie — 57
Zelfkennis — 59

3 | Een aantal theorieën — 61
Adolescentie als voorbereiding — 63
Hall: van oermens naar civilisatie — 64
Freud: ontwikkeling van een krachtig Ego — 65
Erikson: op zoek naar identiteit — 66
Havighurst: ontwikkelingstaken op zich nemen — 67
Susan Harter: streven naar een positieve zelfwaardering — 68
Ontluikende volwassenheid — 69

4 | Autonomie en verantwoordelijkheid — 71
Volwassenheid als psychosociale rijpheid — 73
Scheiding en individuatie — 74
Ouderbindingen — 75

De generatiekloof	77
Vrijheid, maar ook betrokkenheid	79
Maatschappelijke status	82
Studiehuis en competentiegericht leren	84
Het eigen levensonderhoud	86

KIJKEN NAAR JEZELF — 89

5 | Een eigen persoonlijkheid — 91

Enkele bouwstenen van de persoonlijkheid	93
Het vijffactorenmodel	94
Soms verandert er nog wel wat	96
Ego: een organiserende kracht	98
Copingmechanismen	99
Strategieën van emotionele zelfverdediging	100
Persoonlijkheidstypen	102
Zelfbeeld en Ik-Ideaal	103
Zelfwaardering en gevoel van eigenwaarde	104
Identiteit	108
Internet en ik	110
Waar sta je voor?	113

6 | Waarden en idealen — 117

Kunnen redeneren over goed en kwaad	119
Je verplaatsen in een ander	120
Weten dat je fout zit, maar toch doen	121
Maatstaven van het Ego	121
Wat wil ik met mijn leven?	124
Wat is belangrijk in het leven?	125
De Ik-generatie	127
Tijdsbesteding	128
Waar haal je waarden en idealen vandaan?	130
Een eigen standpunt	131

7 | Op zoek naar avontuur — 135

Moderne variatie op oud thema	137
Schadelijk en hinderlijk gedrag	138
Razende hormonen	140
Virtuele sensatie	141
Wat geeft de doorslag?	142
Illusie van onkwetsbaarheid	144
Risico als jeugdige levensstijl	146
Tabak en drugs	147
Alcohol	149
Gokken	151
Kleine criminaliteit	152

8 | Kenmerkende problemen — 155

Van voorbijgaande aard — 157
Vier vormen van hormonale invloed — 158
Emotionele hersenen — 159
Individuele verschillen bij hormonale invloed — 161
Omgevingsinvloed op hormonale effecten — 162
Algemene psychosociale invloeden — 164
Specifieke psychosociale invloeden — 166
Individuele verschillen bij psychosociale veranderingen — 167
Onzekere gevoelens en uitdagend gedrag — 168
Meisjes hebben het moeilijker — 170

9 | Van probleem naar stoornis — 173

Weerbaar of kwetsbaar? — 175
Anorexia en boulimia — 175
Depressie en angststoornissen — 177
Agressie en delinquentie — 179
Zedenmisdrijven — 182
Buitengesloten — 183
Suïcide — 185
Weglopen en zwerven — 186

IK EN DE ANDEREN — 189

10 | Leeftijdgenoten en vrienden — 191

Verschillende typen peergroup — 193
Boezemvrienden en hartsvriendinnen — 195
De vriendengroep — 199
De subcultuur — 200
De gemengde peergroup — 203
Spiegel of hindernis voor elkaar — 204
Conformiteit maar met mate — 206
Wie is waarom populair? — 206
Leren op school — 208
Schoolleven — 209

11 | Ouders en thuis — 213

Twee invloedssferen naast elkaar — 215
Het kerngezin — 217
Echtscheiding — 218
Het eenoudergezin — 220
Het stiefgezin — 221
Werkende moeders — 223
Functies van het gezin — 223
Het gezin als systeem — 224

Broers en zusjes	227
Typering van het gezin	228
Opvoedingsstijl	230
De ruzies	232
Literatuur	235
Register	251

Geen kind meer

1. SEKSUALITEIT EN VERLANGEN
2. COGNITIEVE VERANDERINGEN
3. EEN AANTAL THEORIEËN
4. AUTONOMIE EN VERANTWOORDELIJKHEID

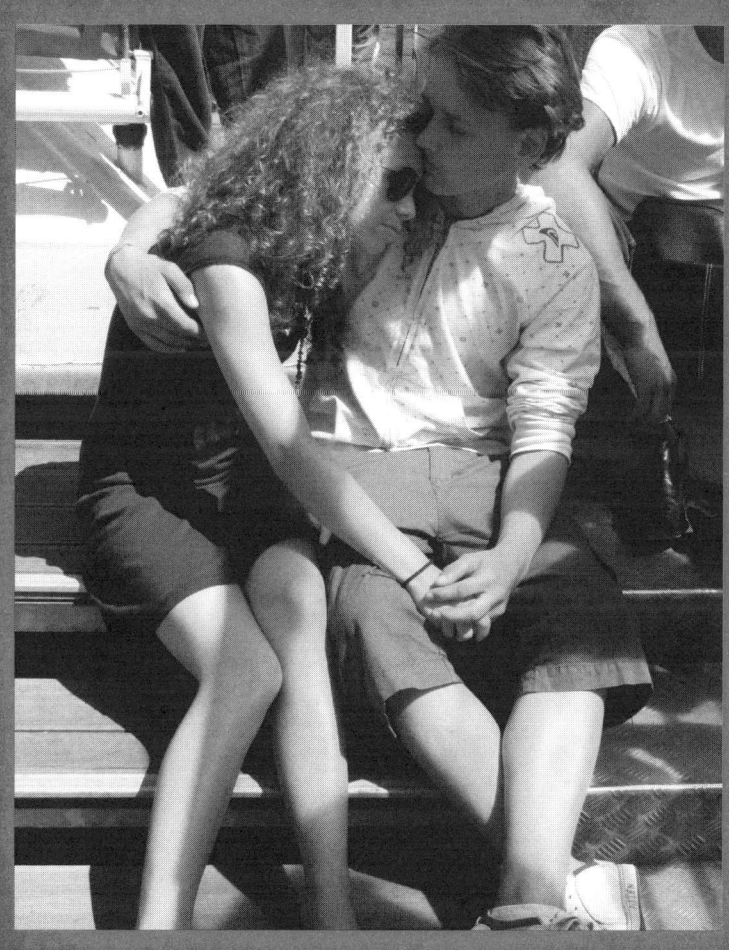

1 | SEKSUALITEIT EN VERLANGEN

1 | Seksualiteit en verlangen

Het begin van de adolescentie wordt bepaald door de *natuur*, maar het einde ervan door de *cultuur*. De lichamelijke veranderingen zijn door de biologie gegeven en gelden voor alle mensenkinderen. Maar het hangt van de *cultuur* af welke lichamelijke veranderingen noodzakelijk zijn om als volwassene te worden erkend. In moderne westerse culturen zijn álle lichamelijke veranderingen en het nieuwe lichamelijk evenwicht dat daarbij tot stand komt nog niet voldoende voor die erkenning. De adolescent heet ondanks al die veranderingen nog enige tijd niet 'volwassen' te zijn.

Het begrip *adolescentie* heeft in de ontwikkelingspsychologie het begrip *puberteit* vervangen, hoewel dat in het dagelijkse taalgebruik nog een heel gangbaar woord is. Het voldeed echter niet meer, omdat het wat de betekenis betreft louter slaat op de seksespecifieke lichaamsveranderingen: het is afgeleid van het Latijnse 'pubertas', 'man worden'. Omdat deze levensfase in de westerse cultuur echter veel meer meebrengt en veel langer duurt dan de geslachtsrijping, was een meeromvattend begrip nodig.

Maar het begint wel met de puberteit, met de lichamelijke processen, die leiden tot vruchtbaarheid en dus gericht zijn op de *voortplantingsfunctie*. Wat dat betreft wordt de volwassenheid al vroeg bereikt. Een mooi voorbeeld wordt gevormd door het beroemdste liefdespaar aller tijden: de zestiende-eeuwse Romeo en Julia. Men schat dat Shakespeare hen schiep als twee dertienjarigen.

In het algemeen kunnen jongens van zestien jaar kinderen *verwekken* en meisjes van vijftien jaar kinderen *baren*. Toen de gemiddelde levensverwachting van mensen nog niet veel hoger lag dan twintig, dertig jaar en elk paar gemiddeld zeven kinderen nodig had om althans één zoon over te houden die hen kon overleven, waren wat wij nu 'jonge zwangerschappen' noemen voor een vrouw uit die tijd op een natuurlijke wijze passend. Voor vaderschap lag dat anders, omdat bij mannen de vruchtbare leeftijd eigenlijk nooit ophoudt; zij kunnen zich biologisch gezien dus wel enig uitstel permitteren.

Verderop in dit hoofdstuk komt ter sprake waarom jonge zwangerschappen wel een verhoogd risico geven voor moeder en kind.

HET PRILLE BEGIN: DE PREPUBERTEIT

De lichamelijke rijping wordt in gang gezet door de *hypothalamus*, die instructies geeft aan de *hypofyse* om zogenaamde *gonadotrope* hormonen af te scheiden. Dat zijn hormonen die specifiek van invloed zijn op de geslachtsklieren: bij meisjes zijn dat de eierstokken, bij jongens de zaadballen. Die worden erdoor aangezet tot groei en tot ontwikkeling in de richting van hun definitieve voortplantingsfunctie. Bovendien worden ze aangezet tot het gaan afscheiden van hun eigen seksespecifieke hormonen: de eierstokken maken *oestrogenen* aan en de zaadballen *androgenen*. Het belangrijkste androgene hormoon is *testosteron*.

De hypothalamus, hypofyse en de geslachtsklieren hebben al vanaf vóór de geboorte die mogelijkheid in zich om de puberteit in gang te zetten. Deze functie staat echter lange tijd op non-actief, doordat iets in de hypothala-

De hypothalamus is het deel van de tussenhersenen dat het autonome zenuwstelsel en de werking van de hypofyse regelt. De hypofyse is een eivormige klier aan de onderkant van de tussenhersenen, slechts zo groot als een bruine boon, maar van centraal belang in de hormonenhuishouding.

In het hoofdstuk Op zoek naar avontuur *wordt verder ingegaan op de psychische gevolgen van androgenen bij jongens. In het hoofdstuk* Kenmerkende problemen *op die van oestrogenen bij meisjes.*

mus het proces tegenhoudt. Over wat dat 'iets' precies is, bestaat nog onzekerheid. Eén van de theorieën is dat het lichaam in ieder geval een bepaald gewicht moet hebben bereikt, waardoor het stofwisselingsniveau voldoende hoog is om zodanig op de hypothalamus in te werken dat die zijn rem loslaat. De gonadotrope en seksespecifieke hormonen kunnen dan hun werk gaan doen. Dit is geen plotselinge, maar een geleidelijke verandering, die ongeveer een jaar eerder inzet dan dat er uiterlijk iets van te merken is. Dat is de periode die *prepuberteit* wordt genoemd.

Vijf zichtbare lichamelijke veranderingen

Als de woorden 'gemiddeld' of 'in het algemeen' worden gebruikt, moet altijd worden bedacht dat de individuele variatie in ontwikkelingstempo groot is, en er veel individuen zijn die langzamer of juist sneller gaan dan het groepsgemiddelde. Als over onderzoeksresultaten naar beleving wordt gesproken, is het eveneens belangrijk te bedenken dat zij altijd betrekking hebben op de betreffende groep en dat veel individuele jongeren heel andere emoties kunnen ervaren dan wat 'significant vaak' voorkomt.

In het algemeen worden in de puberteit vijf duidelijk waarneembare veranderingen onderscheiden.

In de eerste plaats beginnen dus gemiddeld zo rond tieneneenhalf jaar bij meisjes de eierstokken uit te groeien en oestrogenen te produceren. Een proces dat uitloopt op de eerste menstruatie - de *menarche* - gemiddeld rond dertien jaar. Dat wil niet zeggen dat bij een meisje dan ook de voortplantingsorganen al helemaal volgroeid zijn en er ook al sprake is van *ovulatie*, want dat duurt daarna nog ongeveer anderhalf jaar.

Bij jongens worden gemiddeld vanaf twaalfeneenhalf jaar de zaadballen groter, worden androgenen aangemaakt en volgt na verloop van tijd de eerste zaadlozing, die eveneens nog niet tot bevruchting zou kunnen leiden. Jongens zijn gemiddeld met zestien jaar vruchtbaar, meisjes met vijftien jaar.

Over wanneer die eerste zaadlozing bij de meeste jongens plaatsvindt, bestaan geen betrouwbare cijfers, waarschijnlijk doordat het vaak in de intimiteit van het eigen bed gebeurt en jongens daar niet zo openlijk over spreken. De eerste menstruatie is daarbij vergeleken een publieke gebeurtenis! Het is trouwens vaak de moeder die het doorvertelt, bijvoorbeeld aan haar eigen moeder. Niet het meisje zelf. Veel islamitische meisjes dragen vanaf die tijd een hoofddoek als zichtbaar teken.

Tot de eerste menstruatie of zaadlozing is aanvankelijk nog weinig te merken van wat zich in het lichaam afspeelt. Daarom worden de wél zichtbare veranderingen vaak gebruikt om vast stellen of de puberteit is begonnen. Zij vormen de tweede zichtbare verandering. Het gaat daarbij om de eerste tekenen van de zogenaamde *secundaire geslachtskenmerken*: schaamhaar, okselhaar, zwellende borstjes bij meisjes, en een groter wordende penis bij jongens. Vaak gaan bij meisjes de eerste schaamhaartjes vooraf aan het begin van borstontwikkeling. Bij jongens komt de groei van schaamhaar juist vaak later op gang.

De derde verandering is ook seksespecifiek en betreft de manier waarop *vet- en spierweefsel* over het lichaam worden verdeeld. Vet is op te vatten als voedselreserve. Vrouwen hebben er vanwege zwangerschappen meer van nodig dan mannen, maar ook de plaats waar het vet wordt opgeslagen is voor de seksen verschillend. Meisjes die vruchtbaar aan het worden zijn,

De aantrekkelijkheid van een vrouwenlichaam blijkt sterk bepaald te worden door de ideaal gevonden verhouding tussen taille en heupen, ongeacht culturele verschillen en mode. De taille moet niet dunner zijn dan 67 procent van de heupomvang en niet groter dan tachtig procent van die omvang.

krijgen vetlaagjes rond heupen, billen en dijen. Het kleine beetje vet dat jongens vasthouden komt rond het middel te zitten. Daardoor hebben meisjes en jonge vrouwen een duidelijker taille dan jongens en jonge mannen. Jongens worden in de adolescentie gespierder dan meisjes.

De verhouding tussen de hoeveelheid spieren en hoeveelheid vet is bij jongens aan het eind van de adolescentie ongeveer drie op één; bij meisjes vijf op vier.

Ten vierde zijn er veranderingen in *bloedsomloop* en *luchtwegen* - onder andere de vergroting van hart en longen - die maken dat jonge mensen uiteindelijk zo sterk zijn en een groot uithoudingsvermogen hebben.

De vijfde verandering is een enorme *groeispurt*, die ruim vier jaar duurt. Het spreekt vanzelf dat dit alles ook gepaard gaat met zwaarder worden. Op het hoogtepunt van de groeispurt gaat een meisje in een jaar gemiddeld ruim vijf pond zwaarder wegen en een jongen bijna zeven pond.

DE GROEISPURT

De groeispurt is uniek voor mensen en komt in de dierenwereld niet voor. Het is nog steeds niet duidelijk waardoor in de *evolutie* deze typisch menselijke groeispurt is ontstaan. Eén van de theorieën is dat het een compensatie is voor de eveneens in de evolutie ontstane lange kindertijd bij mensen. Daardoor profiteert een mensenkind in de periode dat zijn hersenen nog volop in ontwikkeling zijn van een rijke ervaringswereld, die die ontwikkeling ten goede komt. Evolutionair gezien maakte dat de ontwikkeling van intellect, cultuur en techniek mogelijk. Maar bij het harde, korte leven van de oermens kwamen velen door die relatief lange, maar ook kwetsbare kindertijd niet aan volwassenheid toe. Alleen degenen die na de vroege kindertijd zeer snel uitgroeiden, werden volwassen, konden zich voortplanten en gaven hun in de genen vastgelegde neiging tot zo'n groeispurt aan de volgende generatie door.

Door sommigen wordt dit als een te eenzijdige verklaring gezien, omdat op basis hiervan te verwachten zou zijn dat degenen die snel vruchtbaar worden zich ook het beste voortplanten. En dat was en is nog steeds niet zo. Integendeel, en dat is het duidelijkst te zien bij meisjes: zowel vroeger als nu komen bij zwangerschappen van meisjes onder de achttien jaar relatief veel miskramen voor, evenals complicaties voor de moeder tijdens en na de bevalling, en te lichte baby's. Als oorzaak wordt gezien dat de bekkenopening bij het schaambeen eigenlijk pas rond achttien jaar groot genoeg is om een voldragen baby door te laten. Er zit dus een tijdsspeling tussen de snelle groei naar een in het algemeen volwassen lichaam en het moment dat dat lichaam specifiek geschikt is om een kind te baren.

Een selectiecriterium in de evolutie wil zeggen dat een bepaalde genetische eigenschap bevorderend werkte voor het verwekken en in leven houden van nakomelingen tot ook zij vruchtbaar waren en die eigenschap weer aan een volgende generatie konden doorgeven.

Een aanvullende verklaring die vanuit antropologische hoek wordt gegeven, is dat die groeispurt toch een gunstig *selectiecriterium* was, omdat het jonge meisjes ogenschijnlijk volwassen en 'moederlijk' deed zijn en zij daarom bij de zorg voor kinderen werden betrokken. Dat was een goede voorbereiding

De gevolgen van dit 'mannelijker' worden van jongensgedrag worden in diverse hoofdstukken besproken.

voor hun latere moederschap, zodat zij beter voor hun eigen kinderen konden zorgen en hen in leven konden houden, dan meisjes die door het niet hebben van een groeispurt en het langer houden van een kinderlijk uiterlijk van die voorbereiding verstoken waren gebleven.[1]

Ook bij jongens wordt een evolutionaire verklaring gezocht voor de groeispurt, zij het op een andere manier. Voordat de groeispurt bij jongens op het hoogtepunt is en zij er nog relatief kinderlijk uitzien, is er door de toename van het belangrijkste androgene hormoon *testosteron* bij hen al wel een neiging tot gedrag dat in het algemeen als 'mannelijk' wordt bestempeld: agressiever, ruwer en onafhankelijker. Bovendien worden ze in beslag genomen door seksuele fantasieën.

Ook dat zou weer een gunstig selectiecriterium zijn geweest: de volwassenen waren door het nog kinderlijke uiterlijk net voldoende vertederd om het gedrag door de vingers te zien en de jongens niet als seksuele rivalen te beschouwen. Maar ondertussen kregen die jongens wel mooi de gelegenheid te beginnen met het inoefenen van zo'n volwassen, mannelijk gedragsrepertoire in een periode dat zij nog geen verantwoordelijkheid hadden voor de zorg voor nakomelingen.

In deze gedachtegang was dus zowel het al volwassen uiterlijk van meisjes als het juist nog kinderlijke uiterlijk van jongens beide gunstig voor het succes bij de *voortplanting*.

Bij meisjes van tegenwoordig begint de groeispurt gemiddeld met tieneneenhalf jaar en is rond twaalf jaar op een hoogtepunt wat *snelheid* betreft. Bij jongens zet deze gemiddeld met elfeneenhalf jaar in en is ruim een jaar later op het snelheidshoogtepunt. Het eerst worden handen, voeten en hoofd groter, dan de armen en benen langer en ten slotte schiet het lijf omhoog en worden de schouders breder. Een jongen houdt ongeveer een jaar eerder op voortdurend uit zijn broeken te groeien dan uit zijn truien en jacks.[2]

Het gezicht begint zijn kinderlijke trekken te verliezen doordat het deel onder het voorhoofd sterker uitgroeit dan het voorhoofd zelf. Alleen bij jongens wordt het *strottenhoofd* veel groter en worden de stembanden veel langer, waardoor hun stem gemiddeld een octaaf zakt. Er bestaan grote verschillen in het tempo waarin dit gebeurt; soms duurt het slechts een paar maanden, soms jaren. Al die tijd heeft een jongen 'de baard in de keel', waardoor hij zijn stembanden niet altijd in bedwang heeft en met een overslaande stem praat. Bij meisjes groeien strottenhoofd en stembanden maar heel weinig; het verschil tussen meisjes- en vrouwenstemmen is dan ook niet zo opvallend.

Al dat groeien veroorzaakt voortdurende wijzigingen in de lichaamsverhoudingen, die het typisch slungelige aan jonge adolescenten kunnen geven, die zich vaak bewegen alsof ze zich letterlijk met hun figuur geen raad weten. Die snelle groei is indrukwekkend en gaat op het hoogtepunt net zo snel als de groei van een kind tussen de eerste en tweede verjaardag: bij meisjes komt er dan gemiddeld per jaar

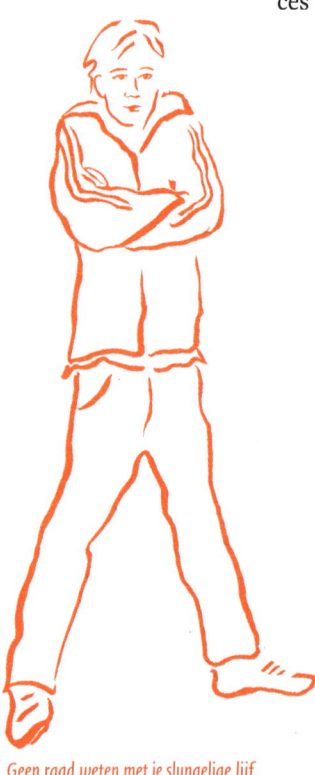

Geen raad weten met je slungelige lijf

negen centimeter bij, bij jongens elf. De grootste toename zit overigens in het lijf, niet in de benen. Na de groeispurt kan nog een paar jaar kleine en langzame groei voorkomen, bij meisjes gemiddeld tot hun zeventiende, bij jongens tot achttieneneenhalf. Uiteindelijk is de adolescent zo'n dertig centimeter langer dan toen de spurt begon.

Dat de groeispurt niet zonder meer een groeiproces is, maar nauw verbonden is met de voortplanting, is ook op te maken uit het feit dat deze door geslachtshormonen uit de geslachtsklieren wordt bestuurd. De 'gewone' lengtegroei daarentegen wordt bestuurd door *groeihormonen* uit de hypofyse. Jongens en meisjes die om een of andere reden geen geslachtshormonen produceren, kunnen wel normaal groeien, maar maken geen spurt door.

De samenhang blijkt bovendien uit de timing van groeispurt en geslachtsrijping. Meisjes die vroeg beginnen snel uit te groeien, krijgen in het algemeen ook eerder hun eerste menstruatie dan meisjes die later met groeien beginnen. Vroeg snel uitgroeiende jongens krijgen over het algemeen eerder secondaire geslachtskenmerken.

Het geheel van deze grote lichamelijke veranderingen overziend, is het opvallend hoe weinig gebruikelijk het is om kinderen voor te bereiden op wat hen te wachten staat. Misschien dat dit wel een van de oorzaken is waardoor jonge meisjes het gevoel krijgen dat zij 'te dik' zijn en daarom gaan lijnen of eetstoornissen ontwikkelen. In de literatuur over eetproblemen wordt steeds gewezen op het feit dat bijvoorbeeld meisjes die lijden aan *anorexia nervosa* een *verstoord lichaamsbeeld* hebben. Als zij naar zichzelf kijken in de spiegel en dan een schatting moeten geven van hun maten, blijken zij veel te hoge getallen te noemen.

> Lees over eetproblemen bij meisjes in het hoofdstuk *Van probleem naar stoornis*.

Het zou kunnen zijn dat dit niet zo zeer is terug te voeren op wat zij *zien*, maar op wat zij *voelen*. Het langere, zwaardere en met meer vetlaagjes omgeven lichaam voelt anders dan het vertrouwde kinderlichaam. Zeker als de veranderingen zich in een snel tempo hebben voltrokken. Het zou goed zijn meisjes voor te bereiden op deze gedaanteverwisseling. Ten aanzien van menstruatie is gebleken dat voorbereiding inderdaad een gunstige invloed heeft op de manier waarop meisjes die verandering beleven.

Het onzichtbare puberbrein

In modern hersenonderzoek is een nieuwe lichamelijke factor ontdekt voor belangrijke veranderingen tijdens de puberteit. In tegenstelling tot wat eerder werd gedacht zijn de menselijke hersenen niet rond het zesde levensjaar volgroeid, maar gaat die groei tot in de puberteit door en zijn er zelfs twee belangrijke groeipieken. Rond twaalf jaar een piek in de hersenkwab vlak achter het voorhoofd die is betrokken bij denken, kiezen, plannen, beheersen van impulsen en uitstellen van bevrediging. Een piek in de zijkwab, belangrijk bij emoties en taal, rond zestien jaar. Er is dan een golf van aanmaak van verbindingen tussen hersencellen, de *synaptogenese*.

Die groei als zodanig is echter niet het belangrijkste: onmiddellijk na een piek in dit volume van de grijze cellen wordt daarin juist weer gesnoeid en gereorganiseerd. Het volume neemt dan weer af, maar de verbindingen worden daardoor wel verfijnder, genuanceerder en efficiënter. Verbindingen die niet worden gebruikt verdwijnen. Tegelijkertijd wordt de witte stof die als beschermend omhulsel om de zenuwbanen heen zit (*myeline*) dikker, zodat de informatieverwerking vanuit de hersenen ongestoorder en daardoor sneller kan gaan. Dat gebeurt vooral in het midden van de hersenen, waar de miljarden zenuwcellen uit de grijze hersenschors samenkomen en boodschappen zenden naar de rest van het lichaam. Maar ook in de verbindingen tussen de twee hersenhelften en die tussen verschillende hersengebieden onderling wordt de myelineverpakking dikker. Pubers krijgen geleidelijk dus minder, maar wel betere verbindingen. Beter toegesneden op de waaier van taken waar het zelfstandige leven hen voor stelt. Cognitief, emotioneel, motorisch en sociaal.

Gedurende dit reorganisatieproces van een paar jaar, tijdens dit 'werk in uitvoering'[3], is het onrustig in het puberhoofd en heerst er van tijd tot tijd zelfs chaos. Dat verklaart veel van de *wisselvalligheid* in hun gedrag. De ene keer kun je heel verstandig met hen praten, hebben ze een evenwichtig oordeel over iets of kunnen ze hun emoties beheersen. Het andere moment willen ze naar geen redelijk argument luisteren, denken ze zwart-wit en laten ze hun gevoelens de vrije loop in een voor anderen onbegrijpelijke uitbarsting.

Lees over de emotionele wisselvalligheid in het hoofdstuk Kenmerkende problemen.

Er blijkt tevens een verband te bestaan tussen de hormonale processen en die in de hersenen. Met name testosteron wordt actief in het oudste deel van de hersenen dat betrokken is bij spanning en emoties, het *limbische systeem*. Niet alleen vlammen emoties daardoor snel en hoog op, adolescenten zoeken ook vaak naar ervaringen die intense gevoelens oproepen, alsof ze die, aangespoord door hun hormonen, nodig hebben.[4] En dat komt slecht uit, want in het jongste deel van de hersenen, in het deel dat is betrokken bij het beheersen van impulsen en afwegen van risico's, is de omhulling van de banen met myeline het laatste klaar. Eigenlijk pas tegen het twintigste jaar.[5] Er gaapt dus een gat in de tijd tussen het opzoeken van *risico* en het verstandige eerst-kunnen-nadenken-en-dan-doen. Gedacht vanuit de evolutie zeggen onderzoekers dat die drang tot avontuur te maken kan hebben met de noodzaak in de oertijd het veilige ouderlijke nest te verlaten en zelf op zoek te moeten gaan naar eten en een partner om de voortplanting te garanderen, de risico's ten spijt.

Oudste en jongste deel zijn begrippen uit de evolutietheorie. De emotioneel geladen impulsen waren er in de ontwikkeling van de mens eerder dan de beheersing ervan.

DE BEGINNENDE MENSTRUATIE

Lees over de behoefte aan spanning en risico in het hoofdstuk Op zoek naar avontuur.

Vergeleken met honderd jaar geleden begint de seksuele rijping in westerse landen eerder. Dat geldt vooral voor meisjes en hun eerste menstruatie. Als oorzaken daarvan denkt men aan het betere eten, zodat er een overvloed is aan de nodige bouw- en voedingsstoffen, aan de *gezondheidszorg* waardoor ziekten die de rijping zouden kunnen vertragen al op jonge leeftijd kunnen worden voorkomen of genezen, maar ook aan de huidige hogere *omgevingstemperatuur* door de alomtegenwoordige verwarming. Het is namelijk een bekend feit dat meisjes in een warmer klimaat ook eerder menstrueren. Aanvankelijk ging men ervan uit dat deze vervroeging door zou gaan en dat meisjes iedere tien jaar gemiddeld driekwart maand eerder zouden gaan menstrueren. Men is daar nu van teruggekomen. De werking van de bovengenoemde factoren is kennelijk gestabiliseerd.[6]

Men kan zich afvragen wat dat jonger zijn bij de menarche betekent voor de beleving. In veel, vooral ook buitenlandse boeken over de puberteit is een citaat te vinden uit het dagboek van Anne Frank, omdat zij daaraan een intimiteit toevertrouwt die meisjes niet vaak in de openbaarheid zullen willen zeggen, maar die misschien wel voor velen geldt.

> 'Ik vind het zo wonderlijk, dat wat er met me gebeurt en niet alleen dat, wat aan de uiterlijke kant van m'n lichaam te zien is, maar dat wat zich daarbinnen voltrekt. Juist omdat ik over mezelf en over al deze dingen nooit met iemand spreek, spreek ik met mezelf erover. Telkens weer als ik ongesteld ben (en dat is nog maar drie keer gebeurd), heb ik het gevoel dat ik ondanks alle pijn, narigheid en viezigheid een zoet geheim met me meedraag en daarom, al heb ik er niets dan last van, verheug ik me in een zekere zin des woords, altijd weer op de tijd dat ik weer dat geheim in me zal voelen.' (Anne Frank in haar Dagboek op 5 januari 1944)

Maar Anne was op dat moment, toen ze pas drie keer had gemenstrueerd, al veertieneneenhalf. Bovendien was zij een begaafd meisje dat in de bijzondere omstandigheden waarin zij moest leven heel veel over zichzelf nadacht. Zouden meisjes bij wie de menarche met elf, twaalf jaar komt, ook al tot zo'n nadenken over zichzelf in staat zijn, of zal bij hen toch meer de praktische hinder de boventoon voeren en vooral leiden tot ergernis over het ongemak? Komt het nadenken over de wezenlijke betekenis van de menstruatie voor het verdere leven als vrouw bij hen pas wat later, als er al een zekere gewenning is aan het maandelijkse verschijnsel? Een kleine aanwijzing hiervoor zou kunnen zijn dat in allerlei onderzoek onder jonge vrouwen naar voren komt dat zij zich zo opmerkelijk weinig van de beginnende menstruatie herinneren, maar wel van de tijd erna, toen de menstruatie erbij begon te horen. De meeste meisjes praten de eerste tijd na de menarche niet zo graag over hun menstruatie-ervaringen, behalve met hun moeder. Pas als zij verschillende keren ongesteld zijn geweest - en dat is in het begin vaak nog niet maandelijks - beginnen zij met vriendinnen te praten over hoe het voelt, over de pijn en de praktische problemen. Het moet eerst een plaats in je levenspatroon hebben gekregen voordat je ermee naar buiten komt.[7]

Omdat de menarche zo'n duidelijk aanwijsbare mijlpaal is, is het een belangrijke factor als meisjes zichzelf vergelijken met anderen en zich achter voelen blijven of ver vooruit voelen zijn. De belangrijkste reden waarom meisjes ondanks de verwachte narigheid graag willen gaan menstrueren, is dan ook om 'net als de anderen' te zijn. Als de vriendinnen nog niet menstrueren, dan liever zelf ook nog niet. Maar als 'iedereen' al is begonnen, dan graag.

Pijn is niet objectief meetbaar, daarom is de pijn van de één niet te vergelijken met die van de ander; je bent als onderzoeker afhankelijk van wat iemand over zijn of haar pijn vertelt. Pijn is subjectief. Ook de mate waarin *menstruatiekrampen* pijn veroorzaken, is niet absoluut te meten. Langs een omweg is echter wel vast te stellen dat het daarbij niet louter om *fysiologische* processen gaat. Zo blijkt dat meisjes van wie de vader op de hoogte is en positief reageert op het feit dat zijn dochter vrouw aan het worden is, minder menstruatieklachten hebben dan meisjes die het zonder die vaderlijke waardering moeten doen. Dat wil niet zeggen dat een dochter niet nukkig en gegeneerd kan reageren als haar vader hier iets van laat blijken, maar de gunstige invloed is er niet minder om. Die vaderlijke betrokkenheid zegt namelijk iets over de sfeer in het gezin ten aanzien van seksualiteit en man-vrouwverhoudingen. Datzelfde is op te maken uit het gegeven dat een meisje minder over menstruaties klaagt als zij is voorgelicht door haar moeder dan wanneer haar informatie uit een andere bron komt - van een ouder zusje, een vriendin of uit een voorlichtingsfolder. Hier wordt de fysiologie dus beïnvloed door de emotie.[8]

Die emotionele invloed - maar dan meer in negatieve zin - komt ook naar voren in het gegeven dat de menarche verhoudingsgewijs eerder intreedt bij meisjes die zonder hun biologische vader opgroeien en van wie de moeder problematische relaties heeft met nieuwe vrienden. Die laatsten komen dan als wisselende mannen het leven van de meisjes binnen. Ook zonder dat er dan sprake is van expliciet seksueel contact gaat daar kennelijk toch een seksualiserende invloed vanuit. Een verklaring daarvoor zijn de feromone geuren die mannen afscheiden. Zulke geuren van vaders en broers hebben geen invloed, maar die van 'vreemde' mannen wel. Ook bij een stiefvader in huis wordt de puberteit bij meisjes én jongens bespoedigd. Dat bleek in een onderzoek onder volwassenen aan wie werd gevraagd wat de gezinssituatie was toen ze veertien jaar waren en vervolgens aan vrouwen wanneer hun menstruatie begon en aan mannen wanneer ze schaamhaar en de baard in de keel kregen.[9] En in het algemeen is bijvoorbeeld ook aangetoond dat bij meisjes die heel vroege seksuele contacten hebben de seksuele rijping eerder op gang komt. Ook dit wordt via de geur verklaard.[10]

Er is ook een *cognitieve* invloed, want meisjes die goed zijn voorgelicht en weten wat ze kunnen verwachten hebben naar verhouding minder klachten. Het gaat daarbij niet om de hoeveelheid informatie, maar om adequate informatie. Niet om volledige feitenkennis, maar vooral om de symptomen die emotie kunnen oproepen. En ondanks goede voorlichting was 85 procent van de meisjes uit een onderzoek van mening dat je niet echt helemaal voorbereid kunt zijn, omdat het nu eenmaal om iets totaal onbekends gaat. Maar meisjes die volkomen onvoorbereid door de menarche worden overvallen blijven naar verhouding veel menstruatieklachten houden.[11]

Zo blijken Turkse en Marokkaanse meisjes in Nederland vaak niet te worden voorbereid.

Naast de emotionele en cognitieve invloed is er ook een sociale invloed, die zich doet gelden in de manier waarop in het milieu van een meisje door vrouwen over menstruatie wordt gesproken. Als het negatieve daarin overheerst en veel gepraat wordt over pijn en ongemak, neemt een meisje dat in haar verwachtingspatroon op en benoemt zij later wat zij voelt ook in die negatieve termen.

> Feromonen zijn een soort lokstof die in zulke kleine concentraties wordt afgescheiden dat men het zelf niet bespeurt, maar die toch van invloed is op onderlinge aantrekkingskracht tussen de seksen. Beroemd zijn de onderzoeken geworden waarbij vrouwen bij voorkeur gingen zitten op een stoel die was besprenkeld met een door hen niet bewust te ruiken mannelijk feromoon.

De betekenis van borsten

In het veranderende uiterlijk van meisjes neemt de borstontwikkeling een speciale plaats in, omdat die ook voor buitenstaanders zichtbaar is en borsten in onze cultuur een belangrijk aandeel hebben in het seksuele schoonheidsideaal. Maar wat het krijgen van borsten emotioneel betekent, is niet voor alle meisjes gelijk. Dat heeft ermee te maken dat meisjes verschillen wat betreft de plaats die hun lichaamsbeeld inneemt in hun zelfbeeld. En in dat lichaamsbeeld spelen borsten weer niet voor alle meisjes dezelfde rol. Die betekenis is afhankelijk van wat een meisje door haar omgeving heeft leren denken over borsten, van hoe ver de meisjes om haar heen zijn, maar bijvoorbeeld ook van de mate waarin zij door haar aard geneigd is over zichzelf na te denken. En als zij een meer nuchter ingestelde persoonlijkheid aan het worden is, zal ze wellicht een ik-zal-wel-zien-houding hebben, terwijl een emotioneel type met veel verbeeldingskracht zich voorstellingen maakt van hoe ze het liefst eruit zou willen zien.

Lees over het begrip 'zelfbeeld' in het hoofdstuk Een eigen persoonlijkheid.

In een Amerikaans onderzoek werd gevonden dat voor meisjes die zélf vonden dat ze vroeger of later waren met het krijgen van borsten dan zou moeten - zonder dat dit in feite waar was - borsten een belangrijker onderdeel waren van hun lichaamsbeeld dan voor meisjes die het gevoel hadden dat ze wel zo ongeveer op de normale tijd borsten aan het krijgen waren. Maar het interessante was dat meisjes die wérkelijk vroeg of laat waren niet noemenswaardig verschilden van de op-tijd-meisjes wat betreft de plaats van borsten in het lichaamsbeeld. De conclusie van de onderzoeksters is dan ook dat de mate waarin een meisje zich zorgen maakt over de timing van haar borstontwikkeling, weinig te maken heeft met de feitelijke timing, maar met de betekenis die zij borsten heeft leren toekennen in haar lichaamsbeeld en daarmee in haar zelfbeeld. Meisjes die veel belang hechten aan borsten en die tevreden waren met het moment waarop die zich begonnen te ontwikkelen, hadden het meest positieve lichaamsbeeld.[12]

Lees verder over de betekenis van het uiterlijk voor meisjes in de hoofdstukken Een aantal theorieën en Kenmerkende problemen.

Al rijpe meisjes en nog kinderlijke jongens

Hierboven is verschillende keren het begrip 'gemiddeld' gebruikt. De start van de puberteit en het tempo waarin de ontwikkeling plaatsvindt, kennen echter individuele verschillen, die alle normaal zijn. Het is ook normaal als het ene rijpingsaspect sneller verloopt dan het andere. Bij een meisje dat binnen korte tijd duidelijk borsten krijgt, kan de verandering in het gezicht langzaam gaan. Een jongen die heel snel lange benen krijgt kan lang de baard in de keel houden.

Deze individuele verschillen en het gegeven dat bij meisjes de rijping eerder begint, maken dat aan het eind van de basisschool en aan het begin van het voortgezet onderwijs in een klas nog kinderlijke jongens samen kunnen zitten met al menstruerende meisjes. Jongens, nog klein van stuk, en jongens die al aan het uitgroeien zijn. Bovendien zijn twaalfjarige meisjes vaak al

GEEN KIND MEER

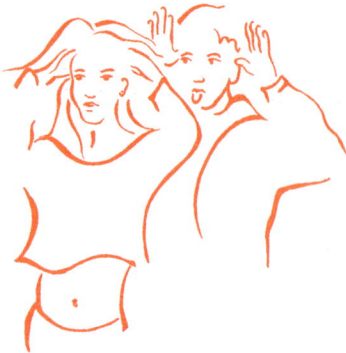

Kindvrouwtjes en mannetjeskinderen samen in één klas

langer dan twaalfjarige jongens en zijn ze in de eerste klassen van het voortgezet onderwijs in het algemeen wat betreft de seksuele rijping zo'n twee jaar voor op de jongens. Dat alles bij elkaar vraagt van leraren een speciale vaardigheid om enerzijds toch een zekere eenheid te bewaren en anderzijds alle leerlingen in de specifieke fase van ontwikkeling tot hun recht te laten komen. Als dat niet lukt, kan een leerling zich onzeker en ongelukkig voelen.

Op basis van diverse onderzoeken gaat men ervan uit dat het voor meisjes ongunstig is om tot de vroege rijpers te behoren en voor jongens tot de late rijpers. Niet dat het biologisch ongunstig zou zijn, maar het is een sociaal nadeel. Het *zelfvertrouwen* van jongens die lang kinderlijk blijven, terwijl hun leeftijdgenoten al midden in de puberteit zitten, wordt ondermijnd. Vooral omdat zij onder die leeftijdgenoten weinig populair zijn en ook volwassenen hen minder aantrekkelijk vinden. Vroeg rijpende jongens ontlenen echter zelfverzekerdheid en status aan hun veranderende uiterlijk.[13] Wel is er het nadeel dat zij vaak optrekken met oudere jongens en zodoende in activiteiten terecht kunnen komen die nog niet bij hun emotionele leeftijd passen.

Daarentegen hebben vroeg rijpende meisjes het juist moeilijker, omdat zij zich opeens onderscheiden van andere meisjes uit de klas, die ten opzichte van hen, wellicht uit afgunst, wat terughoudender worden. Later in de adolescentie zijn ontwikkelde meisjes juist wel weer populair, ook onder seksegenoten. Maar in het begin zijn vroeg rijpende meisjes er vaker onzeker over. Naar men aanneemt, doordat meisjes in het algemeen vaker tobben over hun uiterlijk.

UITERLIJK ALS BRON VAN ONZEKERHEID

De meeste leerlingen uit groep acht verheugen zich op de overgang naar het voortgezet onderwijs, maar het is emotioneel een grote sprong. Veel ouders merken dat hun ogenschijnlijk zo eigenwijze beginnende middelbareschoolkind meer aandacht vraagt dan toen hij of zij aan het eind van de basisschool zat. Andere vakken, wisselende leraren, maar vooral de statustuimeling van oudsten van de basisschool naar grut op de nieuwe school, betekenen een overgang die een emotionele omschakeling vereist. Als deze belasting samenvalt met de duidelijk beginnende puberteit, zou dat wel eens te veel ineens kunnen zijn. Dit zou een van de oorzaken kunnen zijn van grotere onzekerheid en emotionele labiliteit van meisjes, want bij hen vallen beide grote veranderingen inderdaad vaak samen. Tegen de tijd dat bij jongens de seksuele rijping zichtbaar en voelbaar wordt, zijn die echter al gewend aan de nieuwe school.

Meisjes krijgen meestal ook een ander onthaal dan jongens. Jongens uit de hogere klassen kijken taxerend naar de nieuwe lichting; van hun kant zijn meisjes ook meer in hen geïnteresseerd dan in de nog kinderlijke mannelijke klasgenoten. Door dat alles krijgt onzekerheid over de aantrekkelijk-

De eventuele grotere onzekerheid van meisjes aan het begin van het voortgezet onderwijs hoeft overigens niet nadelig te zijn voor hun schoolprestaties. Ze doen het gemiddeld in het eerste jaar juist beter dan jongens. Naar wordt verondersteld doordat ze beter hun best doen omdat ze meer dan jongens gericht zijn op (en afhankelijk zijn van) waardering van volwassenen.

heid van dat eigen, steeds maar weer veranderende uiterlijk nieuw voedsel. Vanaf dat ze een jaar of zeven zijn tot zo ongeveer hun twaalfde jaar is het *zelfvertrouwen* van jongens en meisjes, hun gevoel van *competentie* en *eigenwaarde*, grotendeels gebaseerd op wat zij kunnen en kennen. Hoe goed ze kunnen meekomen op school, wat ze allemaal weten van het leven in de natuur, hoe behendig zij zijn in een bepaalde sport, wat zij verzameld hebben voor hun hobby, hoe gemakkelijk zij met leeftijdgenoten kunnen omgaan, enzovoort. Maar met het intreden van de puberteit scheiden zich hun wegen. Jongens gaan rechtdoor, verder op dezelfde weg, maar meisjes buigen af. Voor het zelfvertrouwen van meisjes zijn niet langer de eigen kundigheden en vaardigheden de belangrijkste bron. Deze moeten hun eerste plaats afstaan aan de *aantrekkelijkheid* die zij heeft in jongens- en mannenogen. Die verschaft de zo broodnodige zekerheid.

Ook de waarderende blik van een leraar is van wezenlijke betekenis en leidt nogal eens tot een mengeling van behagend toenaderen en nuffig afweren. Voor leraren een moeilijk te hanteren verschijnsel, omdat de grens naar lichamelijke intimiteiten niet mag worden overschreden.

Zelfvertrouwen, competentie en eigenwaarde worden besproken in het hoofdstuk Een eigen persoonlijkheid. Lees er ook in deel II over in het hoofdstuk Zelfstandig worden.

Ervaringen met seksualiteit

De seksuele rijping brengt ook een verheviging van *seksuele verlangens* met zich mee. Uiteraard kennen ook jongere kinderen gevoelens van lichamelijke, erotische lust, maar als de productie van geslachtshormonen in gang is gezet, krijgen die gevoelens langzamerhand hun volwassen gedaante. Totdat in onze cultuur veilige voorbehoedmiddelen alom beschikbaar kwamen, waren adolescenten gedwongen tot seksuele onthouding. De dreiging van zwangerschap maakte seksuele contacten 'gevaarlijk'.

'Wij zijn twee meisjes van vijftien jaar en we hebben allebei een vriendje van zestien jaar. Wij zijn allemaal heel goede vrienden van elkaar. Als we met z'n vieren op een kamer zitten, dan zoenen ze ons. Maar laatst vroegen ze aan ons of we een kwartet willen doen. We hebben 'het' allebei al een keer gedaan met ons vriendje, maar wij wilden graag weten wat de gevaren zijn als je een kwartet doet en of je dan een soa kunt oplopen omdat ze dan eerst bij de een naar binnen gaan en met hetzelfde condoom bijvoorbeeld bij de ander.'
(Meisjes, vijftien jaar, Girlz 11, 2008)

Jongeren van nu kunnen hun seksuele verlangens in daden omzetten en dat doen ze ook. Dat wil niet zeggen dat zij zo maar met iedereen naar bed gaan. De jeugd is al met al vrij *conservatief* over seks en de meesten zijn lang niet zo losbandig als vaak wordt gedacht. Dat blijkt uit divers onderzoek uit de afgelopen jaren. Ze zijn zelfs behoudender dan de *babyboomers*, zo ongeveer de generatie van hun ouders. Van de 16- tot 24-jarigen vindt overigens zeventig procent dat seks iets intiems is, dat niemand anders iets aangaat. Hooguit praat je er wel eens over met je moeder.[14]

Lees hoe de vroegere seksuele onthouding van invloed is geweest op belangrijke theorieën over de aard van de adolescentie in het hoofdstuk Een aantal theorieën.

Twee derde ziet seks en liefde onlosmakelijk met elkaar verbonden. Driekwart vindt een vaste partner in het leven belangrijk. Ruim tachtig procent gaf in onderzoek aan dat zijn of haar relatie 'over en uit' zou zijn als de vriend of vriendin vreemd zou gaan.[15] Ruim negentig procent van zowel jongens als meisjes heeft als ideaal voor ogen later een vaste en exclusieve relatie te hebben, te trouwen en twee of drie kinderen te krijgen. Voordat ze daaraan toe zijn, experimenteren ze gemiddeld tien jaar met diverse relaties. Negentig procent zegt niet meer dan één seksuele partner per jaar te hebben. Het belangrijkste motief dat wordt genoemd om op enigerlei wijze te vrijen, is 'om dicht bij elkaar te zijn' en 'dat wil je als je veel voor elkaar voelt'. Dat motief geldt zowel voor zeventig procent van elf- tot dertienjarige jongens als voor 92 procent van de zestien- tot zeventienjarige meisjes. De ervaring begint al jong. De eerste keer tongzoenen doet 64 procent als hij of zij bijna dertien is. Bij de eerste keer strelen is de helft bijna veertien. Bij de eerste keer vingeren is 32 procent ruim veertien en bij de eerste geslachtsgemeenschap bijna een kwart vijftien.

Deze cijfers laten zien dat er grote verschillen zijn per leeftijd. Als de helft van de veertienjarigen streelt, doet de andere helft dat nog niet. En driekwart van de vijftienjarigen heeft nog nooit geslachtsgemeenschap gehad. Die verschillen zijn op de dansvloer te zien, ook op de zogeheten frisfeesten, waar geen alcohol mag worden geschonken omdat de dansers nog te jong zijn. Het vroegere vrij argeloze met elkaar schuifelen heeft bij velen plaats gemaakt voor schuren, waarbij de meisjes met hun billen schudden en draaien en de jongens hen van achteren tegen zich aan drukken. Dit is uiteraard buitengewoon opwindend voor jongens. Maar lang nog niet alle jongens doen er aan mee en een flink aantal meisjes evenmin. Sara van dertien zegt: 'Het gebeurt overal. Als iemand met mij wil schuren, schuifel ik een beetje de andere kant op.' Een ander meisje noemt het 'irritant' als een jongen wil schuren.[16] Vrij laconieke reacties eigenlijk. Waarschijnlijk van tamelijk zelfverzekerde meisjes. Als groot probleem wordt dan ook gezien dat veel jongeren mee gaan doen vanwege de groepsdruk. Ze overschrijden dan een grens die ze eigenlijk niet willen overschrijden.

Van de zestienjarigen heeft zowel 35 procent van de jongens als van de meisjes ervaring met geslachtsgemeenschap. Het gemiddelde voor de 'eerste keer' ligt op zeventieneneenhalf jaar; dat is tweeënhalf jaar eerder dan in de jaren zestig.[17] Over milieuverschillen zijn wat dit betreft geen cijfers bekend.

Veertien- en vijftienjarigen zijn na prostituees de grootste groepen condoomgebruikers in Nederland en steeds meer meisjes nemen de pil. Nederlandse jongeren vrijen dan ook relatief veilig. Dat blijkt uit een onderzoek in 24 landen onder vijftienjarigen. Uit Nederland deden 1235 jongeren mee. Van hen verklaarden 123 jongens en 127 meisjes dat ze in de afgelopen twee maanden met iemand naar bed waren geweest. De volgende vraag was of ze de laatste keer iets ter bescherming tegen zwangerschap hadden gedaan. Antwoord: 45 procent condoom, 31 procent condoom en pil, zeventien procent alleen pil. Waarbij moet worden bedacht dat de kans op zwangerschap bij gebruik van een condoom onder de achttien jaar toch altijd nog ruim veertien procent is, doordat het ding door onhandig gehannes niet goed komt te zitten. Bij de pil is dat ruim één procent, doordat nog wel eens wordt vergeten die in te nemen. Maar gelukkig was er dan zo nodig - in drie gevallen - de *morning-afterpil*. Slechts vijf procent deed niks, en bijna twee procent dacht dat terugtrekken of rekening houden met de menstruatiecyclus ook wel zou helpen.[18]

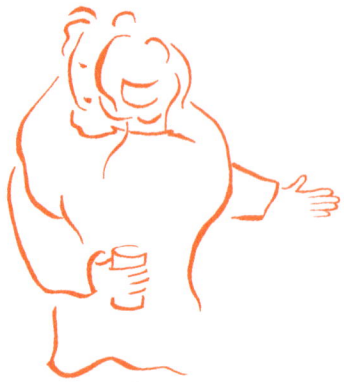

De jeugd is al met al vrij conservatief over seks

Dit alles volgens hun eigen zeggen op de vragenlijsten. En daar deed zich wel een klein addertje onder het seksuele gras voor in de vorm van sekseverschillen. Tamelijk voor de hand liggend is dat meer jongens dan meisjes invulden dat ze condooms hadden gebruikt en meer meisjes dan jongens dat de pil hen had moeten behoeden. Maar als die ruim vijf procent nietsdoeners in jongens en meisjes uit elkaar werd gehaald, bleek dat het hier ging om slechts 1,6 procent van de meisjes die dacht dat ze onveilig had gevreeën tegenover 8,4 procent van de jongens. Dat doet dus vermoeden dat jongens nogal eens een meisje ten onrechte geruststellen dat er 'niks kan gebeuren'.

Door de toegenomen seksuele activiteit neemt wel het risico op een geslachtsziekte toe. Vooral chlamydia komt onder jongeren relatief veel voor. Gemiddeld 2,3 procent en in stedelijke gebieden 3,2 procent. Het kan bij meisjes op den duur tot onvruchtbaarheid leiden en bij jongens tot ontsteking van de prostaat. Reden om jongeren aan te sporen zich af en toe te laten onderzoeken.[19]

Tienermoeders

Nederland is het land met het laagste aantal abortussen bij tienermeisjes in de westerse wereld. En met 2540 geboorten in 2007 bij meisjes in de leeftijd van vijftien tot negentien jaar is Nederland op Zwitserland na het laagste wat betreft tienermoeders. Bij meisjes onder de zeventien is het aantal sinds 2001 zelfs met ruim veertig procent afgenomen. Het geboortecijfer voor autochtone meisjes bleef sinds die tijd vrijwel constant. De grote daling betreft *allochtone* meisjes, ondanks het feit dat er wel steeds meer allochtone meisjes in Nederland wonen. Tienermeisjes van Turkse en Marokkaanse afkomst worden tegenwoordig bijna net zo zelden moeder als autochtone leeftijdgenoten. Onder Turkse meisjes is de daling het grootst geweest. Belangrijke oorzaak is de afname van het aantal tienermeisjes dat vanuit Turkije en Marokko naar Nederland komt om te trouwen en meteen kinderen krijgt. Dit zijn 'eerste generatie' meisjes, geboren in Turkije of Marokko en als aanstaande bruid hier naartoe gekomen. De 'tweede generatie' Turkse en Marokkaanse tienermeisjes, die dus in Nederland zijn geboren en opgegroeid, gaan in hun gedrag rond relatievorming steeds meer lijken op autochtone leeftijdgenoten. Ze trouwen niet meer zo jong en stellen ook in toenemende mate het krijgen van een eerste kind uit.[20]

Anders is het gesteld onder Antilliaanse meisjes, ondanks een lichte daling is het geboortecijfer voor hen nog achtmaal zo groot als voor autochtone tienermeisjes. Opvallend is dat bij hen geen verschil wordt geconstateerd tussen de eerste en tweede generatie. Zij zijn gemiddeld ook jonger en staan vaker alleen voor de verzorging en opvoeding van hun kind. De sociale problematiek is onder hen dus groter dan onder de Turkse en Marokkaanse jonge moeders. Dat geldt ook voor de autochtone tienermoeders. Het zijn vaak meisjes uit milieus die moeilijk te bereiken zijn met seksuele voorlichting en informatie over voorbehoedsmiddelen. Want het is inmiddels wel duidelijk dat dit belangrijke factoren zijn. Ouders die de ontluikende seksualiteit van hun kinderen de gewoonste zaak van de wereld vinden, er met vanzelfsprekendheid op reageren en voorlichting geven, leren hen verstandig seksueel gedrag. Kinderen van ouders die alleen maar waarschuwen voor de 'gevaren' van seksualiteit en de mogelijkheden om ermee te experimenteren streng inperken, lopen de grootste kans op tienerzwangerschappen, al dan niet eindigend in een abortus.[21]

Homoseksualiteit

Als het gaat om homoseksualiteit is er in de moderne ontwikkelingspsychologische literatuur een zekere tweeslachtigheid te bespeuren.

Enerzijds wordt gesteld dat homoseksualiteit tegenwoordig een geaccepteerde vorm van seksualiteit is. Anderzijds dat een zekere neiging tot homoseksuele gevoelens in de adolescentie normaal en voorbijgaand is en 'dus niets om je zorgen over te maken'. Daar wringt natuurlijk iets, want waarom zou je je alleen geen zorgen hoeven maken als het tijdelijk zou zijn? Is het dan misschien toch niet zo algemeen geaccepteerd als in woorden wordt beleden?

> 'Sinds ik negen ben, heb ik al het idee... Het idee dat ik niet op meisjes val. Ik denk steeds meer dat ik homo word. Op zichzelf niet zo raar, maar ik denk: is dat niet veel te jong? Is elf (ik ben nu elf) niet iets te jong om dat al te weten? Ik vroeg me af of er meer kinderen zijn die dat gevoel hebben. Het gevoel dat ze homo of lesbisch worden. Er is ook zo'n rotjoch in de buurt dat me altijd uitscheldt voor, je raadt het al: gay. Niet dat ik me daaraan stoor, een beetje maar misschien, maar het raakt me toch.' (Jongen, 11 jaar, VPRO Achterwerk 17, 2008)

Feit blijft dat veel adolescenten fantasieën, gevoelens en ervaringen hebben met een vage of meer uitgesproken homoseksuele kleuring. Cijfers daarover zijn moeilijk te geven, doordat het inderdaad om een brede waaier van ongelijksoortige belevingen gaat. Een jongen die een erotische tinteling voelt als de jeugdtrainer na een wedstrijd zijn arm om hem heen slaat. Een meisje dat plotseling hevig verlangt dat haar vriendin na het samen huiswerk maken bij haar blijft slapen. Een jongen die droomt dat hij samen met een klasgenoot masturbeert. Een meisje dat tijdens een avontuurlijke vakantie een lesbische ervaring heeft. Het is allemaal mogelijk en zulke homoseksuele *ervaringen* zeggen niets over een latere homoseksuele *oriëntatie*. Het begrip 'oriëntatie' wordt gebruikt om aan te geven op welke sekse zich de erotische-, seksuele- en liefdesgevoelens richten. Het enige verband dat wel is geconstateerd, is dat tussen uitsluitend homoseksuele *gevoelens* in de adolescentie en latere oriëntatie. Die gevoelens worden door de jongere zelf meestal ook niet meteen als 'homoseksueel' benoemd.

Aanvankelijk is er slechts een vaag gevoel 'anders te zijn dan anderen', bij jongens vaak eerder dan bij meisjes. Jongens merken dat ze niet op eenzelfde manier als hun klasgenoten reageren op meisjes. Maar wat het verschil precies is, blijft voor hen nog onduidelijk. Meisjes merken bij zichzelf gevoelens op die zij van andere meisjes niet kennen.

Pas als jongens een jaar of vijftien zijn en meisjes een jaar of zeventien, worden ze zich na veel nadenken over zichzelf bewust dat dit 'homoseksueel' genoemd wordt. Voor jongens brengt dit meer onzekerheid mee dan voor meisjes. In vriendschappen tussen vrouwen worden in onze cultuur emotie en lichamelijke tederheid gewoner gevonden dan in mannenvriendschappen. De breuk met wat gangbaar is, is voor meisjes dus kleiner. Jongens hebben het over het algemeen moeilijker, omdat zij sterker afwijken van het mannelijke ideaalbeeld.

Dat wil niet zeggen dat meisjes na hun bewustwording meteen uitkomen voor hun lesbische oriëntatie. Een belangrijke factor daarbij is dat zij het moeilijk vinden voor hun ouders. Dus wachten zij wat af, soms denkend dat er misschien toch nog een verandering zal komen. En soms is het ook niet zo duidelijk en trouwen zij, om pas in het huwelijk de zekerheid te krijgen dat hun oriëntatie niet op mannen is gericht. Ook jongens gaan soms een lange weg tot hun *coming out*. Angst om sociaal geïsoleerd te raken, maakt dan dat zij hun gevoelens ontkennen en zichzelf dwingen tot heteroseksueel gedrag. Ze kunnen ook een dubbel leven gaan leiden, waarbij ze zich hun oriëntatie dus wel toestaan, maar voor anderen verborgen houden. Totdat ze uiteindelijk de openheid aandurven en het woord 'homoseksueel' op zichzelf betrekken. Een dramatische stap.

Er zijn typerende problemen die een homoseksuele jongere moet zien op te lossen. Met vrienden onder elkaar praten - en opscheppen - over seksuele avonturen is onmogelijk. Je hart bij een leeftijdgenoot uitstorten als je liefdesverdriet hebt evenmin. Andere mensen moeten opeens door een speciale bril bekeken worden: wie kan ik wel in vertrouwen nemen, wie niet? Wie zal me wel accepteren, wie niet? Je moet grappen en beledigende opmerkingen verdragen, terwijl alleen jij weet dat ze ook op jou slaan. En je kunt niet zoals heteroseksuele leeftijdgenoten gaandeweg experimenteren met relaties.[22]

Dit gebrek aan normale contacten maakt dat homosexuele jongeren nogal eens hun heil zoeken op internet, om daar met gelijkgestemden te kunnen praten. Maar hun openhartigheid daar maakt hen extra kwetsbaar voor seksueel misbruik.[23] Anderzijds geeft internet tegenwoordig ook de mogelijkheid om als homoseksuele jongeren onder elkaar over gevoelens en ervaringen te praten. *Jong & Out* is een landelijke groepering door en voor homoseksuele en lesbische jongeren tot en met achttien jaar. Er is een website en in sommige steden zijn ontmoetingscentra.

Homoseksualiteit is veel meer geaccepteerd dan in een vorige generatie. Maar dit geldt vooral voor volwassenen. Adolescenten hebben nog steeds weinig gewone mogelijkheden om een homoseksuele ontwikkeling door te maken.

Homoseksuele jongeren die opgroeien binnen een moslimcultuur hebben het extra zwaar. Niet alleen doordat zij door hun ouders en de moslimgemeenschap zouden worden uitgestoten als men het wist. Er is vaak ook een innerlijke strijd als zij door hun geloof zelf ook eigenlijk overtuigd zijn van de slechtheid van hun seksuele gevoelens en het tegelijkertijd als een onvervreemdbaar deel van hun *zelfgevoel* ervaren. Hun *schuldgevoel* en *schaamte* kunnen dan groot zijn.

Lees over het verschil tussen schuld en schaamte in deel I in de hoofdstukken *Persoonlijkheid in wording* en *Gewetensvorming*.

Dat *experimenteren* belangrijk kan zijn om duidelijkheid te krijgen over de eigen seksuele oriëntatie zou men kunnen opmaken uit een longitudinaal onderzoek, waarbij de ontwikkeling van kinderen van twintig lesbische en van twintig alleenstaande heteroseksuele moeders werd vergeleken. Van beide groepen kinderen had een aantal zich in de adolescentie aangetrokken gevoeld tot iemand van dezelfde sekse, maar alleen de jongeren die opgroeiden bij een lesbische moeder hadden daar ook mee kunnen experimenteren. Driekwart van hen kwam tot de conclusie heteroseksueel te zijn, een kwart was toen voor zichzelf overtuigd van de eigen homoseksualiteit.[24]

In een ander onderzoek werd gekeken of het voor de ontwikkeling en het welbevinden van jongeren iets uitmaakt of zij een lesbische moeder hebben. Uit divers onderzoek was al duidelijk geworden dat het voor jonge kinderen weinig verschil uitmaakt, zolang ze zich thuis veilig en geliefd voelen. Uit Amerikaans onderzoek blijkt hetzelfde op te gaan voor adolescenten. Dat werd duidelijk binnen een groot nationaal onderzoek onder ruim 12.000 scholieren tussen twaalf en achttien jaar. Via een zorgvuldige procedure werden 44 jongens en meisjes geselecteerd die opgroeiden in een lesbisch gezin met moeder en haar vriendin. Ze woonden verspreid over de Verenigde Staten, kwamen uit verschillende sociale klassen, enzovoort. Voor elke jongere werd uit dezelfde grote groep een zo veel mogelijk vergelijkbaar meisje of vergelijkbare jongen gekozen, opgroeiend in een heterogezin. Zij werden vergeleken op punten als zelfvertrouwen, plezier in school, leerresultaten, zich thuis voelen in de kring van klasgenoten, buurt, vrienden en familie, sociale aanpassing, neerslachtige buien, verliefdheden (op iemand van de andere of de gelijke sekse) en seksuele ervaringen.

Er bleek geen enkel verschil te bestaan tussen jongeren uit lesbische dan wel heteroseksuele gezinnen. Wat verschil uitmaakte was de mate van genegenheid over en weer tussen ouders en kinderen, van de warmte die ouders uitstraalden en van de steun die zij gaven. Ongeacht de seksuele geaardheid van de ouders maakten die de mate van welbevinden van de adolescenten uit.[25]

Sinds 2003 bestaat in Nederland de mogelijkheid voor homoseksuele paren om een kind te adopteren. Over hoe de ontwikkeling verloopt van deze adoptiekinderen, die door twee mannen worden grootgebracht, zijn nog geen gegevens bekend. Het meest waarschijnlijk is dat er hetzelfde voor geldt als voor lesbisch ouderschap: als het zorgzame, geïnteresseerde ouders zijn, maakt hun seksuele aard weinig uit en worden de kinderen ook niet in homoseksuele richting beïnvloed. Wel zullen voor hen eventueel dezelfde specifieke factoren een rol spelen als bij geadopteerde kinderen in het algemeen.

Zelfbevrediging

De seksuele verlangens brengen niet alleen een zoektocht op gang naar iemand om mee te vrijen. Ze leiden ook tot de neiging te masturberen. Onderzoekers zijn het er niet over eens of jongens dan wel meisjes er in het algemeen eerder toe komen. Sommige resultaten wijzen in de richting van

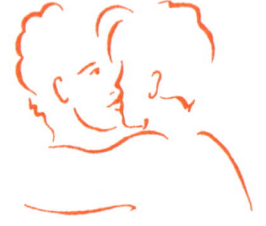

Homojongeren kunnen minder met verliefdheden experimenteren

jongens en in ieder geval doet tachtig tot negentig procent van hen het vanaf dat hij of zij veertien is. De ene onderzoeker denkt dat meisjes later zijn, de andere wijst erop dat dat een vertekening kan zijn, omdat meisjes zich er meer voor generen en er niet voor uit durven komen en dat ze er al gemiddeld op hun twaalfde toe komen. Juist omdat ze dan nog zo jong zijn en seksualiteit eigenlijk nog geen geïntegreerd deel van hun leven uitmaakt, zou de masturbatie voor hen gevoeliger liggen dan voor de later beginnende jongens. Feit is wel dat masturbatie onder meisjes minder vaak voorkomt, tussen veertig en zestig procent.

De tijd dat gewaarschuwd werd voor zelfbevrediging, omdat het zou kunnen leiden tot allerlei enge ziekten, zoals verweking van het ruggenmerg, ligt allang achter ons. Toch wordt er nog steeds niet openlijk over gesproken. Wel in algemene zin, zoals wanneer in onderzoek aan jongeren wordt gevraagd of ze masturbatie normaal vinden of niet. Dan zeggen zij dat dat toch heel gewoon is. Maar dat is iets anders dan er openlijk voor uitkomen dat je het zelf ook doet. Jongeren kunnen zich zelfs nog steeds schuldig en neerslachtig voelen omdat ze regelmatig masturberen.

Ten dele doordat het nog altijd als een surrogaat wordt gezien voor 'echte' seksuele ervaring. Toch kan het een goede voorbereiding zijn op een seksuele relatie, omdat jongens en meisjes op die manier leren wat prettig is en wat niet. Dat geldt vooral voor meisjes voor wie het niet altijd duidelijk is op welke wijze zij een orgasme kunnen krijgen.

Als het om zelfbevrediging gaat, worden oorzaak en gevolg vaak abusievelijk verwisseld. Het kan zijn dat een jongen of meisje vlucht in de masturbatie, omdat hij of zij ongelukkig is of een relatie niet aandurft. Dan is de masturbatie dus wel degelijk problematisch, maar dan als gevolg en niet als *oorzaak* van een ongelukkige jeugd.

Er is ook enig onderzoek gedaan naar de fantasieën van jongens en meisjes tijdens het masturberen. In het algemeen denken meisjes aan romantische taferelen waarin zij met een jongen of man samenzijn en aan de gevoelens die dat oproept. Het geheel is een tamelijk dromerige scène, vooral als het meisje nog seksueel onervaren is. De man van die dromen is dan vaak een idool van film of televisie. Jongens zijn in hun seksuele fantasie meer down-to-earth en zien degene voor zich met wie zij vrijen en wat ze doen. Naarmate de jongeren meer ervaring hebben, wordt de gedroomde geliefde vaker een bekende uit de omgeving.

Verliefdheid

Uit de gegevens van de *Kindertelefoon* blijkt dat seksualiteit nog steeds geen zorgeloos levensterrein is voor jongeren. Meer dan de helft van de bellers is boven de vijftien en vrijwel allemaal komen ze met vragen over verliefdheid en seksualiteit.

Ook zelfgekozen intieme contacten worden niet altijd positief beleefd. Het kunnen teleurstellende ervaringen zijn, doordat de jongeren een te romantisch, zachtaardig beeld hadden van vrijen dat niet in overeenstemming is met de soms tamelijk bruuske werkelijkheid. Ze kunnen er door gebrek aan voorlichting totaal onvoorbereid in meegaan of al vrijend veel verder gaan dan ze hadden bedoeld. De conclusie moet dan ook zijn dat het feit dat jongeren nu zo veel vroeger de mogelijkheid hebben seksuele ervaringen op te doen, hen niet meteen ook 'handelingsbekwaam' heeft gemaakt. Ze voelen zich wel zekerder naarmate ze meer ervaring hebben.

Op de vraag 'Wat maakt jou op dit moment onzeker?' ging het antwoord van de jongeren tussen zestien en twintig jaar met nog niet veel ervaring vooral over hoe je laat weten dat je graag wilt vrijen of juist niet. Over niet het initiatief durven nemen en - alwéér bij meisjes - over bang zijn dat hij je bloot in bed onaantrekkelijk zal vinden.[26] Er heerst nog veel zenuwachtigheid. En in tegenstelling tot wat wel eens wordt gedacht, geldt dat voor meisjes én jongens. Jongens zijn niet minder emotioneel betrokken.

Twaalf- tot negentienjarigen moesten in een onderzoek aangeven of, als ze verliefd waren, gevoelens op hen van toepassing waren als 'Eigenlijk kan ik aan niks anders denken dan aan X', 'Als ik X zie word ik helemaal draaierig', 'Ik zou wel altijd bij X willen zijn'. Er werden geen sekseverschillen gevonden.

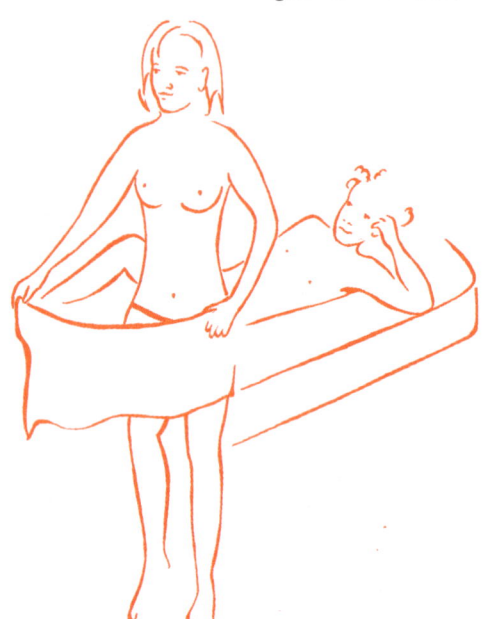

Bang dat hij je bloot onaantrekkelijk zal vinden

Jongens konden net zo totaal emotioneel van de kaart zijn als meisjes. Wel waren er verschillen tussen jongens en meisjes hoe zij zich binnen een verkering gedroegen. Jongens waren over hun gedrag onzekerder. Meisjes en jongens waren het er dan ook over eens dat meisjes in een relatie de toon zetten. Meisjes probeerden vaker iets aan een jongen te veranderen dan omgekeerd. Zij kregen ook vaker hun zin als ze het over een of ander plannetje niet eens waren. En jongens vonden het moeilijker om een afspraak af te zeggen of een verkering uit te maken.

Emotioneel dus geen verschil, maar in *gedrag* wel. En wat het laatste betreft een dominante rol voor meisjes! De onderzoekers waren er verbaasd over, omdat het volgens hen zo tegengesteld is aan de machtsbalans in de meeste volwassen relaties. Een mogelijke verklaring is dat meisjes over het algemeen eerder hun kinderlijkheid verliezen dan jongens. Als jongens hen eenmaal hebben ingehaald, neemt hun zelfvertrouwen toe en krijgen ze alsnog het overwicht dat de cultuur hen toebedeelt.[27]

> 'Ik was tot over mijn oren op een jongen van school. We praten dan wel vaak en konden het heel goed met elkaar vinden. Toch had ik geen flauw idee wat hij van mij vond. Totdat hij tijdens de grote pauze stond te rappen. Dat kan hij supergoed, dus er stond op het schoolplein een hele groep om hem heen, ik ook. Toen hij me zag, vroeg hij in die rap of ik iets met hem wilde! Ik vond het zo lief! En tuurlijk zei ik meteen: Ja!'
> (Tessa, 14 jaar, Cosmo Girl, oktober 2008)

Toch geldt nog steeds - zij het wel in afgezwakte vorm - de vroegere dubbele moraal. Jongens hoeven niet, maar meisjes moeten wel om hun seksuele reputatie denken en hun seksuele vrijheid is dus nog steeds beperkter dan die van jongens. Daarom zijn meisjes ook nog steeds meer dan jongens uit op verkering, niet zozeer voor het leven, maar wel voor enige tijd. Binnen zo'n vaste relatie kunnen ze seksueel actief zijn zonder dat hun reputatie in gevaar komt. Bovendien krijgen ze meer sociale bewegingsvrijheid, want samen met haar vriendje mag een dochter van haar ouders naar uitgaansgelegenheden toe die anders verboden zijn en mag ze later thuiskomen. Jongens leveren echter vrijheid in als ze vaste verkering hebben. Daardoor blijft het antwoord op de vraag of je nu wel of niet met een jongen gaat vrijen nog net zo weifelend als vroeger. Als meisje moet je eerst aftasten of hij het een beetje serieus meent.

De *neerslachtigheid* waar adolescenten van tijd tot tijd last van hebben, blijkt nogal eens te maken te hebben met verliefdheid. Om daar meer over te weten te komen, werden 211 adolescenten tussen veertien en 21 jaar en hun vriendje of vriendinnetje ondervraagd. Zij vertelden hoe vaak ze zich in de afgelopen week down hadden gevoeld, bijvoorbeeld opeens hadden moeten huilen. Ze gaven ook aan hoe bang ze waren dat hun vriendje of vriendinnetje hen afwees of het zelfs uit zou maken. En ten slotte hoe sterk ze hun zorgen daarover voor zich hielden.

Jongens en meisjes maakten zich evenveel zorgen over het afgewezen worden en *uitmaken* en voor beiden gold hoe meer ze daarover tobden, des te vaker ze zich neerslachtig voelden. Tot zover niet opzienbarend. Maar er speelde iets anders doorheen. Hoe sterker de angst van de tieners voor afwijzing en uitmaken, des te vaker waren ze het eens met uitspraken als: 'Ik denk dat het maar het beste is om niet te laten blijken wat ik voel over onze relatie.' Jongens legden zich op deze manier net zo vaak het zwijgen op als meisjes, maar hun motieven waren anders. Meisjes hielden hun gevoelens voor zich om de relatie niet in gevaar te brengen en ook wel om hun vriendje niet te kwetsen. Jongens deden er het zwijgen toe uit angst zich te kwetsbaar te tonen.

Hoe dan ook, een verhoogde angst om afgewezen te worden, versterkt de neiging om ware gevoelens te verbergen en dat laatste leidt dan weer tot neerslachtige buien.

De onderzoekers erkennen dat gevoelens voor je houden een belangrijk aspect is van sociale vaardigheid en van tijd tot tijd nodig is om een relatie goed te houden. Zwijgen is vaak goud. Maar dus niet altijd. Tieners moeten nog leren onderscheid te maken tussen wanneer wel en wanneer niet, namelijk niet als het ten koste gaat van jezelf en je eigen stemmingsleven.[28]

LIEFDESVERDRIET

Dat de weg is vrijgekomen om seksuele verlangens te bevredigen, wil al met al niet zeggen dat jongeren niet nog steeds kunnen lijden onder hun verliefdheden. De hopeloze liefdes en verbroken relaties zijn gebleven. Liefde, verliefdheid en liefdesverdriet zijn belangrijke thema's in *popsongs*. Ze roepen directe emotionele

> 'Sinds de brugklas ben ik verliefd op een meisje en nu zit ik in klas 4. Het is een heel leuk, mooi en populair meisje. Dus ik ben bang dat als ik haar laat weten dat ik haar leuk vind, ze me uitlacht. Hierdoor weet ik niet zo goed hoe ik met haar moet praten. Als ik "hoi" tegen haar wil zeggen, komt er namelijk geen geluid uit mijn keel, en mijn vrienden zeggen dat ik er dan uitzie als een vis. Door dit soort dingen ben ik veel onzekerder geworden. Terwijl ik anders altijd heel makkelijk en goed met meisjes overweg kan, eigenlijk heel veel 'gewone' vriendinnen heb. (Jongen, 15 jaar, VPRO Achterwerk 38, 2008)

herkenning op van het geluk, maar bieden ook zo nodig troost. Ze brengen voor de jongere onder woorden wat er allemaal in haar- of hemzelf leeft aan gevoelens van geluk, twijfel, teleurstelling en verlangen. Ze brengen daarmee enige orde in hun verwarring. De eerste grote verliefdheid van meisjes is trouwens vaak een popster, hevig en vanuit de verte. Voor de Nederlandse televisie werd een veertienjarig meisje gevolgd dat naar ieder optreden van de plaatselijke popgroep ging en bij de uitgang wachtte om even de zanger aan te raken op wie zij verliefd was. Met een hunkerend, maar doodongelukkig gezicht zei ze: 'Ik weet wel dat ie me niet ziet staan, hij kan veel mooiere meiden krijgen. Maar je blijft toch altijd hopen.'

Belangrijk is hoe adolescenten hun liefdesverdriet verwerken als hun relatie door de ander wordt uitgemaakt. Voor het verwerken van negatieve ervaringen beschikken mensen over zogenaamde *copingmechanismen*. In grote lijnen zijn er twee soorten. Enerzijds de *probleemaanpak* waarbij je kijkt of je de oorzaak van het probleem kunt wegnemen of je eigen gedrag beter op die oorzaak kunt afstemmen. Anderzijds de *emotieaanpak* waarbij je probeert je maar niet te veel van de narigheid aan te trekken.

In de *Utrechtse Copinglijst voor Adolescenten* worden binnen deze twee categorieën zes manieren onderscheiden. *Confrontatie*: doelgericht aan het werk om het probleem op te lossen. *Afleiding*: andere dingen doen om niet aan het probleem te hoeven denken. *Vermijding*: de zaak maar op z'n beloop laten. *Steun zoeken*: uithuilen en troost zoeken bij anderen. *Emoties uiten*: ergernis en kwaadheid laten blijken tegenover de boosdoener. *Optimisme*: denken aan geruststellende en zonnige kanten van de zaak.

Heeft een adolescent ook iets aan copingmechanismen bij het verwerken van liefdesverdriet? Op het eerste gezicht niet aan een probleemaanpak. Het is immers uit. De ander wil niet meer en daar is niets aan te veranderen. Je bent dus aangewezen op een emotionele aanpak. Zoals jezelf voorhouden dat er ergere dingen zijn of dat hij toch eigenlijk niet zo bij je paste. Maar op het tweede gezicht ligt het niet zo simpel. Als het om liefdesverdriet gaat, kan een mens hardnekkig blijven zoeken naar manieren waardoor het weer goed zou kunnen komen. Maar zoals gezegd: dat is vrijwel altijd een uitzichtloze zaak. Dat leidt tot het voor liefdesverdriet zo kenmerkende gepieker waarbij de gedachten in eeuwige kringetjes blijven ronddraaien tussen probleemoplossende hoop en emotionele hopeloosheid. Een *depressief reactiepatroon*.

In een onderzoek aan de Vrije Universiteit werd gevonden dat de meeste adolescenten op liefdesverdriet in grote lijnen met copingmechanismen reageren die ze ook in andere moeilijke situaties gebruiken, afhankelijk van hun persoonlijkheid. Maar het depressieve reactiepatroon treedt binnen de groep relatief toch vaker op dan in andere probleemsituaties. Hetzelfde geldt voor vermijding. Daarentegen komen optimisme, emoties uiten en confrontatie bij liefdesverdriet naar verhouding juist minder vaak voor dan bij andere narigheid.[29]

Maar anderzijds doet hevige verliefdheid het jonge volk ook goed! Het

---

Copingmechanismen ontwikkelen zich in de jeugd en bij de meesten is het zo dat ze uiteindelijk meer naar de ene dan naar de andere aanpak neigen. Dat hangt samen met bepaalde persoonlijkheidskenmerken. Lees hierover in het hoofdstuk Een eigen persoonlijkheid *en in deel II in het hoofdstuk* Zelfstandig worden.

maakt ze uitgelaten, uitbundig, euforisch; kortom, hyper in alles. Dat zijn de beschrijvingen die horen bij jongeren die net dolverliefd zijn. Allerlei aspecten van hun gedrag lijken een beetje manisch.

Volgens Zwitserse onderzoekers moet men dan ook oppassen zulke symptomen negatief te duiden. Zij interviewden 107 adolescenten van gemiddeld achttien jaar en vergeleken degenen die nog maar kort hevig en beantwoord verliefd waren, met jongeren die al een tijdje een verhouding hadden en met jongeren die niet verliefd waren. Die eerste groep van zestig jongeren was vooral 's morgens en 's avonds in uitgelaten stemming, sliep weinig, maar wel goed en voelde zich overdag dan ook toch uitgeslapen, kon zich juist goed concentreren. Ze waren energieker, seksueel actiever, optimistischer en zekerder van zichzelf dan de jongeren uit de andere twee groepen. Ze gaven overigens ook meer geld uit.[30]

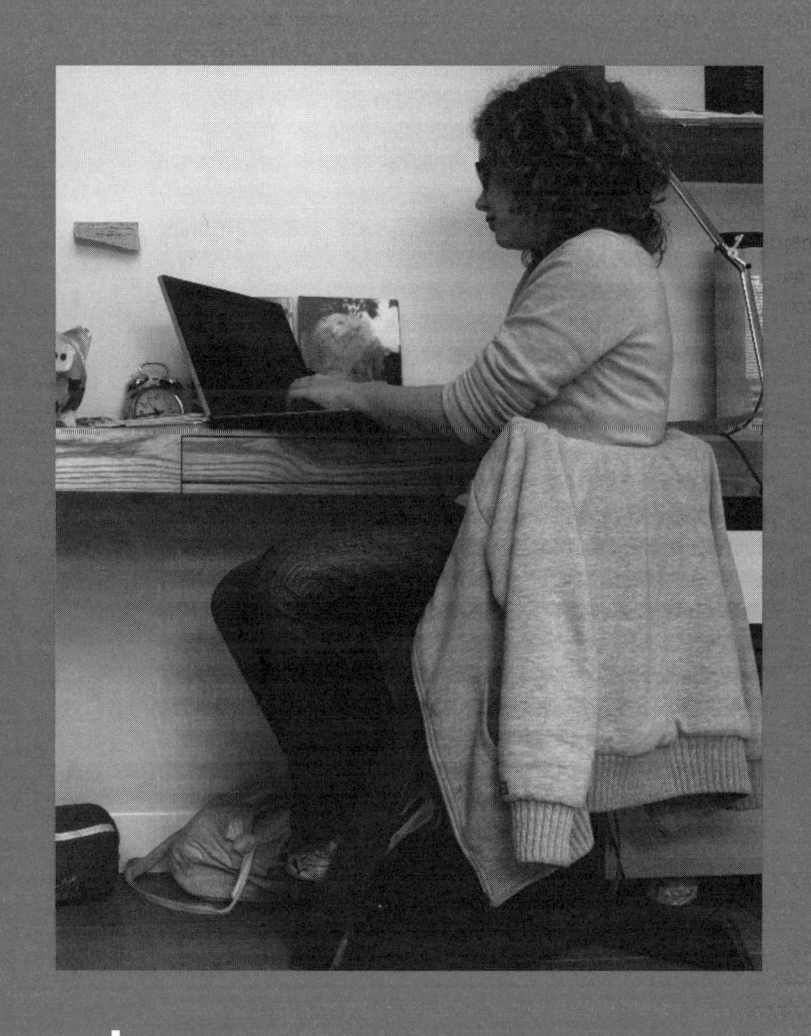

2 | COGNITIEVE VERANDERINGEN

Niet alleen lichamelijk maken adolescenten een groeiproces door, ook in verstandelijk opzicht zit er nog groei in. En die cognitieve ontwikkeling zet voor een belangrijk deel de toon voor alle belevingen die jongeren hebben. Voor de manier waarop zij over zichzelf gaan denken en andere mensen gaan beoordelen. Voor wat ze belangrijk vinden en voor wat ze afwijzen. Voor hun beroepswensen en voor hun verliefdheden. Voor inzicht in hun ouderlijk milieu en voor een steeds grotere zelfstandigheid. En ook voor al die andere aspecten van het jeugdleven worden mogelijkheden en grenzen mede gegeven door de manier waarop jongeren daar met hun verstand bij kunnen. En in die manier zit verandering. Ten dele door veranderingen in de hersenen.

Ondanks een min of meer gelijkblijvend IQ verandert er het een en ander met betrekking tot die intelligentie: die krijgt een grotere reikwijdte. In de *eerste* plaats weten adolescenten natuurlijk meer dan schoolkinderen. Ze hebben een langere ervaringsperiode achter de rug en hebben dus ook meer informatie kunnen verzamelen. Huiselijk gezegd: ze hebben meer onderwerpen om over na te denken.

Maar in de *tweede* plaats breidt ook het denkvermogen - de intelligentie - zich als zodanig uit: het krijgt de beschikking over een verder ontwikkeld *instrumentarium*.

Het begrip intelligentie

Intelligentie wordt uitgebreid besproken in deel I in het hoofdstuk Denken en in deel II in het hoofdstuk Kennis en inzicht.

Dat wil niet zeggen dat adolescenten intelligenter worden. Intelligentie is een relatief begrip. Het geeft de mate van verstandelijke vermogens aan ten opzichte van een vergelijkbare (leeftijds)groep. Die relatieve plaats in verhouding tot de intelligentie van anderen blijft voor de meeste mensen het hele leven vrijwel dezelfde; sommigen kunnen daarentegen sterk van positie veranderen.

Wat in de adolescentie in vergelijking met de kindertijd verandert, is dat het verstandelijke vermogen van een jongere meer aankan en anders functioneert. Hij wordt niet slimmer, maar hij kan zich al denkend met moeilijker en met andersoortige vraagstukken bezighouden. Zoals een kind van drie nog geen sommetjes kan maken en een kind van acht wel, zonder dat je kunt zeggen dat die achtjarige intelligenter is - een hoger IQ heeft. Wel is er

Lees over het Flynn-effect in deel II in het hoofdstuk Kennis en inzicht.

het zogenoemde Flynn-effect: voor de groep is het gemiddelde intelligentiequotiënt door allerlei oorzaken iedere tien jaar ongeveer drie punten omhooggegaan. Maar de relatieve positie voor individuen ten opzichte van elkaar is voor de meerderheid gelijk gebleven.

De stabiliteit van de intelligentie, uitgedrukt in een *Intelligentiequotiënt*, neemt met het ouder worden toe. Er is al wel enig verband tussen het IQ van een groep kinderen tussen één en vijf jaar en dat van dezelfde kinderen als ze achttien zijn, maar dat is nog niet zo sterk. Maar de correlatie tussen het IQ dat ze op een intelligentietest halen als ze tussen vijf en elf jaar zijn en wanneer ze achttien zijn, is echter wel al tamelijk hoog. En tussen elf en achttien jaar is het verband heel sterk. Dat wil dus zeggen dat de intelligentiepositie ten opzichte van leeftijdgenoten na het vijfde jaar vrijwel stabiel is, en na het elfde zeer stabiel.

Toch menen diverse ontwikkelingspsychologen dat men moet oppassen die hoge stabiliteit tijdens de adolescentie te absoluut te nemen als het gaat om beslissingen over een individuele jongere. Want hoewel hij voor de meeste adolescenten zeker opgaat, zijn er ook uitzonderingen. Jongeren die tijdens de adolescentie geweldige schommelingen laten zien als ze intelligentietests maken en die uiteindelijk als ze achttien zijn belangrijk hoger of lager scoren dan op hun veertiende.

Schoolkeuze

Verhoging van intelligentiescores treedt met name op bij jongeren die naar school blijven gaan. Bij *drop-outs* wordt een dergelijke IQ-toename meestal niet geconstateerd. Bij niet-schoolgaande jongeren blijft dat IQ gelijk of laat een dalende tendens zien. Het spreekt vanzelf dat dergelijke onderzoeksresultaten worden gebruikt als argument om jongeren die het niet zo goed doen op school, toch zo lang mogelijk bij het onderwijs te betrekken.[1] Op school word je gedwongen je hersens te gebruiken en dit is dan ook een voorbeeld van het verschijnsel dat in het Engels bondig wordt aangeduid met *use it or lose it*. (Hersen)cellen die niet worden gebruikt sterven af. Maar ook het omgekeerde geldt: wat wordt gebruikt blijft bestaan of wordt zelfs verstevigd. Zo worden bij jongeren die veel pianospelen de neuronen in de hersenen die de vingerbewegingen regelen dikker.

Volgens moderne hersenonderzoekers is de *leerpotentie* in de hersenen gedurende de adolescentie groot. Afhankelijk van de intelligentie is het de levensfase waarin een mens door inzet het makkelijkst van alles kan leren. Zoals een onderzoekster het formuleert: 'Door je gedrag en de training en de scholing die je kiest, vorm je op deze leeftijd waarschijnlijk met groter gemak de neurale netwerken die dit gedrag mogelijk maken dan op een andere leeftijd. Ze verwerven makkelijker een plek in je hersenen.'[2]

Dit is ook een belangrijk gegeven voor de schoolkeuze aan het eind van de basisschool. Die wordt gemaakt op basis van de resultaten van de Cito-toets die in februari van het laatste schooljaar wordt afgenomen en het advies van de leerkracht.

Voor wat betreft autochtone kinderen komen die twee meestal aardig overeen. Maar ongeveer één op de acht leerlingen kiest toch een school van een hoger niveau dan die uit de toets als meest geschikt naar voren kwam. Vooral meisjes mikken hoger en het kan zijn dat het schooladvies daar dan in meegaat omdat meisjes nu eenmaal in het algemeen beter hun best doen. Autochtone ouders uit de hogere inkomensgroepen sturen hun kinderen die een beroepsgericht-vmbo advies krijgen vaker dan allochtone ouders toch naar de havo.[3]

Lees over hersenontwikkeling in de adolescentie in het hoofdstuk Seksualiteit en verlangen.

De Cito-toets is geen intelligentietest, maar meet wat een kind van de lessen op school heeft opgestoken. Er zijn plannen de toets pas in mei af te nemen, zodat drie maanden langer kan worden geleerd. Het advies van de leerkracht komt daardoor zwaarder te wegen, want de schoolkeuze moet al eerder dan mei worden gemaakt.

De niveaukeuze beïnvloedt de op- en afstroom na de brugklas: leerlingen die hoger of lager dan hun advies zijn ingestroomd, wisselen in het tweede jaar duidelijk vaker van niveau dan leerlingen die op het niveau zijn ingestroomd dat de Cito-toets als meest geschikt adviseerde.

Allochtone kinderen krijgen daarentegen vaak een vmbo-advies, ook al halen ze eenzelfde Cito-score als autochtone klasgenoten met een havo-vwo-advies. Niet als die score heel hoog is, maar juist op de veel voorkomende grens van mavo-havo, adviseert de school vaak lager, misschien denkend aan de eventueel weinige steun bij de studie die de leerling van thuis kan krijgen. Als het op het vmbo vervolgens goed gaat, volgen dan mbo en hbo, eventueel universiteit. Een lange omweg dus.

Bovendien is onderweg nog een hobbel te nemen. In het vmbo - waar overigens zestig procent van de adolescenten op zit - worden leerlingen nog steeds 'schools' begeleid. Na de overgang naar mbo is dat afgelopen en zijn ze al op relatief jonge leeftijd op hun eigen planning en organisatie aangewezen. Ook daar zijn havo- en vwo-leerlingen in het voordeel, want zij worden tot het eindexamen tamelijk intensief begeleid.

'Komend schooljaar ga ik naar de vijfde van het vwo. Ik zie er erg tegenop, want ik moet er heel veel voor doen om voldoendes te halen. Ik heb doordeweeks bijna geen tijd meer om iets leuks te doen met vrienden. Het liefst zou ik naar de havo gaan, alleen ik ben bang dat mijn ouders dat niet goed vinden. Ze vinden school heel belangrijk.' (Meisje, 17 jaar, Cosmo Girl, augustus, 2008)

Leerlingen die de omweg en de hobbels overwinnen, zijn dan ook goed gemotiveerd. Hun studiekeuze is vaak verstandig, richting economie. Ze trouwen later, vrouwen blijven na hun huwelijk vaker werken en stellen het krijgen van kinderen uit. Hun ideeën over mens en maatschappij worden progressiever, zoals over seksualiteit, en scheiding van kerk en staat. Zo is een kwart van de tweede generatie Turkse en Marokkaanse jongvolwassenen tussen achttien en 35 jaar in Amsterdam en Rotterdam hoger opgeleid. Dat is vergeleken met vijftien jaar geleden een geweldige sprong. Allemaal voorbeelden van je hersenen letterlijk goed gebruiken.

Tegenover deze succesvolle groep staat ook een kwart van allochtone jongeren die de school verlaat zonder zelfs de laagste *startkwalificatie*, waardoor hun kans op de arbeidsmarkt zwak is. Terwijl jongens nog wel eens via allerlei baantjes op een plek terechtkomen, is het vooruitzicht voor meisjes somber, want zij blijven financieel afhankelijk. Opvallend veel meisjes van Turkse afkomst wijden zich vroegtijdig geheel aan het huishouden.[4]

Praktisch of theoretisch?

Dat de leerpotentie in de adolescentie relatief groot is ten opzichte van andere levensfasen, wil niet zeggen dat alle jongeren alles kunnen leren. Dat heeft onder meer te maken met de verschillen in waar hun intelligentie geschikt voor kan zijn. En dan is een eerste verschil dat zich opdringt dat tussen goed zijn in werken met je handen en goed zijn in werken met woorden. Zij het dat je voor beide je hoofd, want je hersenen, nodig hebt.

Lange tijd heeft men in Nederland dit verschil niet mee laten wegen bij het inrichten van het onderwijs. En daar waren goede redenen voor. Het basispatroon van beroepsmogelijkheden voor jongeren lag in het verleden vast en sloot aan bij het binnen hun milieu gebruikelijke, vaak dus bij eenvoudig, weinig betalend werk.

Progressieve denkers over opvoeding en onderwijs rond 1900 wilden die milieubepaaldheid doorbreken en maakten het openhouden van ontwik-

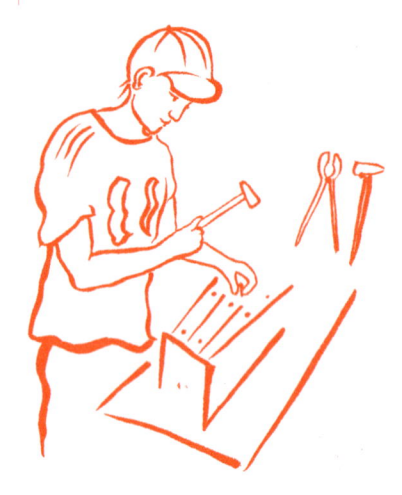

Zelfvertrouwen door een goede vakopleiding

kelingsmogelijkheden voor álle jongeren, niet alleen die uit de hoogste kringen, tot een basisprincipe. De jeugd moest niet te snel vastlopen binnen de beperkingen van hun sociale milieu, niet gevangen blijven binnen datgene wat nu eenmaal voor 'hun soort mensen' was weggelegd. Daarom ijverde men voor een zo lang mogelijke *leerplicht* voor alle jongeren, voor een niet te snel kiezen voor een beroepsopleiding. Zij wilden de nadruk leggen op *algemene vorming*, algemene ontwikkeling en psychische bagage. En zo werden alle jongeren verplicht algemeen vormende *verbale* vakken te volgen, of hun hoofd daarnaar stond of niet. Dat is voor velen ten koste gegaan van hun *motivatie*. En van hun *succesbelevingen*. Van hun gevoel 'dit kan ik', 'dit heb ik onder de knie'. Terwijl ze die ervaringen extra hard nodig hadden om door te zetten. Dat is ook een van de conclusies uit modern hersenonderzoek: het menselijk brein heeft in deze levensfase meer en forsere *beloningen* nodig om bepaald gunstig gedrag vast te houden. Dat wil zeggen dat met dat bepaalde gedrag - bijvoorbeeld hard werken - andere prettige ervaringen - zoals 'ha, dat is me gelukt' - moeten samengaan. Op kleine beloningen, kleine positieve ervaringen reageert het puberbrein nauwelijks of helemaal niet.[5]

Daarom doet men allerlei jongeren tekort, bij wie het wellicht meer past als zij een vastomlijnde, gespecialiseerde vakvaardigheid zouden leren zonder meer. Op welk niveau dan ook. Pas de laatste tijd komt de erkenning terug voor de waarde van een goede handvaardige beroepsopleiding.

CAPACITEIT VAN HET DENKEN

In diverse theorieën gaat men van een andere tweedeling in intelligentie uit. De ene is de algemene intelligentie, de mogelijkheid die iemand heeft in heel verschillende situaties en bij heel diverse opgaven met verstandig inzicht te werk te gaan. Als iemand dat kan, wordt dat toegeschreven aan algemene, ook wel *vloeiend* genoemde facetten van intelligentie: eigenschappen die algemeen inzetbaar zijn. Bijvoorbeeld de snelheid waarmee informatie wordt opgenomen, het *gemak* waarmee iemand van de ene op de andere oplossingsstrategie kan omschakelen en het kunnen leggen van verbanden tussen losse elementen. Deze vloeiende intelligentie neemt al aan het begin van de adolescentie wat capaciteit betreft snel toe. Met twaalf jaar zijn kinderen bijvoorbeeld in staat veel sneller achter elkaar zintuiglijke informatie in zich op te nemen dan twee jaar daarvoor. Twaalfjarigen hebben dan ook al tachtig procent bereikt van waar hun volwassen waarnemingssnelheid uiteindelijk zal blijven steken.

Voor alle jongeren nemen deze algemene intelligentiecapaciteiten toe, in de zin dat ze al denkend méér van hetzelfde aankunnen dan een schoolkind. Maar nogmaals: hun relatieve intelligentiepositie ten opzichte van elkaar blijft voor de meesten dezelfde.

2 | Cognitieve veranderingen

De bekendste psychologen van dit moment die een uitsplitsing maken in soorten intelligentie zijn Sternberg, Gardner en Goleman - de laatste met zijn emotionele intelligentie. Lees hierover in deel II in het hoofdstuk Kennis en inzicht.

Dat geldt ook voor de andere soort intelligentie, die *specifieker* is en ook wel *uitgekristalliseerd* wordt genoemd. Het gaat daarbij om facetten die veel minder algemeen inzetbaar zijn en vooral bij sómmige vraagstukken van pas komen. Bijvoorbeeld de omvang van de woordenschat, de mate van inzicht in menselijke verhoudingen, affiniteit met de natuur. Sommige psychologen komen met steeds verder uitgesplitste intelligenties, die min of meer samenvallen met wat ook wel *talenten* worden genoemd.[6] Deze specifieke facetten van de intelligentie zijn meer dan de algemene afhankelijk van waarmee men in aanraking komt en bereiken daardoor ook later hun piek. Een jongere kan muzikaal begaafd zijn, maar als hij nooit ervaringen heeft met muziek komt dat niet tot uiting.

Bij ervaring hoort uiteraard ook wat iemand op school leert. Tachtig procent van iemands niveau van verbaal begrip voor wat anderen zeggen of schrijven - *algemeen* - is bijvoorbeeld bij achttien bereikt, voor het niveau van zelf vloeiend spreken - *specifiek* - ligt dat percentage pas na het twintigste jaar.

Wetenschappers in de wis- en natuurkunde, waarvoor vooral facetten van de algemene intelligentie nodig zijn, leveren in het algemeen hun belangrijkste bijdragen vóór ze veertig zijn. Terwijl historici en filosofen voor wie het meer om vakspecifiek denken gaat pas op middelbare leeftijd hun vruchtbaarste jaren hebben.

Sommige psychologen denken dat in de adolescentie, als men nog veel keuzen moet maken, een vloeiende intelligentie, waarmee men op allerlei terreinen kan opereren en denken, belangrijk is. Terwijl later in het leven, als men keuzen heeft gemaakt en zich op diverse levensterreinen heeft vastgelegd, een uitgekristalliseerde intelligentie nuttiger is, toegesneden op de taken die men inmiddels heeft. Dit geldt meer voor de theoretisch dan voor de praktisch georiënteerde intelligentie.

Aandacht, concentratie en planmatig werken

Er zijn nog vier kwantitatieve veranderingen die expliciet genoemd moeten worden. Ze gelden uiteraard voor de groep van adolescenten als totaal. De veranderingen zijn niet bij alle individuele jongeren even sterk.

In de *eerste* plaats neemt de *aandacht* toe, zowel de *selectieve* aandacht als de *verdeelde* aandacht. Het eerste maakt bijvoorbeeld dat adolescenten tot verbazing van hun ouders geconcentreerd met hun huiswerk bezig kunnen zijn, terwijl er keiharde muziek aanstaat.[7] Maar het betekent ook dat zij zich bij het maken van vraagstukken beter dan een schoolkind op de kern van het probleem kunnen blijven concentreren en minder worden afgeleid door de verpakking waarin het probleem wordt gepresenteerd.

De verklaring die de waarnemingspsychologie geeft voor het kunnen werken bij muziek, is dat zo'n constant achtergrondgeluid een afscherming is tegen allerlei nu-endan lawaai - kindergehuil, startende auto, klepperende deur - dat veel afleidender is. Televisie die aanstaat, lijkt wèl af te leiden en de tijd die aan huiswerk moet worden besteed te verlengen. De beelden blijven ook niet zoals muziek op de achtergrond, doordat de jongere steeds even kijkt.

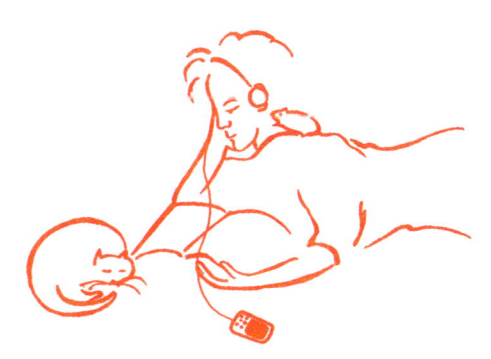

Geconcentreerd kunnen werken bij keiharde muziek

De grotere mate van verdeelde aandacht is belangrijk bij gecompliceerde vraagstukken, waarbij tegelijkertijd met diverse aspecten rekening moet worden gehouden, het zogenaamde *multifunctionele* denken. Als bijvoorbeeld om de snelheid van een voorwerp te berekenen tegelijkertijd het volume van het voorwerp, de voorwaartse kracht die erop inwerkt, de temperatuur en vochtigheidsgraad van de omgeving allemaal mee moeten wegen. Anders gezegd: het *probleemoplossend vermogen* neemt toe.[8]

> Dat adolescenten toch vaak betrokken zijn bij verkeersongevallen, heeft niet te maken met het tekortschieten van hun verstandelijke inzicht, maar met hun - vooral bij jongens - neiging om risico's te nemen. Lees hierover in het hoofdstuk Op zoek naar avontuur.

Ook voor het dagelijks leven heeft het gevolgen, zoals voor deelname aan het drukke verkeer. Een adolescent is in verstandelijk opzicht beter in staat daar zelfstandig doorheen te laveren dan een schoolkind.

In de *tweede* plaats neemt ook de geconcentreerde aandacht, het *concentratievermogen* over het algemeen toe. Daarbij doet zich echter wel een complicatie voor, doordat het *slaap-waakritme* tijdelijk anders is. De fysiologische processen in mens, dier en plant verlopen in een 24-uursritme, de *biologische klok*. Ook wel het *circadische* ritme genoemd, een samentrekking van het Latijnse circa (rond) en dies (dag). Het verloop van die processen staat onder invloed van zonlicht en temperatuur. De slaapfase maakt er onderdeel van uit.

Voor een onderzoek onder veertien- en vijftienjarigen hielden scholieren een slaap-waakdagboek bij gedurende de maanden november en februari en ter vergelijking ook vanaf de vakantie in augustus tot twee weken na het begin van de school. Aan het begin en eind van november en februari werden steeds op twee achtereenvolgende dagen tests afgenomen voor stemming, helderheid en geconcentreerde prestatie.

Uit alle dagboeken bleek dat jongeren zich 's morgens suffer voelden, meer moeite moesten doen om hun aandacht bij de stof te houden en in het algemeen gedrukter van stemming waren dan 's middags. Alle leerlingen presteerden in de middag beter dan in de ochtend.

De verklaring is dat gedurende de adolescentie een ander *circadisch slaap-waakritme* in het lichaam heerst dan in de kindertijd en volwassenheid. En wel zodanig dat het niet gelijk oploopt met de gangbare bed- en schooltijden. Dit leidt tot chronisch slaapgebrek bij leerlingen en gaat ten koste van hun gezondheid en schoolprestaties. Zij zouden later dan gebruikelijk naar bed moeten en ook later moeten opstaan.

Schooltijden veranderen is ingrijpend, maar scholen zouden alvast kunnen beginnen met belangrijke toetsen uitsluitend in de middag te geven.[9]

> Lees over het verschil tussen kortetermijn- en langetermijngeheugen in deel II in het hoofdstuk Lezen.

Een *derde* belangrijke toename betreft het *geheugen*. Zowel het *kortetermijngeheugen* als het *langetermijngeheugen* kan meer vasthouden. Dat dit laatste een belangrijk gegeven is, is duidelijk, maar het geldt ook voor het kortetermijngeheugen. Voor een deel is dit terug te voeren op het toenemend vermogen van adolescenten om dingen voor korte tijd niet zomaar te onthouden, maar er enig systeem in aan te brengen. Schoolkinderen kun je ezelsbruggetjes aanleren, adolescenten maken die uit zichzelf. Allerlei denkproblemen waarbij vergelijkingen moeten worden gemaakt tussen diverse gegevens, vereisen dat die gegevens allemaal voor korte duur in het geheugen beschikbaar blijven.

De grotere capaciteit van het kortetermijngeheugen maakt echter ook dat adolescenten beter dan schoolkinderen zelf een discussie gaande kunnen houden. Zij kunnen een opmerking maken als: 'Ik wou nog even terugkomen op wat Jaap daarstraks zei.' Dat zal men een negenjarige niet zo snel horen zeggen. Op die leeftijd is het de leerkracht die bij een klassengesprek een eerder door een kind gemaakte opmerking in herinnering moet roepen: 'Nu zei Ella daarstraks ... wat vonden jullie daar eigenlijk van?'

In de vierde plaats kunnen adolescenten vergeleken met schoolkinderen beter *planmatig* en *systematisch* te werk gaan. Natuurlijk blijven er individuele verschillen, zoals tussen warhoofden, die zo maar ergens aan beginnen, en de pietjes precies, die eerst een plan uitstippelen. Maar voor de grote groep geldt dat ze beter dan toen ze nog schoolkind waren in staat zijn eerst na te denken over wat op dit moment in dit specifieke geval de beste strategie zou zijn.

Ook in het sociale leven komt het vaak op strategieën aan. Als een zoon ongevraagd helpt met de afwas, uit zichzelf aanbiedt om koffie te zetten en vervolgens ook nog eens spontaan gaat zitten vertellen over een of ander voorval op school, weet je als ouders dat er een vraag op komst is, waarover onderhandeld moet worden. Een laat feest, zakgeldverhoging of een gewaagd vakantieplan. Een beetje slimme adolescent begint daar niet zo maar over, maar creëert via een strategie eerst de juiste stemming. En een meisje dat verliefd is, kan met haar hartsvriendin eindeloos overleggen wat de beste aanpak is om te zorgen dat de betreffende jongen haar in het oog krijgt.

Maar ook hier weer een complicatie. Adolescenten kunnen heel goed plannen voor iets dat hier en nu moet gebeuren. Maar iets plannen of kiezen voor wat pas over een week of een maand consequenties heeft, daar hebben ze moeite mee. Dat heeft waarschijnlijk te maken met de grote hoeveelheid ruis die in hun hoofd ontstaat door alle reorganisatie in hun hersenen.¹⁰

In dit licht bekeken kunnen bijvoorbeeld vraagtekens worden geplaatst bij het idee van het *studiehuis*. Dat werkt niet als leerlingen geheel aan hun eigen initiatief worden overgelaten.

Lees over de reorganisatie in de hersenen in het hoofdstuk Seksualiteit en verlangen.

Lees over het studiehuis in het hoofdstuk Autonomie en verantwoordelijkheid.

Heb je je huiswerk al af?

De moeite met plannen wreekt zich onder meer ook bij het moeten maken van *huiswerk*. Huiswerk doet een beroep op iets dat veel adolescenten tijdelijk niet zo goed kunnen. Verstandig huiswerk maken betekent immers vooruitwerken en niet pas een dag van tevoren leren voor een schriftelijke overhoring of schrijven aan een werkstuk. Als ze eenmaal aan huiswerk beginnen, kunnen ze wel systematisch te werk gaan, maar het is vaak te laat om de stof nog goed te kunnen opnemen.

Het is daardoor dat ook goede leerlingen tijdelijk hopeloos in de knoei kunnen raken met huiswerk en daardoor onvoldoendes halen, ongelukkig worden, gedemotiveerd raken en de hele emotionele spiraal naar beneden kan worden ingezet. 'Heb je je huiswerk al af?' Hoe vaak zou de doorsnee ouder die vraag stellen? En hoe vaak is het antwoord 'Jahaa, 'k had bijna niks!'? Dan moeten ouders achterdochtig worden, want er wordt op school veel huiswerk gegeven. Bollebozen hebben het niet zo nodig, maar voor de gemiddelde scholier is de mate waarin ze aandacht besteden aan hun huiswerk een centrale factor voor schoolresultaten. Huiswerk speelt een belangrijke rol in hun dagelijkse leven, of ze het nu maken of niet. Het zweeft als verschijnsel wel hardnekkig door hun hoofd.

Aan het Max Planck Instituut in Berlijn deed men onderzoek naar wat van invloed is op het al dan niet maken van huiswerk. Er deden 511 veertien- en vijftienjarige scholieren aan mee van drie verschillende schoolniveaus, die werden ondervraagd over zes vakken.

Er kwamen twee soorten oorzaken naar voren. De *eerste* betreft *persoonlijkheidsverschillen* tussen leerlingen. Naarmate zij hoger scoren op het persoonlijkheidskenmerk Zorgvuldig (dat staat voor eigenschappen als netjes, gewetensvol en ijverig), maken ze trouwer hun huiswerk. Niet zo verbazingwekkend.

> Zorgvuldig is een van de persoonlijkheidskenmerken van de Big Five. Lees hierover in het hoofdstuk *Een eigen persoonlijkheid* en in deel II in het hoofdstuk *Variaties in persoonlijkheid*.

De tweede oorzaak is interessanter en gaat over *kenmerken van het huiswerk*. Ook de ijverigste scholier maakt niet alles in dezelfde mate. In het algemeen besteden leerlingen de meeste huiswerktijd aan vakken waarin ze goed zijn! Dat is wel begrijpelijk, maar natuurlijk niet zo verstandig. Leraren moeten dus eigenlijk selectiever zijn in wat ze aan wie als huiswerk opgeven.

Er werd ook een ander interessant samenspel geconstateerd tussen een huiswerkkenmerk en een persoonlijkheidskenmerk: voor alle leerlingen gold dat huiswerk vaker werd gemaakt als ze er zeker van konden zijn dat het op school werd overhoord, maar dit ging het sterkst op voor scholieren die laag scoorden op Zorgvuldigheid. Vooral zij hadden die stok achter de deur nodig als extra motivatie. Kortom: huiswerk opgeven is niet voldoende, het moet consequent worden overhoord.[11]

> 'Ik heb mijn zoon van veertien een paar zinnen uit uw boek Het Puberende Brein voorgelezen. Hij vindt het nu al fantastisch.
> Oh?
> Alles wordt goedgepraat: afspraken vergeten, huiswerk niet goed plannen, plotselinge driftbuien, impulsaankopen, stom doen tegen zijn moeder waar anderen bij zijn - het is allemaal niet zijn schuld, het ligt aan zijn hersenen.
> (Lacht) Maar dat is ook zo. Het is de schuld van zijn hersenen.
> Dus het heeft helemaal geen zin hem achter zijn vodden te zitten?
> Jawel, je moet als ouder erop blijven hameren dat het nodig is je huiswerk goed te plannen en dat je je afspraken moet nakomen. Het is zelfs erg belangrijk dat jij dat doet, want zelf kunnen ze het niet.' (Tanja van Bergen in gesprek met psychologe Eveline Crone, Het Parool, 24 oktober 2008)

Op een ander huiswerkkenmerk kunnen leraren minder invloed uitoefenen: leerlingen blijken thuis vaker te werken aan een vak dat hun *ouders* belangrijk vinden. Hetzij doordat die daardoor vaker controleren hoe het met dat vak staat, hetzij doordat ze hun hulp aanbieden bij het maken of overhoren.

Twee Amerikaanse psychologen onderzochten welke *leerstrategieën* het beste zijn bij het maken van huiswerk. In het kort komt het erop neer dat het weliswaar belangrijk is dat je voldoende tijd besteedt aan een bepaalde hoeveelheid leerstof, maar dat het nog belangrijker is dat je die met een tussenpose herhaalt. Dezelfde hoeveelheid leertijd levert bij verspreiding meer op. Dat geldt niet alleen voor rijtjes uit je hoofd leren, maar ook voor onderwerpen die begrip en inzicht vragen. De onderzoekers varieerden de tussenpose waarin de proefpersonen de stof herhaalden van één dag tot twee weken. De overhoring vond steeds pas tien dagen na de tweede keer plaats. Een tussenpose van één dag gaf de beste resultaten. Waarschijnlijk is het dus zo dat een leerling nog beter presteert als hij of zij een dag voor de overhoring een tweede (of misschien zelfs derde) keer met de stof bezig is. Maar dan moet wel al een week van tevoren met de eerste keer worden begonnen! En dat vergt die planning waarin ze niet zo goed zijn.[12] Goede huiswerkbegeleiding helpt dan ook vooral bij leren vooruitwerken.

MANIEREN VAN DENKEN

De veranderingen die tot nu toe werden besproken gingen vooral over de kwantitatieve uitbreidingsmogelijkheden voor *informatieverwerkingsprocessen*. Een modern begrip dat is ontstaan toen men ging proberen inzicht te krijgen in de gecompliceerde menselijke denkprocessen door ze te vergelijken met wat er in een computer gebeurt. Ook computers zijn slechts geconcentreerd op de taak die de gebruiker ze stelt, hebben zowel een korte- als langetermijngeheugen, gaan planmatig te werk en kunnen veel factoren tegelijkertijd in een overweging betrekken. Dat wil niet zeggen dat adolescenten steeds meer op computers gaan lijken, maar wel dat ze in toenemende mate de beschikking krijgen over basisvermogens die nodig zijn bij informatieverwerking.

Dat geldt niet alleen voor schoolse leerprocessen, maar voor het leven van adolescenten in het algemeen. Voor hoe zij zich in de wereld bewegen, het beeld dat zij van zichzelf krijgen, kunnen begrijpen wat er zich in hun omgeving afspeelt en voor het daarop afstemmen van hun eigen gedrag.

Behalve deze kwantitatieve verschillen zijn er ook *kwalitatieve* verschillen tussen de verstandelijke vermogens van een adolescent, vergeleken bij die van een schoolkind.

Lees over de eerste drie fasen uit de theorie van Piaget in deel I in het hoofdstuk Denken en in deel II in het hoofdstuk Kennis en inzicht.

Niet alleen het instrumentarium zélf verandert en breidt zich uit, ook de manier waarop het wordt gebruikt wordt anders. De Zwitserse psycholoog Piaget was degene die het meest systematisch in een theorie heeft proberen te vangen wat er dan zo anders is aan het denken van adolescenten.

Volgens Piaget voltrekt de denkontwikkeling zich in enkele duidelijk te onderscheiden fasen, waar een kind op een bepaalde leeftijd de beschikking over heeft. Een *denkkader* is een *denkstrategie* met typische eigenschappen. De volgorde van de denkstrategieën die een kind opeenvolgend hanteert om de werkelijkheid te begrijpen, is aangeboren en ligt vast. Elk denkkader volgt een eigen logica en een kind legt die manier van redeneren over de werkelijkheid heen. Het past een *denkschema* toe op wat het beleeft. Wat daar niet in past, valt buiten de beleving. Dit proces heeft Piaget *assimilatie* genoemd: de werkelijkheid wordt aangepast aan wat het kind cognitief 'aankan'. Tijdens zijn ontwikkeling merkt het kind, door ervaring weer wat wijzer geworden, dat toch niet alles wat het ziet en hoort in het denkkader past: het moet worden bijgesteld. Het aanpassen van het denkkader aan de nieuw waargenomen werkelijkheid heet *accommodatie*. In die afwisseling van de twee vormen van *adaptatie* - assimilatie en accommodatie - komt een kinderlijk brein tot denkstructuren van een steeds verfijnder en hoger plan.

Een kind in de schoolleeftijd kan al wel allerlei redeneringen op touw zetten over wat er in de werkelijkheid gebeurt en vooral ook over wat er zou kúnnen gebeuren als je dit of dat doet, maar het kenmerk bij uitstek van zijn manier van denken is de aanschouwelijkheid. Het stelt zich tijdens het redeneren nog heel concreet voor hoe een en ander verloopt of zou kunnen verlopen als je dit of dat doet. En het redeneert daarbij dan langs de lijn van wat het *voor zich ziet*. Piaget noemde dit dan ook de fase van de *concrete operaties*: het denken in concrete beelden van handelingen.

Het typerende van het denken van adolescenten daarentegen is volgens zijn theorie dat het concrete verdwijnt; zij komen in de fase van de *formele operaties*. Het redeneren voltrekt zich zonder concrete voorstellingen in het hoofd.

Een goed voorbeeld van het verschil tussen de concrete en formele fase is het volgende vraagstuk: je hebt drie ballen, een rode, een groene en een gele. Hoeveel combinaties van twee ballen kun je maken? Een schoolkind zal zo'n vraagstuk oplossen door in gedachten de combinaties van ballen twee aan twee voor zich te zien en op te tellen. Nu is dat een heel goede methode en een die ook volwassenen nog wel gebruiken, maar formeel denkende mensen kunnen het vraagstuk ook op een andere manier oplossen, namelijk door de kleur los te maken van de ballen en alleen met de 'begrippen' rood, blauw en geel te werken, zonder ballen voor ogen te hebben. En sommigen zullen ook de kleur nog kunnen missen en een formule gebruiken waarin ze drie 'variabelen' verwerken. Het is deze formele manier van redeneren die binnen het bereik van adolescenten komt. Tenminste, gegeven een bepaald niveau van intelligentie.

De overgang van het concrete naar het formele stadium is niet abrupt. Er kan in de beginjaren een lange periode zijn waarin een adolescent de ene keer wel en de andere keer geen blijk geeft van de nieuwe manier van denken. Piaget veronderstelde dat het 't makkelijkste, 't eerst en meest spontaan optreedt bij het soort denkvragen waarmee de jongere vertrouwd is door de fysieke kenmerken van de omgeving waarin hij leeft. Wie opgroeit op een afgelegen boerderij krijgt ander materiaal aangereikt om over te denken dan wie vlak bij een internationaal vliegveld woont. Dit past binnen de theorie van Piaget, omdat die in tegenstelling tot wat wel eens wordt gedacht geen rijpingstheorie zonder meer is. Het is in de ervaring dat de successievelijke denkkaders worden verfijnd en aangescherpt. Daar waarop in de belevingswereld van de adolescent de nadruk ligt, zal meer wisseling van assimilatie en accommodatie en dus adaptatie van denkkaders plaatsvinden. Waarschijnlijk is dit de verklaring voor het recente gegeven dat in het algemeen gesproken, adolescenten wat verder komen in de formele ontwikkeling dan vijfentwintig jaar geleden. In het algemeen is hun ervaringsarsenaal verrijkt en daarmee het appel op hun accommodatievermogen versterkt. Een effect dat is te vergelijken met het eerdergenoemde Flynn-effect bij IQ's.[13]

Toch is er van diverse kanten wel kritiek op Piaget, omdat hij er in zijn theorie te veel van uitging dat iedereen het stadium van de formele operaties

---

De emotionele problemen van sommige hoogbegaafde kinderen en jongeren worden wel eens toegeschreven aan het feit dat hun intelligentie eenzijdig formeel-logisch is gericht, ook als het gaat om wat zich tussen hen en leeftijdgenoten afspeelt. Zij benaderen ook het sociale louter rationeel.

bereikt. Uit empirisch onderzoek is gebleken dat dat niet zo is. Piaget liet de rol van intelligentie buiten beschouwing; die blijkt er echter wel degelijk te zijn. In de eerste plaats bereiken laagbegaafden - met een IQ onder de 80 - deze manier van denken nooit. De samenhang met intelligentie komt in de tweede plaats tot uitdrukking in het gegeven dat adolescenten met een hoog IQ de formele denktrant eerder bereiken dan leeftijdgenoten met een lager IQ. In de derde plaats blijkt de omvang van het formele denken, de moeilijkheidsgraad van de vragen die iemand aankan, afhankelijk te zijn van de aangeboren intellectuele capaciteiten.

Uit bovenstaande bezwaren mag men echter niet opmaken dat intelligentie in het formele denken het zuiverst tot uitdrukking komt. De denktrant vergt niet alleen een bepaald niveau van intelligentie, maar ook een zekere affiniteit. Het moet bij je passen. Mensen kunnen heel intelligent zijn en zich toch niet aangetrokken voelen tot formele denkwijzen en er daardoor weinig oefening in krijgen. Jongeren met een kunstzinnige belangstellingswereld bijvoorbeeld, of van wie de interesses veel meer liggen op sociaal gebied, hebben niet zoveel aan formele oplossingsstrategieën voor de vragen waarmee zij worden geconfronteerd. Hun intelligentie ontwikkelt zich langs andere lijnen.

Dat is ook een verklaring die wel wordt gegeven voor het feit dat jongens zoveel meer aardigheid hebben in *exacte vakken* dan meisjes. Het wordt van hen verwacht, ze worden er meer mee geconfronteerd. Wat dan weer een verder ontwikkeld formeel en analytisch denkvermogen tot gevolg heeft. En het verschil met meisjes wordt sterker dan het wellicht van origine is.

In het algemeen zijn meisjes minder goed in wiskunde dan jongens. Dat blijkt ieder jaar weer uit de Cito-toets. Frans onderzoek toont echter aan dat het hier ten dele gaat om een soort vooroordeel, waar meisjes zelf ook toe bijdragen. Leerlingen aan het begin van het voortgezet onderwijs kregen individueel een tekening te zien van elkaar overlappende vierkanten en driehoeken. Zij moesten die daarna uit het hoofd natekenen. Tegen sommigen werd gezegd dat het ging om een *wiskundetoets*. In dat geval deden jongens het beter dan meisjes. Anderen kregen te horen dat het een *geheugentest* was. Toen deden de meisjes het beter dan de jongens.

In een volgend onderzoek werd het experiment in de klas gedaan, hetzij in een gemengde klas, hetzij in een klas met alleen jongens of alleen meisjes. Het ging nu zogenaamd om een *geometrieopdracht* of een *tekenopdracht*. In de gemengde klas deden de jongens het beter als het een geometrieopdracht was genoemd en de meisjes beter bij een tekenopdracht. Meisjes die dachten dat hun tekenvaardigheid werd getoetst, deden het in een gemengde klas bij dezelfde figuren beter dan de meisjes die ervan uitgingen dat zij met geometrie bezig waren.

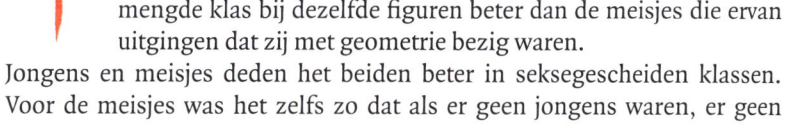

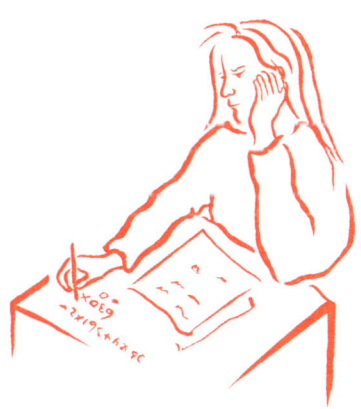

Jongens en meisjes deden het beiden beter in seksegescheiden klassen. Voor de meisjes was het zelfs zo dat als er geen jongens waren, er geen

Veel meisjes hebben geen aardigheid in wiskunde

verschil was in hun natekenprestatie, of hen nu was verteld dat het om een geometrie- of een tekentoets ging. In geen van de gevallen had de opdracht overigens ook maar iets met wiskunde te maken. Het stereotype is kennelijk zo sterk dat meisjes er zelf in geloven. Ze gaan ervan uit dat zij een wiskundeopdracht niet zo goed zullen kunnen maken, worden een beetje zenuwachtig en presteren onder het niveau dat zij kennelijk bij eenzelfde opdracht onder een andere naam wel kunnen halen.[14]

Amerikaanse onderzoekers vergeleken de wiskundescores van 276.165 jongens en meisjes van vijftien jaar uit veertig verschillende landen. Daaruit bleek dat de verschillen gemiddeld kleiner worden naarmate in een land grotere seksegelijkwaardigheid heerst. Dat betekent echter niet dat meisjes van het vak gaan houden of er met net zo veel plezier aan werken als jongens. Anders gezegd: voorkeuren worden niet alleen door aanleg beïnvloed, maar ook de omgeving.[15]

Samenvattend kan men zeggen dat in de westerse cultuur alle adolescenten met een normale intelligentie in zekere, maar zeer verschillende mate de beschikking krijgen over formele denkoperaties, maar bovendien verschillen in de neiging ze te gebruiken. Een neiging die door de directe omgeving en de heersende opvattingen wordt beïnvloed.

Maar ook voor degenen die in hoge mate formeel denken geldt overigens niet dat voortaan uitsluitend op deze wijze wordt gedacht. Naast de formele denktrant blijven adolescenten en volwassenen de beschikking houden over concrete operaties, die in het alledaagse leven vaak voldoende zijn.

DE LOGICA VAN HET FORMELE DENKEN

Het formele denken maakt onder meer het veronderstellende - propositionele denken mogelijk, het redeneren over wat zou kúnnen zijn, los van enige aanwezige werkelijkheid. Je kunt dan net zo makkelijk over alternatieven voor de werkelijkheid denken als over de werkelijkheid zelf. Ook hier geldt uiteraard weer dat de mate waarin deze mogelijkheid zich aandient per individu kan verschillen. De veranderingen die hier worden besproken gaan op voor de groep; het is een schets van een ideaaltypische ontwikkeling.

Een schoolkind kan ook wel veronderstellenderwijs denken, maar vertrekt daarbij altijd vanuit iets wat het kent en zich voor de geest kan halen en verandert daar dan in gedachten iets aan. Bijvoorbeeld: 'Als pappa en mamma gaan scheiden, moet ik misschien wel verhuizen en naar een andere school, net als Tobias.' Een kind van tien kan hier veronderstellenderwijs over tobben terwijl er van scheiding geen sprake is. Zij denken daarbij dus inductief: vanuit één bekend geval - dat van een vriendje Tobias - redeneren ze door en passen het ook op een andere - hun eigen - situatie toe. Een denkwijze die het schoolkind eigen is.

Vijftienjarigen kunnen daarentegen een formele redenering opbouwen: 'Eén verandering kan het begin zijn van een reeks, doordat het ene effect een volgend effect oproept.' En vervolgens kunnen zij in de werkelijkheid een toepassing zoeken om de redenering te concretiseren en dan misschien bij zo'n echtscheidingsvoorbeeld uitkomen: 'Als ouders uit elkaar gaan, dan zou dat voor kinderen wel eens een hele serie veranderingen kunnen meebrengen.' Adolescenten kunnen dus denken: 'Dit is in het algemeen zo, en daarom misschien ook wel in dit specifieke geval.' Dat is *deductief* redeneren.

Propositioneel denken kan nog verder van de realiteit afstaan dan in het voorbeeld hierboven. Het gaat dan om puur logisch denken, los van welke realiteit dan ook. 'Als we aannemen dat dít waar is, moet dát dan ook waar zijn?' Die eerste aanname hoeft daarbij niets met de werkelijkheid te maken te hebben. Voor een schoolkind zijn zulke volledig theoretische als-dan-opgaven nog te moeilijk. Het kan wel over onmogelijke dingen fantaseren, maar er niet logisch over redeneren. Een voorbeeld: 'Als alle maanmannetjes gele voeten hebben en dit mannetje heeft gele voeten, is het dan een maanmannetje?' Een schoolkind zegt dan: 'Maanmannetjes bestaan toch niet echt!' Een adolescent volgt de redenering als zodanig: 'Dat hoeft niet, want er staat niet dat alléén maanmannetjes gele voeten hebben.' Een schoolkind kan zoiets nog niet, omdat het nog niet over zulke *abstracte redeneerregels* beschikt.[16]

Er zijn *vier* van dit soort regels te onderscheiden. De *implicatieregel* is de als-dan-redenering: 'Als we aannemen dat dít waar is, dan is dát de conclusie.' Als we zouden aannemen dat alléén maanmannetjes gele voeten hebben, en dit is een mannetje met gele voeten, dan is dat dús een maanmannetje.

De regel van de *onverenigbaarheid* is het omgekeerde hiervan: 'Als we aannemen dat dít waar is, dan kan dát niet óók waar zijn.' Als we zouden aannemen dat álle maanmannetjes gele voeten hebben, en dit is een mannetje met blauwe voeten, dan is het dus géén maanmannetje.

De derde is de *gecombineerde uitsluitingsregel*: 'Als we aannemen dat dít waar is, dan heeft dat óf dit óf dat tot gevolg.' Als we zouden aannemen dat maanmannetjes gele of blauwe voeten hebben en dat dit een maanmannetje is, dan heeft hij óf gele óf blauwe voeten.

En ten slotte is er de *verbindingsregel*: 'Als we aannemen dat dít waar is, dan is zowel dit als dat het gevolg.' Als we zouden aannemen dat alléén alle gezonde maanmannetjes gele voeten hebben en alle zieke blauwe en dit is een mannetje met blauwe voeten, dan is het dús een maanmannetje én hij is ziek.

De voorbeelden lijken vergezocht, maar dat is om aan te geven dat het formele, logische denken alleen maar langs redeneerregels hoeft te verlopen, zonder kennis van de werkelijkheid.

Het loskomen van een denktrant die alleen rekening kan houden met wat concreet voorstelbaar is, maakt het voor een adolescent ook beter mogelijk na te denken over en te spelen met *abstracte begrippen*. Rechtvaardigheid, vriendschap, intolerantie en gelijkwaardigheid worden niet langer alleen maar begrepen in hun uitingsvormen, maar ook in hun fundamentele betekenis op het al even abstracte niveau van bijvoorbeeld moraal en politiek.

Gaandeweg de adolescentie kan er dan ook worden gefilosofeerd over *principes*.

Het abstracte denken betekent ook dat een adolescent toegang krijgt tot *beeldspraak*, waarbij het niet gaat om wat er feitelijk staat, maar om *symbolen* die verwijzen naar een achterliggende, niet direct waarneembare betekenis. Een betekenis die je weliswaar moet 'aanvoelen', maar waarvoor je toch een hogere vorm van cognitie nodig hebt. Gedichten en popsongs zitten vol beeldspraak. Wie aan het concrete vastzit, ontgaat de symbolische betekenis van een naam als Red Hot Chili Peppers.

Argumenteren

De nieuwe mogelijkheid van propositioneel denken en het hanteren van abstracte begrippen, confronteert een adolescent voor het eerst met allerlei dingen in het leven die niet kloppen.

'God heeft de mensen lief' en 'Er wordt in de wereld veel geleden' zijn twee gedachten die op het eerste gezicht onverenigbaar zijn. De eenvoudige als-dan-redenering zou zijn: 'Als God de mensen liefheeft, dan is er geen lijden in de wereld.' Maar die redenering, hoe logisch ook, gaat kijkend naar de werkelijkheid niet op. Voor het eerst in z'n leven gaat een mensenkind in de adolescentie zich met dit soort vragen bezighouden en via de logica oplossingen zoeken, de zaken kloppend proberen te maken. De conclusie kan zijn dat God dus niet bestaat en geloof en kerkgang worden afgezworen. De conclusie kan ook zijn dat het lijden van Godswege een aansporing tot bekering is en de jongere wordt dan een fervent aanhanger van een evangelisatiebeweging.

Ook bij prozaïscher onderwerpen worden volwassenen voortdurend op al dan niet werkelijk bestaande inconsistenties betrapt, vaak leidend tot eindeloos en vermoeiend discussiëren en argumenteren. Met ouders: 'Als jullie zeggen dat dit mijn kamer is, dan mag ik daarmee doen wat ik wil. Dan zou ik hem bijvoorbeeld helemaal zwart kunnen schilderen. Ik weet heus wel dat jullie dat niet goed zouden vinden, maar dan moet je het ook niet mijn kamer noemen!' Met leraren: 'U bent in dienst van de school en ik ben klant van de school. Ik ben dus eigenlijk uw klant en een klant heeft het voor het zeggen.'

Adolescenten kunnen groot behagen scheppen in zulke disputen. Het is waarschijnlijk te makkelijk om dit op te vatten als een afzetten tegen volwassenen, een breuk met hen willen forceren ten behoeve van de eigen zelfstandigheid. Het zou wel eens veel meer een argumenteren om het argumenteren kunnen zijn om de nieuw verworven denkmogelijkheid eindeloos uit te proberen. Enigszins te vergelijken met de constante 'waaromvragen' van een kleuter. Dat dit wel een heel kenmerkend trekje is van adolescenten zou men kunnen opmaken uit het feit dat de Griekse filosoof Plato er al opmerkingen over heeft gemaakt: 'Ze laten geen steen onopgetild, en in hun verrukking als zij voor het eerst de smaak van wijsheid te

---

Lees over de vraag of adolescenten al dan niet uit zijn op een generatiekloof in de hoofdstukken Autonomie en verantwoordelijkheid en Ouders en thuis.

pakken krijgen, ergeren ze iedereen met hun disputen.'

Het voortdurend bezig zijn met argumenteren heeft ook nog een andere bron, namelijk het relativeren waartoe een adolescent in staat raakt. In het denken van een schoolkind is de wereld zoals het die zelf kent de maatstaf. Het weet al wel dat het elders anders kan toegaan. Dat is al een hele stap vergeleken met een jong kind dat er nog argeloos van uitgaat dat het overal zo is, zoals thuis. Maar voor een schoolkind geldt nog wel dat zoals het thuis is, het 'gewoon' is. Als zijn vader en moeder altijd op dezelfde politieke partij stemmen en hij merkt dat bij een vriendje vader en moeder ieder hun eigen partijvoorkeur hebben, is dat voor zijn gevoel niet helemaal zoals het hoort. Pas in de adolescentie komt het inzicht dat gewoonten, waarden, regels en opvattingen voor verschillende mensen en levensomstandigheden kunnen verschillen en dus *betrekkelijk* zijn. Alles wat de jongere van huis uit heeft meegekregen en tot voor kort nog als vanzelfsprekend gold, kan daardoor ter discussie worden gesteld. 'Waarom stemmen jullie eigenlijk op dezelfde partij? Volgens mij hebben jullie helemaal niet dezelfde politieke opvattingen. Sandra's vader en moeder hangen ieder hun eigen verkiezingsaffiche op. Die komen tenminste eerlijk voor hun verschil van mening uit.'

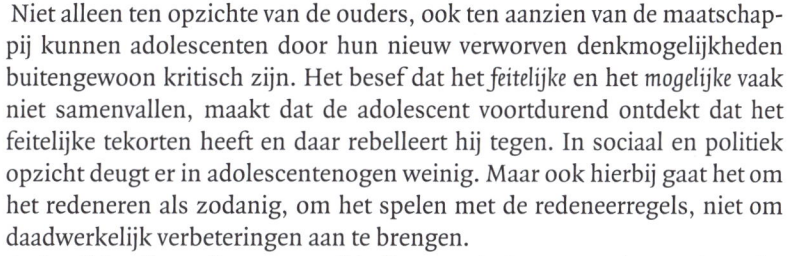

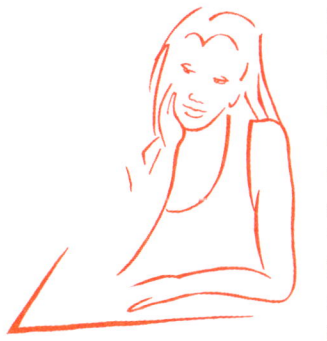

Vaak eindeloos en vermoeiend discussiëren

Niet alleen ten opzichte van de ouders, ook ten aanzien van de maatschappij kunnen adolescenten door hun nieuw verworven denkmogelijkheden buitengewoon kritisch zijn. Het besef dat het *feitelijke* en het *mogelijke* vaak niet samenvallen, maakt dat de adolescent voortdurend ontdekt dat het feitelijke tekorten heeft en daar rebelleert hij tegen. In sociaal en politiek opzicht deugt er in adolescentenogen weinig. Maar ook hierbij gaat het om het redeneren als zodanig, om het spelen met de redeneerregels, niet om daadwerkelijk verbeteringen aan te brengen.

Anderzijds wijzen diverse ontwikkelingspsychologen er echter ook op dat wat in de ogen van een volwassene een afgezaagd maatschappelijk vraagstuk is, waar nu eenmaal niets tegen te doen valt, voor een jong mens een volkomen nieuw gegeven is, waaraan hij of zij met het optimistische vertrouwen, de leeftijd eigen, denkt best iets te kunnen verbeteren. *Naïef idealisme* misschien, maar wel iets om zuinig op te zijn, omdat er ook nieuw élan uit voort kan komen.

'Wat zijn we toch een vreselijk volk. Niet alleen wij, alle westerse landen. Wij zitten hier in ons warme huis met onze computer, IPod en enorme hoeveelheden eten die we weggooien. Wij zitten te zeuren, te mopperen over de ontgroening en vergrijzing, hier in Nederland en Europa. Dan komen er ondervoede Afrikanen, die weken door de woestijn hebben gelopen, hun familie hebben achtergelaten en de zee hebben overgevaren (levensgevaarlijk). En wij met onze SUV's hebben het lef om ze te weigeren.' (Meisje, 13 jaar, VPRO Achterwerk 42, 2008)

In ieder geval is er aanvankelijk de neiging tot *zwart-witdenken*, tot een radicaal willen toepassen van waar of niet waar, tot een absoluut volhouden van 'zoals het nu is, is het fout, en om goed te zijn moet het zó'.

Op het moment dat een adolescent zich realiseert dat deze denktrant te simpel is om in de realiteit te kunnen opgaan, kan het omslaan in het tegendeel, in een soort *moreel relativisme*. Even extreem als voorheen alles tot ja of nee, tot voor of tegen werd teruggebracht, wordt nu alles gerelativeerd tot 'alles is even waardeloos, ze zoeken het maar uit'. Een tijdelijk *nihilisme* waar veel adolescenten doorheen moeten. Tot er weer oog komt voor nuanceringen en het besef ontstaat dat veel in het leven neerkomt op geven en nemen, op het zoeken van compromissen, omdat er nu eenmaal tegengestelde belangen bestaan.

Egocentrisme

Lees over metacognitie in deel II in het hoofdstuk *Kennis en inzicht*.

De nieuwe denkwereld gaat tevens gepaard met een toename van de mogelijkheid tot *metacognitie*. Dat is het kunnen denken over het eigen denken. Besef van wat je allemaal weet, van je eigen manieren van denken, van de oplossingsstrategieën die je het beste liggen, van leermethoden die je geneigd bent te gebruiken. Je kunt daarover met anderen praten, maar ook met jezelf overleggen hoe je een denktaak wilt gaan aanpakken, halverwege beslissen of je bij nader inzien misschien van aanpak moet veranderen en aan het eind beoordelen of je tevreden kunt zijn met je oplossing. Metacognitie betekent dus dat je afstand kunt nemen van je eigen gedachtestroom en er 'van bovenaf' naar kunt kijken.

'Vooral op m'n kamer heb ik het gevoel dat iedereen me bekijkt. Ook is het alsof er altijd mensen op mijn balkon staan te spieken als ik daar ben. Ik blijf mezelf vertellen dat ik heus niet zo belangrijk ben dat iedereen het waard vindt me te bekijken, maar het gaat niet weg. Wat ik doe om het een beetje te vergeten, is er iets leuks van te maken. Ik doe gewoon alsof ik beroemd ben en iedereen met plezier foto's van me maakt.' (Meisje, 14 jaar, VPRO Achterwerk 17, 2008)

In de schoolleeftijd zijn daar alleen nog maar prille beginnetjes van te zien, in de adolescentie breekt de metacognitie pas echt door. Aanvankelijk kan een adolescent door dit denken over de eigen denkwereld zo gefascineerd raken dat het leidt tot een maar heel beperkte toepassing van de nieuw verworven cognitieve mogelijkheden, namelijk tot een preoccupatie met zichzelf.

Het is een typerende vorm van adolescentie-egocentrisme, dat zich op twee manieren uit. In de *eerste* plaats wordt een jongere zo in beslag genomen door zijn eigen denkwereld dat het onderscheid met hoe andere mensen denken vervaagt en hij ervan uitgaat dat anderen net zo met hem bezig zijn als hijzelf dat is. Dit wordt het verschijnsel van het *imaginaire publiek* genoemd. Het iedereen-kijkt-naar-mij-gevoel. Enerzijds geeft dat een zekere zelfbewustheid: je bent kennelijk de moeite van het bekijken waard.

Blozen heeft er altijd mee te maken dat je je bekeken voelt. De evolutionaire verklaring is dat het een lichamelijke reactie is op door anderen als vreemd wezen onderkend te worden. De bloedstuwing levert energie om te vluchten.

Anderzijds leidt het ertoe dat je als adolescent ook weer meer op jezelf gaat letten en daardoor aan onbevangenheid verliest. Je weet je in gezelschap dan met je houding geen raad en krijgt om het minste of geringste een kleur.

In de *tweede* plaats maken de nieuwe denkwijzen en inzichten zo'n indruk dat de adolescent het gevoel krijgt uniek te zijn en een *persoonlijke legende* construeert: het er-is-niemand-zoals-ik-gevoel.[17] De stap naar het er-is-niemand-die-me-begrijpt-gevoel is dan nog maar klein. Klassiek voorbeeld daarvan is het liefdesverdriet van een jongere, die echt denkt dat niemand anders ooit zo'n diepe liefde, zo'n allesoverheersend verlangen heeft meegemaakt. Moeders troostende woorden als 'Kind, er zijn nog zo veel lieve jongens op de wereld' maken de wanhoop dan ook eigenlijk alleen maar groter.

Hoewel de verschijnselen van het imaginaire publiek en van de persoonlijke legende door de meeste psychologen worden onderkend, is niet iedereen ervan overtuigd dat zij zich voordoen vanwege de cognitieve veranderingen. Ze zouden bijvoorbeeld beide net zo goed een emotionele basis kunnen hebben.

Volgens Piaget neemt dit egocentrisme in de latere loop van de adolescentie af - *decentralisatie* - door de omgang met leeftijdgenoten, ouders en - wat hij het belangrijkste vindt - het op zich nemen van volwassen taken en verantwoordelijkheden. Het kernpunt in het proces van decentralisatie is de intrede in het beroepsleven of het beginnen van een beroepsopleiding. De adolescent wordt volwassen als hij een echte baan krijgt.

SOCIALE COGNITIE

In het bovenstaande is er al diverse keren op gewezen dat de cognitieve veranderingen niet alleen van invloed zijn op het schoolse leren, maar uitstralen naar de hele belevingswereld van de adolescent. Een speciaal deel van die wereld wordt gevormd door de omgang met anderen. Het begrip sociale cognitie spreekt wat dat betreft voor zichzelf. Het heeft iets te maken met *mensenkennis*, met inzicht in menselijke verhoudingen en met inschatting van de eigen rol in relaties met anderen. Zonder voldoende verstandelijke vermogens zijn die niet mogelijk en als er aan de aard van die vermogens iets verandert, verandert de sociale cognitie mee.

Lees over sociale cognitie in het algemeen en sociaal perspectief in het bijzonder, zoals die zich in de schoolleeftijd manifesteren in deel II in het hoofdstuk Klasgenoten.

Onderzoek hiernaar heeft zich voornamelijk toegespitst op *drie* terreinen: de indruk die een adolescent van anderen heeft en de *persoonsbeschrijvingen* die hij van hen geeft, de mate waarin hij in staat is zich in anderen te *verplaatsen* en ten slotte de betekenis die hij hecht aan *conventies*.

De *persoonsbeschrijvingen* worden uitgebreider, een schoolkind is sneller over iemand uitgepraat en gebruikt globale kenmerken - 'aardig' - adolescenten zijn gedifferentieerder in hun beschrijvingen - 'ze kan heel goed luisteren'. Uiterlijke eigenschappen raken op de achtergrond en iemands opvattingen komen er meer en meer voor in de plaats - 'hij is vegetarisch'. Als het uiterlijk wel wordt genoemd, is dat in symbolische betekenis. Een jongen met 'een matje' staat voor een bepaald sóórt jongen. Er wordt met verwijzing naar de invloed van situaties gestreefd naar meer samenhang in de afzonderlijke kenmerken met een verklaring voor tegenstrijdigheden - 'in de klas is hij eigenlijk heel sociaal, maar met sport wordt hij agressief, alsof ie niet tegen wedstrijdjes kan'. Adolescenten gebruiken ook meer gevolgtrekkingen over gevoelens en motieven in plaats van louter rechtstreekse observaties van gedrag - 'ze is onzeker, want ze is altijd aan het opscheppen'. En ten slotte zijn ze zich meer dan voorheen bewust dat het vaak om hun persoonlijke indrukken gaat, die een ander niet hoeft te delen - ze gebruiken vaker 'volgens mij' of 'ik vind'.[18]

Bij het zich kunnen *verplaatsen* in een ander gaat het om *sociaal perspectief*, zich het standpunt eigen kunnen maken vanwaaruit een ander waarneemt, voelt en denkt. In andermans huid kunnen kruipen.[19] Aan het eind van de schoolleeftijd beseft een kind in het algemeen dat een ander een andere kijk op iets kan hebben dan hijzelf. Rond het twaalfde jaar komt het inzicht dat dat 'iets' ook op hemzelf betrekking kan hebben: hij kan zich indenken dat net zo goed als hij een mening heeft over de ander, die ander ook over hem denkt en wat dan wel - 'Ida vindt dat ik verwend ben, maar dat is niet zo.'

In de vroege adolescentie is er een toenemend inzicht in de *mutual role taking*: een adolescent kan zich in een rol als derde partij steeds beter indenken hoe het gedrag en de gevoelens van de een van invloed kan zijn op hoe een ander zich voelt - 'Edwin bewondert Felix, maar Felix vindt dat eigenlijk niet prettig, die blijft geloof ik meer zijn vriend omdat hij zich verantwoordelijk voelt voor Edwin'. Later in de adolescentie komt een toenemend inzicht dat het doen en laten van een ander mede wordt bepaald door drijfveren waarop diegene zelf geen greep heeft en door situaties die zich niet laten veranderen - 'RobertJan weet zelf ook niet waarom hij zo veel blowt. Hij doet het gewoon, ook al ziet hij heus wel dat het stom is en niks oplost.' 'Het is voor Lotte ook moeilijk dat haar broer bij haar vader is gaan wonen en zij nu alleen met die geschifte moeder is achtergebleven. Dat ze geen zin meer heeft in school begrijp ik wel.'

Het zich steeds beter kunnen verplaatsen in de gedachtewereld van een ander maakt adolescenten vergeleken met schoolkinderen ook veel betere onderhandelaars, doordat ze de ander met diens eigen argumenten kunnen overtuigen. 'Als ik nou zo'n installatie met oortjes op m'n kamer krijg, hebben jullie geen last meer van mijn muziek. Dan hebben we een bron van ergernis minder in huis!' als argument van een adolescent tegenover 'Alle kinderen uit de klas hebben een eigen computer, alleen ik niet' als het simpele argument van een schoolkind.

En ten slotte zijn er de *conventies*, de sociale regels die nu eenmaal gelden. Maar met dat 'nu eenmaal' hebben jonge adolescenten het nu net bepaald moeilijk. Zoals zij alles met behulp van hun nieuwe redeneerregels en logica ter discussie stellen, zo nu ook de conventies. En als die langs die nieuwe meetlat worden gelegd, blijken ze inderdaad weinig 'logisch' en soms zelfs tamelijk willekeurig te zijn. Bijvoorbeeld in de rij staan voor de kassa van een bioscoop. Schoolkinderen houden zich - tenminste als er toezicht is - wel aan die regel, omdat het nu eenmaal 'moet'. Adolescenten willen een beter onderbouwde reden horen. Waarom beslist een rij? Waarom zou je niet in een groep op je beurt kunnen wachten? Is het wettelijk geregeld dat het een rij moet zijn? Nee? Nou, dan hoef ik toch zeker niet in een rij te gaan staan alleen maar omdat iedereen dat nu eenmaal doet! Dus staan ze niet in een rij of hangen in ieder geval het liefst een beetje rond náást de rij. Aan die onzin doen ze niet mee.[20]

Conventies worden door hen opgevat als louter sociale verwachtingspatronen: iedereen doet het en doe jij het dus ook maar. Dat gaat in tegen hun nieuwe denkwereld. Een moeder die - wijzend op de legging met tijgermotief en het T-shirt met 'It's time for you to go on' erop - tegen haar dochter zegt: 'Als je meegaat naar de begrafenis van oom Karel moet je wel iets fatsoenlijkers aantrekken', kan rekenen op protest, zo niet hoon. 'Waarom moet je er op een begrafenis anders uitzien dan gewoon? Je gaat daar toch niet heen om bewonderd te worden? Toen oom Karel nog leefde, zag hij ook dat ik dit aanhad, dus waarom niet als hij dood is?'

Pas verder in de adolescentie kunnen jongeren hun nieuwe denkwijzen versoepelen, relativeren en accepteren dat een conventie inderdaad iets willekeurigs heeft, een afspraak is om iets zus of zo te doen. Maar dat je zulke afspraken nu eenmaal nodig hebt om de sociale omgang enigszins te reguleren, zodat het sociale leven overzichtelijk blijft. Dan komt er een dag dat een zoon in spijkerbroek-met-gaten aan zijn vader vraagt: 'Kan ik even een jasje van je lenen, ik moet naar een receptie' en vervolgens feilloos het mooiste en duurste jasje uit de kast haalt.

Zelfkennis

Zoals de cognitieve ontwikkeling van invloed is op het inzicht in sociale verhoudingen - mensenkennis -, wordt ook de zelfkennis erdoor beïnvloed. Iets daarvan kwam al ter sprake bij het zo kenmerkende tijdelijke egocentrisme. Er zijn echter nog enkele typeringen te geven van de veranderingen in het beeld dat adolescenten van zichzelf hebben.

Zelfkennis heeft directe gevolgen voor het zelfbeeld, dat een positieve of negatieve waardering van zichzelf inhoudt. Lees over zelfbeeld in het hoofdstuk Een eigen persoonlijkheid en in deel II in de hoofdstukken Variaties in persoonlijkheid en Zelfstandig worden.

Het toenemende cognitieve inzicht in het verschil tussen een feitelijke toestand en hoe iets ook anders zou kunnen zijn, maakt dat zij op een andere manier over zichzelf kunnen nadenken, zichzelf niet altijd meer nemen zoals ze zijn, maar over reële alternatieven kunnen nadenken. 'Ik vind tennis wel lekker en ik kan het ook goed, maar zou ik het missen als ik ermee stopte? Nee. Eigenlijk ben ik toch meer iemand voor een team. Waarom ga ik eigenlijk niet roeien?'

Als dit soort afwegingen leidt tot oog voor het verschil tussen werkelijkheid en ideaal, kan dat *neerslachtige stemmingen* tot gevolg hebben. De sombere buien van gehandicapte adolescenten, die zich juist in deze levensfase bewust worden van hun beperkingen. Maar ook de jongen die nooit anders heeft gedacht dan dierenarts te worden en onder ogen moet zien dat hij die studie intellectueel niet aan zal kunnen. En het onzekere meisje uit een bekrompen milieu dat zich vergelijkt met een zoveel vrijer levende klasgenote, en beseft dat ze nooit net zo onbevangen en zelfverzekerd door het leven zal kunnen gaan.

Net als de beschrijvingen van anderen komen ook de beschrijvingen die adolescenten van zichzelf geven vergeleken met die van schoolkinderen los van concreet zichtbare kenmerken. 'Ik ben Bella. Ik heb bruin haar. Ik ben negen. Thuis zijn we met z'n vijven. Ik woon in de Hoofdstraat. Ik kan goed leren. Ik zit op ponyles.'

Zulke zelfbeschrijvingen komen steeds minder voor. Steeds meer plaats wordt ingeruimd voor psychische eigenschappen, relationele begrippen, opvattingen en overtuigingen. Adolescenten zijn zich ook vaker bewust van hun eigen tegenstrijdigheden.

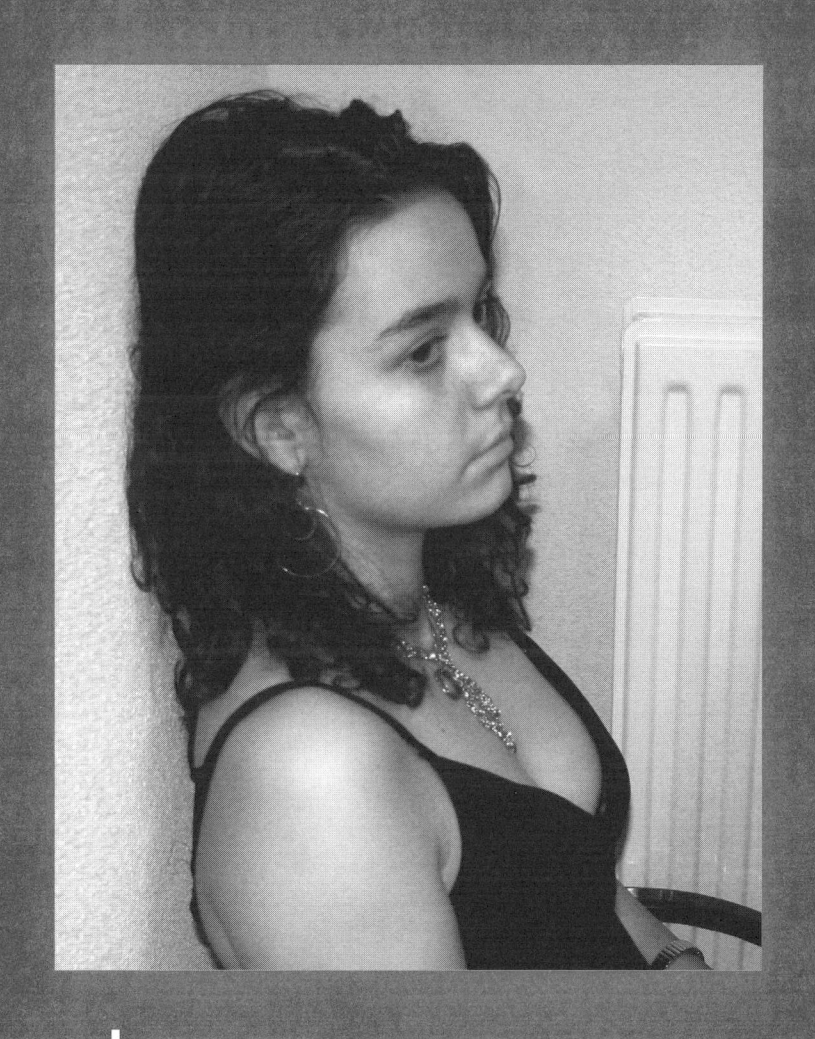

3 | EEN AANTAL THEORIEËN

De oudste beschrijvingen van deze leeftijdfase zijn van Plato en Aristoteles. Waar moesten jonge mannen zich mee bezighouden en waarop moesten zij zich richten om vrije Grieken te worden? Tegelijkertijd met deze wensen kwamen bij hen ook de klachten. Jongens zouden zich wel zo moeten gedragen, maar deden dat niet.

Uit de twee voorgaande hoofdstukken is duidelijk geworden dat zich tussen ruwweg het twaalfde en achttiende levensjaar in lichamelijk en verstandelijk opzicht belangrijke veranderingen voltrekken. Daarmee is echter nog weinig gezegd over de *betekenis* van deze leeftijdsfase in het geheel van de menselijke levensloop. Anders gezegd: wat moet een mens in de adolescentie - gewapend met die nieuwe lichamelijke en cognitieve mogelijkheden - zien te bereiken om van kind tot volwassene te worden? In eigentijds wetenschappelijk spraakgebruik: wat zijn de 'ontwikkelingstaken' waar een adolescent voor staat? Wat wordt van hem of haar verwacht?

Adolescentie als voorbereiding

De puberteit slaat op de seksuele en de adolescentie op de sociale volwassenwording. Lees hierover in het hoofdstuk *Seksualiteit en verlangen*.

Eigenlijk gaat daar nog een vraag aan vooraf: is de adolescentie een noodzakelijke fase, een fase die altijd heeft bestaan? Die vraag is met name opgekomen door het werk van cultureel antropologen, die het tijdens hun observaties van het leven in *primitieve culturen* opviel dat er tussen de kindertijd en het volwassen bestaan niet of nauwelijks zo'n middenfase was te onderscheiden. Eigenlijk is daar de *puberteit* als moment van seksuele rijping meteen de toegang tot de volwassenheid. De overgang gaat dan overigens meestal gepaard met zeer bijzondere en vaak weken durende *inwijdingsriten*, zodat er wel sprake is van een duidelijke markering.

Dit soort antropologische beschrijvingen heeft ertoe geleid dat men de adolescentie als levensfase enigszins is gaan relativeren. Dat wil zeggen dat het bestaan ervan afhankelijk is van de cultuur. Het wordt dan min of meer beschouwd als een sociale uitvinding.[1] Dat betekent allerminst dat het een onbelangrijk verschijnsel is, dat net zo goed zou kunnen worden overgeslagen. De erkenning van adolescentie als sociaal-cultureel verschijnsel houdt in dat de betekenis ervan alleen kan worden begrepen in het licht van de eisen die het volwassen leven stelt. En die eisen veranderen langzamaan. Tot in de zeventiende en achttiende eeuw gingen jongens van dertien, veertien jaar naar zee, in het leger of in ieder geval voor zichzelf de kost verdienen. Ze werden naar ons idee al heel jong als volwassenen beschouwd en behandeld.

Culturen verschillen onderling ook in de mate waarin een uitgebreide sociale voorbereidingstijd nodig is. En soms is die wel wenselijk, maar niet mogelijk.

Hoe kleiner, geïsoleerder en overzichtelijker een culturele leefgemeenschap is, des te korter kan de voorbereiding voor het volwaardig lidmaatschap daarvan zijn. Dat gold eeuwenlang in afgelegen dorpsgemeenschappen in Europa en geldt nu nog voor wat er over is aan kleine groepen van in stamverband levende mensen in niet-westerse culturen.

Naarmate het volwassen bestaan gecompliceerder werd, werd ook de noodzakelijke tussenfase van de adolescentie langer. Daarbij moet men niet alleen denken aan wat er in het *onderwijs* allemaal moet worden geleerd, maar vooral ook aan de eisen die aan de *persoonlijkheid* van een individu worden

Modelling is een begrip uit de sociale leertheorie van Bandura en betekent 'een ander als voorbeeld nemen'. Lees hierover in deel I in het hoofdstuk *Hoe leren kinderen?* en in deel II in het hoofdstuk *Televisiewereld*.

gesteld om het hoofd in sociaal opzicht boven water te kunnen houden. Hoe veelvormiger de cultuur, des te meer een volwassene bijvoorbeeld in staat moet zijn zelf keuzen te maken uit de waaier aan mogelijkheden en daar ook zelf de consequenties van te dragen. Dat vergt een ander en langer vormingsproces dan in een samenleving waar taken, rollen en verantwoordelijkheden per sociaal milieu voor iedereen min of meer vastliggen en via *modelling* van de ene generatie door de volgende worden overgenomen.

De geschiedenis leert hoe belangrijk daarbij de rol is van verschillen in sociaal milieu. Eind negentiende eeuw werden door de industriële revolutie de traditionele samenlevingsstructuren in West-Europa overhoop gegooid. Vóór die revolutie werkten de meesten op het land of in ambachten, levend binnen overzichtelijke gemeenschappen. Door de komst van industrie ontstonden grote steden met een arm proletariaat voor ongeschoold fabriekswerk. Het leven van de arbeidersmassa was er grauw en arm. Jongens en meisjes gingen vanaf twaalf, dertien jaar uit werken - als ze al niet al op jongere leeftijd tot kinderarbeid werden gedwongen. Dat was geen geleidelijk verlopende overgangsperiode naar de volwassenheid zoals nu, maar een sprong het volle leven in. Ze moesten zo snel mogelijk meewerken om geld te verdienen. Gelegenheid om zich op enigerlei wijze te ontwikkelen en dus later boven het proletarisch bestaan uit te komen, was er niet. Tegelijkertijd was er voor de zonen en dochters van de rijken wel degelijk een tussenperiode waarin zij werden geschoold, gevormd en voorbereid op hún latere leven als volwassene.

Thea Thompson interviewde in Engeland oude mensen uit diverse sociale milieus over hun jeugd rond 1900.[2] Twee fragmenten uit een interview met een toentertijd arme jongen en rijk meisje staan in de marge afgedrukt.

'Met dertien ging ik van school en kreeg ik een baantje bij een vrachtdienst tussen Londen en Cobham. (...) Natuurlijk lange dagen. Soms wel achttien uur. Alles voor vijf shilling per week. Maar mijn moeder was eerlijk. Ik mocht een halve crown houden. (...) Gingen we 's avonds om acht uur weg. Waren we tegen een of twee uur 's nachts in Cobham. Afladen en weer terug. Dan wat slapen en ontbijt, als er tenminste iets te eten was en weer aan 't werk. 't Ging er niet zachtzinnig aan toe, dat kan ik u wel vertellen.' (Thomas Morgan, geboren in 1892)

Een adolescentieperiode als voorbereidingtijd kan dus gezien de aard van de samenleving wel *nodig* zijn, maar is door de levensomstandigheden van een bevolkingsgroep voor hen niet ook altijd *mogelijk*.

De diverse theorieën over de adolescentie verschillen in de aspecten van de voorbereiding waarop ze de nadruk leggen.

HALL: VAN OERMENS NAAR CIVILISATIE

'Ik zat op kostschool. (...) Een prachtig huis op een schitterend terrein, een groot meer waarop we vaak gingen varen. Het onderwijs was geloof ik werkelijk heel goed. (...) Toen ik vijftien was ging ik er weg. Ik ging in oktober naar Rome en bleef daar tot mei en leerde Italiaans en heel aardig pianospelen. We hadden daar een uitstekende muziekleraar, een nogal beroemde professor. (...) Het jaar daarop werd ik naar Keulen gestuurd om Duits te leren.' (Esther Stokes, geboren in 1895)

De eerste die zich in de westerse psychologie systematisch heeft beziggehouden met de adolescentie is Stanley Hall. Zijn boek *Adolescence* verscheen in 1904.[3] Hall was gefascineerd door de evolutietheorie van zijn tijdgenoot Darwin, over hoe geleidelijk uit de lagere organismen de mens is ontstaan. Bovendien door de theorie van de bioloog Heackel die, eveneens geïnspireerd door Darwin, van mening was dat de mens tijdens de ontwikkeling in de baarmoeder in het kort dezelfde stadia doorloopt als de mensheid. Een herhaling in het klein van de *evolutie*. Het beginnende embryo had volgens Heackel kenmerken van een vis, daarna werd het amfibieachtig, ging het lijken op het embryo van een klein zoogdier, enzovoort tot het aan het eind gelijkstond aan de mensaap.

Hall borduurde op dit idee verder in zijn *recapitulatietheorie* over de ontwikkeling ná de geboorte. De kindertijd en de jeugd - de eerste zes jaar - zouden een herhaling in het kort te zien geven van de ontwikkeling van de *aapmens*. Daarna zou dan van zes jaar tot de seksuele rijping een herhaling van de ontwikkeling van de *oermens* te zien zijn. En ten slotte in de adolescentie de ontwikkeling van de *beschaafde mens* zoals we die nu kennen. De adolescentie was volgens Hall de periode waarin de overgang van het nog dierlijke van de oermens naar de menselijke civilisatie moest worden gemaakt. In zijn woorden: 'De adolescentie is de kindertijd van 's mensen hogere natuur.'

Deze theorie wordt tegenwoordig niet meer aangehangen, maar is toch belangrijk om te vermelden omdat van Hall een begrip afkomstig is dat heel lang en ook nu nog wel het denken over de adolescentie heeft beheerst: *storm and stress*, in Europa meestal vertaald in het Duitse *Sturm und Drang*.[4] Als overgangsfase betekende de adolescentie volgens Hall voor een jong mens een stressvolle periode door het moeten afschudden van het *primitieve* en het moeten aannemen van het *culturele*. Dit zou de oorzaak zijn van onevenwichtigheid, van een heen en weer geslingerd worden tussen die beide uitersten. Het ene moment zou de adolescent overspoeld worden door het 'oude' driftmatige en diep ongelukkig zijn doordat hij zich daar geen raad mee wist. Een volgend moment kon hij het toppunt van geluk ervaren doordat hij weer greep op zijn leven kreeg bij het voelen van een dagend 'nieuw en hoger' bewustzijn.

De *oorzaak* die Hall aangaf van de adolescentie als stressvolle periode werd al snel bekritiseerd, maar de door hem beschreven onevenwichtigheid en het leven tussen uiterste gemoedstoestanden werden door velen herkend en is als kenmerk bij uitstek zo vanzelfsprekend geworden, dat het lang geduurd heeft voor men ertoe kwam het idee met empirisch onderzoek te gaan toetsen.

Freud: ontwikkeling van een krachtig Ego

Stanley G. Hall was de oprichter van de Amerikaanse Vereniging van Psychologen (APA) en van het eerste psychologische tijdschrift (The American Journal of Psychology). Hij wordt beschouwd als de grondlegger van de Amerikaanse psychologie.

Lees over de basisbegrippen van de theorie van Freud in deel I in het hoofdstuk Persoonlijkheid in wording.

In het Engels wordt Id gebruikt voor het Duitse Es, Ego voor Ich en Super-Ego voor Über-Ich.

In de klassieke psychoanalytische theorie is de adolescentie een periode waarin het Ego - het Ik of het Ich - zijn kracht moet zien te vinden. Volgens de theorie van Freud bestaat een mens uit een aangeboren fysiologische krachtbron - het Es - zich uitend in een instinctieve behoefte aan zoveel mogelijk lichamelijk genot. In de vroegste kindertijd via de mond - de orale fase. Daarna wordt het lustvolle ontdekt van het vasthouden en laten lopen van ontlasting - de anale fase. Rond een jaar of vier wordt het eigen geslacht als uiterst lustvol ontdekt - de genitale fase. In deze drie fasen is een kind in zijn lust op zichzelf gericht, daarna wordt het zich bewust dat er al die tijd een 'ander' is geweest die nauw bij deze belevingen betrokken was: de moeder. Zij wordt de eerste 'geliefde' en vader wordt verwenst.

Deze wensen van het Es zijn in hun ruwe vorm cultureel gezien onacceptabel en het opvoeden van een kind betekent hem of haar leren wat in dit opzicht wel en niet kan. Zo vormt zich zijn Über-Ich, zijn innerlijke norm van hoe hij eigenlijk zou moeten zijn. Anders gezegd: zijn *geweten* of de zich eigen gemaakte cultureel gebonden moraal. Het Ego is op te vatten als de bewust levende persoon die het evenwicht moet zien te bewaren tussen de aandrang uit het *primitieve Es* en de eisen van het *culturele Über-Ich*.

De puberteit werd door Freud gezien als een periode van *Es-Stärke* en *Ich-Schwäche*: door de productie van hormonen is er een plotselinge versterking van de driftimpulsen. Het Es dringt zich met kracht op en dreigt het Ego te overvleugelen.

Lees over andere aspecten van de vorming van een sterk Ego in het hoofdstuk Een eigen persoonlijkheid.

Het centrale thema van deze levensfase is dan ook de seksuele onthouding - *die Pubertätsaskese*. Door zich te verzetten tegen de seksuele impulsen uit het Es, wordt het Ego versterkt en krijgt het zijn volwassen vorm. Huiselijk gezegd: de adolescentie is de periode waarin het Ego zich tegenover het Es moet bewijzen om uiteindelijk als de sterkste uit de strijd te komen.

Dat verzet houdt volgens de psychoanalytische theorie in dat de impulsen door *beredenering* onder controle worden gehouden. De jongere moet zichzelf overtuigen dat het goed is niet toe te geven aan zijn aandrang. Dus weg van het *driftmatige*, richting *verstand*. En hoewel Freud zich niet met de cognitieve ontwikkeling heeft beziggehouden, kan men zeggen dat wat er in verstandelijk opzicht in deze fase verandert een zekere verintellectualisering van seksuele wensen in zijn tijd wel mogelijk moet hebben gemaakt.

Zo zou je het idee dat het minderwaardig is toe te geven aan de onweerstaanbare neiging tot masturbatie, kunnen zien als een rationele veroordeling van een normaal verlangen.

Nu echter van de seksuele onthouding voor adolescenten weinig meer over is, is het de vraag in hoeverre deze theorie nog opgaat. Net als in de theorie van Hall werd in die van Freud plaats ingeruimd voor het verschijnsel van *sturm und drang*, van uit het lood geslagen zijn. Het begrip *Weltschmerz* deed zijn intrede: soms diep ongelukkig en vooral onbevredigd zijn en niet weten waarom. Maar soms ook het gelukzalig dwepen met een ideaal.

Erikson: op zoek naar identiteit

Erikson als neofreudiaan wil zeggen: iemand die op Freud voortbouwe, nadat hij diens theorie gewijzigd - vernieuwd - had.

De tegenwoordig meest geciteerde theorie over het wezen van de adolescentie is die van Erikson, een neofreudiaan, die enige belangrijke wendingen en aanvullingen gaf aan het oorspronkelijke psychoanalytische gedachtegoed over de persoonlijkheidsontwikkeling.[5]

In iedere levensfase van kind en adolescent staat de ontwikkeling van het Ego centraal. Dat moet steeds weer de *biologische veranderingsprocessen* die plaatsvinden zien te integreren met processen in de *levensomstandigheden*. Het Ego is eigenlijk een synthese tussen die twee. Iedere fase heeft een kernthema, een *centraal gevoelsfacet* van het menselijk bestaan dat zich, als het goed is, zal 'vestigen' in een kind. In de babytijd kan het zich in gunstige levensomstandigheden veilig en vertrouwd gaan voelen. In een peuter kan een zeker gevoel van zelfstandigheid ontstaan. In de kleuter initiatief. Enzovoort.

Maar voordat het Ego dit soort levensgevoel bereikt, is er steeds sprake van heen en weer geslingerd worden tussen tegenpolen. De baby kent momenten van vertrouwen, maar ook van wantrouwen. De peuter kent trots op wat hij zelf kan én schaamte om wat mislukt. Ieder ontwikkelingsstadium is in die zin een crisisfase, waaruit door ervaring een weer sterker en rijker Ego tevoorschijn komt.

Als het gaat om de adolescentie beweegt de slinger van het Ego zich volgens Erikson tussen *identiteitsgevoel* en *identiteitsverwarring*. De fase kenmerkt zich door een identiteitscrisis vanwege enerzijds de grote biologische en cognitieve veranderingen en anderzijds de eisen van het volwassen bestaan die in het verschiet liggen. Daardoor raakt de adolescent het zicht op zichzelf kwijt.

Daarom is het volgens Erikson belangrijk dat de jongere kan experimenteren en rondkijken zonder veel maatschappelijke verantwoordelijkheden en zonder voor het eigen levensonderhoud te hoeven zorgen, een psychosociaal *moratorium*. Er is dan tijd en gelegenheid om zich te wijden aan en na te denken over de eigen plaats in relatie tot ouders en vrienden, om verliefd te worden, idolen te bewonderen, zich op verschillende mogelijkheden van scholing en beroep te oriënteren. Kortom, zich in allerlei relaties en situaties te begeven.

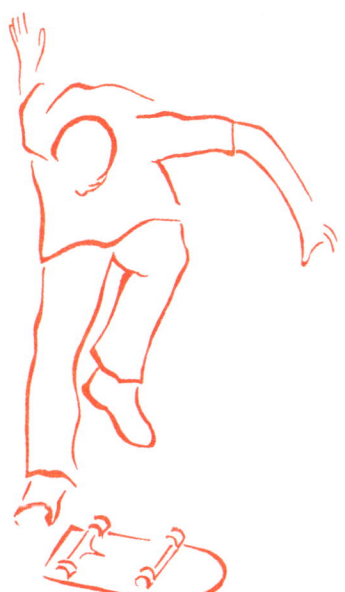

Een moratorium: vrij van maatschappelijke verantwoordelijkheid

Moratorium betekent oorspronkelijk dat men uitstel krijgt bij het afbetalen van schuld. Een adolescent krijgt dus uitstel van verantwoordelijkheid.

HAVIGHURST: ONTWIKKELINGSTAKEN OP ZICH NEMEN

De Amerikaanse ontwikkelingspsycholoog Havighurst is eveneens een van de ontwikkelingspsychologen die een heel eigen theoretisch zicht op de adolescentie heeft beschreven.[6] In de moderne westerse samenleving is het volgens hem nodig dat adolescenten zich op acht punten voorbereiden op de volwassenheid. Dat zijn hun *ontwikkelingstaken*, het woord werd aan het begin van dit hoofdstuk al genoemd. Bij het formuleren van deze taken baseerde Havighurst zich op de fasetheorie van Erikson. Zij zijn er niet alleen in de adolescentie, want iedere levensfase kent specifieke taken, al vanaf de vroegste jeugd. De eerste is bijvoorbeeld het leren lopen. Erikson was niet gelukkig met dit gebruik van zijn theorie. Hij had slechts willen beschrijven wat volgens hem in de diverse ontwikkelingsstadia opeenvolgend nu *eenmaal* tot het kinderlijk belevings- en gedragsrepertoire *gaat behoren*, en dus niet *moet* gaan behoren. Hij distantieerde zich van het moraliserende idee dat een kind de *taak* zou hebben om dit allemaal onder de knie te krijgen.
Toch heeft het begrip juist de laatste jaren meer algemeen ingang gevonden, zij het dat het wel omstreden is, met voor- en tegenstanders ten aanzien van de betekenis. De ontwikkeling is natuurlijk ook geen opdracht waaraan een kind naar behoren moet voldoen, maar voltrekt zich grotendeels aan hem of haar, bijna of het kind wil of niet. Normalerwijze leert een kind lopen, praten en zindelijk worden, krijgt het zelfbewustzijn, seksebesef en inzicht in begrippen als meer en minder, zonder doelbewuste en taakstellende inzet. Een groot deel van de ontwikkeling komt een kind, levend in een doorsnee stimulerend milieu, min of meer aanwaaien.[7]

Het begrip 'ontwikkelingstaak' is eventueel wel bruikbaar voor zover het slaat op de *verwachtingen* die de omgeving heeft van kinderen en adolescenten die een bepaalde fase hebben bereikt. Van een kind dat goed kan lopen, mogen ouders verwachten dat het niet altijd meer gedragen wil worden. Op eenzelfde wijze mag op een gegeven moment van een adolescent die een seksuele en cognitieve ontwikkeling heeft doorgemaakt ook het een en ander worden verwacht. Dat is dus echter een veel beperkter gebruik van het begrip dan Havighurst voor ogen stond.

Van de acht taken die hij noemt, zou men er *vier* als zo'n verwachting kunnen beschouwen. *Emotioneel onafhankelijk* worden van ouders. Bereiken van *gelijkwaardige relaties* met leeftijdgenoten van beide seksen. *Voorbereiding op een beroep* om in eigen onderhoud te kunnen voorzien. Zich *sociaal verantwoordelijk* gedragen.

De vier andere taken hebben echter een tamelijk normerende inhoud, doordat ze gebaseerd zijn op een bepaald mensbeeld dat binnen de westerse samenleving niet algemeen als ideaal gangbaar is. Zichzelf accepteren als *man of vrouw*. Zorgvuldig omgaan met het *eigen lichaam*. Voorbereiding op *huwelijk en gezin*. Zich een *ideologie* eigen maken. Dat zijn normen die men niet als 'normaal' kan aanleggen.

Susan Harter: streven naar een positieve zelfwaardering

Lees over zelfwaardering in het hoofdstuk *Een eigen persoonlijkheid* en over de betekenis die jongeren voor elkaar hebben in het hoofdstuk *Leeftijdgenoten en vrienden*.

Adolescenten kunnen door hun toenemende cognitieve mogelijkheden gedifferentieerder en vooral ook in abstractere termen over zichzelf denken. Hun *zelfkennis* neemt daarmee toe. In de theorie van Susan Harter is een speciale plaats ingeruimd voor hoe adolescenten op basis van deze kennis zichzelf *waarderen*.[8]

De mate van *zelfwaardering* wordt bepaald door *drie contrasten*. Adolescenten kunnen meer nuances aanbrengen en scherper het verschil zien tussen hoe ze zijn en hoe ze zouden willen zijn. Tussen hoe zij zichzelf zien en denken dat anderen hen zien. Tussen hoe zij zichzelf kennen en zich naar buiten toe voordoen. De *drijvende kracht* in de adolescentie is het streven naar en vasthouden van een *positieve* zelfwaardering. Pas wie dat bereikt kan een redelijk evenwichtige volwassene worden. Volgens Susan Harter zijn aanvankelijk met name contrasten op twee terreinen van invloed op de zelfwaardering: ten aanzien van het *uiterlijk* en ten aanzien van de *acceptatie door anderen*. Maar daarbinnen zijn wel compensaties mogelijk: wat op een bepaald punt negatief uitvalt, kan op een ander punt een tegenwicht vinden. De jongen die klein van stuk blijft, kan furore maken als drummer en zo toch een bouwsteen vinden voor een positief zelfbeeld.

Lees over het Ik-ideaal in het hoofdstuk *Een eigen persoonlijkheid* en in deel I in de hoofdstukken *Persoonlijkheid in wording* en *Gewetensvorming*.

Om het gedrag van een individuele jongere te begrijpen, is het echter wel nodig te weten met welk ideaal hij of zij zich vergelijkt, wat het criterium is waartegen de eigen kenmerken worden afgezet. Zijn of haar Ik-Ideaal. Zo is het maar de vraag bij wie je graag wilt horen, wiens acceptatie je zoekt. Het is bijvoorbeeld niet zo dat een Turkse jongen in een klas met verder al-

'Ik was in mijn puberteit erg onzeker over mijzelf. Ten eerste over mijn uiterlijk, ik was altijd bang dat ik te dik was, waardoor ik erg op mijn gewicht en dus op mijn figuur lette. Maar ik voelde mij vooral onzeker in sociale situaties. Ik wist bijvoorbeeld niet hoe ik mij tegenover volwassenen moest gedragen, dit resulteerde meestal in uiterst verlegen en stil gedrag, waardoor ik voor mijn gevoel als onaangepast overkwam. Ik had ook altijd het gevoel dat mijn vriendje en vriendinnen veel spontaner en gezelliger waren dan ik. In de omgang met vriendinnen uitte dit onzekere gedrag zich meestal in het niet goed voor mijn mening uit durven komen. Als ik het ergens niet mee eens was, durfde ik dat niet te zeggen en liet alles maar over me heen komen. Met als gevolg dat ik me daarna ongelukkig voelde omdat ik niets had gezegd. Ik vond het ook altijd heel eng om met meisjes die ik niet heel goed kende iets samen te gaan doen. Ik was dan bang dat ik niets leuks te vertellen had en dat ze me saai zouden vinden. Met als gevolg dat ik dan gestrest werd en dus inderdaad voor mijn gevoel niets te vertellen had. Ik was ook altijd bang dat anderen hierover met elkaar zouden roddelen. Op mensen die voor mijn gevoel wel spontaan en gezellig waren, was ik dan erg jaloers. Zo zou ik ook willen zijn. En dan maakte ik mij weer druk over het feit dat ik jaloers was. Op deze manier piekerde ik heel wat af. Gelukkig kon ik bij een paar vriendinnen mijzelf zijn. Bij hen voelde ik mij dan wel op mijn gemak en was ik wel spontaan.' (Leidse psychologiestudente in een zelfbeschrijving als - keuze - studieopdracht)

Allerlei begrippen die in de besproken theorieën worden genoemd komen in diverse hoofdstukken terug.

Lees over de Ik-gerichtheid van deze generatie in het hoofdstuk Waarden en Idealen.

leen autochtone leerlingen zich zonder meer op die meerderheid zal richten. Het kan zijn dat hij voor zijn zelfwaardering de criteria zoekt in zijn eigen culturele kring. Hooguit kan men zeggen dat dat hem makkelijker wordt gemaakt als hij enkele Turkse geestverwanten heeft als klasgenoot.

In het begin van de adolescentie is vrijwel altijd een daling van de zelfwaardering te zien, maar geleidelijk neemt die weer toe. De zelfwaardering van meisjes gaat gemiddeld genomen verder omlaag dan die van jongens en dat heeft er waarschijnlijk mee te maken dat het uiterlijk voor meisjes zo belangrijk is. Maar ook met de grotere vatbaarheid voor neerslachtige gevoelens door de biologische veranderingen in de adolescentie.

Veel verschillende theorieën dus, die heel verschillende accenten leggen op wat als laatste voorbereiding op de volwassenheid in de adolescentie essentieel is. Het is zeer waarschijnlijk dat zij alle een deel van de essentie te pakken hebben. Op enkele van de diverse factoren uit de genoemde theorieën komen we in de volgende hoofdstukken terug.

Ontluikende volwassenheid

Het is interessant dat sommige psychologen menen dat tegenwoordig tussen de adolescentie en de volwassenheid een nieuwe levensfase is te bespeuren: *Emerging Adulthood*.[1] Het beste te vertalen als Ontluikende Volwassenheid. Niet langer is de westerse mens na zijn adolescentie, zo begin twintig, uitgeleerd en klaar voor de drie kenmerken van verantwoordelijke volwassenheid: baan, vaste relatie en ouderschap. Ongemerkt is er een nieuwe tussenfase binnen komen schuifelen, lopend van begin tot eind twintig. Dat is zo'n beetje in de jaren zestig van de vorige eeuw begonnen. Lange tijd leek het meer een steeds wat verder oprekken van de adolescentie. Nu is het voor deze psychologen duidelijk dat het inmiddels een aparte levensfase is geworden met eigen psychologische kenmerken en een eigen levensstijl. Wie hun beschrijvingen leest, herkent enigszins de levensstijl van de single uit de diverse films en televisieprogramma's. Er wordt veel gereisd, maar ook nog veel geleerd via cursussen en bijscholing. De single wil niet gebonden zijn, dus wisselt hij of zij van partner en werkt op contractbasis. De single wil genieten, dus is uitgaan een belangrijke tijdsbesteding. Het is ook de levensfase van de partydrugs. En wat persoonlijkheid betreft: de single is zelfverzekerd in optreden, maar vanbinnen nog steeds wat onzeker 'op zoek naar zichzelf'. Tamelijk op zichzelf gericht en experimenterend met alle mogelijkheden die het leven te bieden heeft. Dus wel met allerlei trekjes die traditioneel als kenmerken van de adolescentie werden gezien. Met als belangrijkste verschil dat men in deze nieuwe levensfase wel geacht wordt emotioneel op eigen benen te staan.

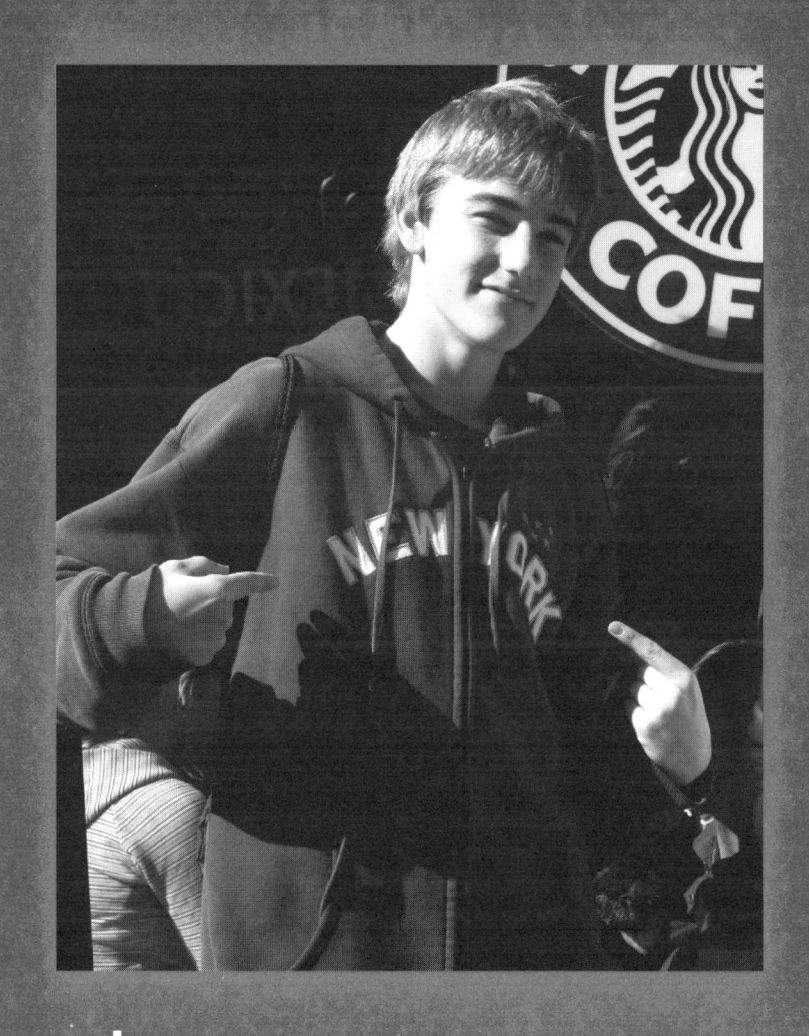

4 | AUTONOMIE EN VERANTWOORDELIJKHEID

De theorieën die in het vorige hoofdstuk werden besproken, hebben onder andere met elkaar gemeen dat er expliciet of impliciet altijd van de adolescent een groter wordende *zelfstandigheid* wordt verwacht. Meer en meer moet hij of zij een persoon worden die op eigen benen kan staan, en die in toenemende mate zelf verantwoordelijk wordt voor de keuzen die hij of zij maakt.

Verantwoordelijkheid, onafhankelijkheid en *vrijheid* zijn drie zelfstandigheidsbegrippen die steeds weer terugkomen als kenmerken van wat er tussen de kindertijd en de volwassenheid verandert.

VOLWASSENHEID ALS PSYCHOSOCIALE RIJPHEID

> Men moet wel bedenken dat deze theorie werd ontwikkeld in een tijd dat de meeste levens volgens vaste patronen verliepen. Veel keuzen waren definitief, zoals die voor een levensgezel. Nu is scheiden en het zoeken van een nieuwe partner een geaccepteerde gang van zaken.

De Nederlandse psycholoog Wijngaarden heeft in de jaren zestig van de vorige eeuw vier 'hoofdproblemen' van de volwassenheid geformuleerd die overeenkomen met vier levensterreinen waarop men ook nu nog als volwassene positie moet kunnen kiezen.[1] Ten *eerste* ten aanzien van *zichzelf*: wat accepteer je van jezelf en waar leg je je níet bij neer? Ten *tweede* ten aanzien van *anderen*, die niet langer de volwassenen kunnen blijven van wie je als kind afhankelijk was, maar met wie je steeds meer wordt als gelijken onder elkaar, en ten aanzien van wie je moet beslissen met wie je wel en met wie je niet verbonden wilt blijven. Er ontstaan ook nieuwe gemeenschappen van vrienden en vriendinnen. Met daarbinnen nieuwe, maar nu gelijkwaardige afhankelijkheden, die je moet kunnen accepteren. Ten *derde* wordt het kiezen van een *levensgezel* verwacht. En ten slotte zijn er ten *vierde* de keuzen aangaande het leven als zodanig: opvattingen over de zin of zinloosheid ervan, het staan voor een bepaalde *levensfilosofie* en alle verdere keuzen die daaruit voortvloeien.

> Lees over de ontwikkelingstakentheorie van Havighurst in het hoofdstuk *Een aantal theorieën*.

Er is hier zeker een overeenkomst te zien met sommige van de *ontwikkelingstaken* van Havighurst. Men zou tegen de twee laatste hoofdproblemen van Wijngaarden dan ook hetzelfde bezwaar kunnen inbrengen dat ze wel erg moraliserend zijn. Door ze echter te benoemen als 'problemen' en niet als 'taken', liet Wijngaarden meer open. Een volwassene wordt wel voor vragen gesteld met betrekking tot een levensgezel en een ideologie, maar hij is vrij om eventueel ook níet te kiezen.

Iets andere accenten worden gelegd met het begrip *psychosociale rijpheid*, maar in wezen gaat de betekenis in dezelfde richting. Het omvat in de eerste plaats *individuele* bekwaamheid ('adequacy') met bijvoorbeeld zelfbeheersing, zelfvertrouwen en eigen initiatief. Ten tweede verwijst *interpersoonlijke* bekwaamheid vooral naar de mogelijkheid om te communiceren, anderen te vertrouwen, relaties aan te gaan en te onderhouden. Ten *derde* betekent *sociale* bekwaamheid onder meer dat men openstaat voor andere mensen, tolerant is voor wat afwijkt van wat je zelf denkt, vindt of gewend bent, en accepteert dat ideeën binnen de samenleving kunnen veranderen.[2]

> Lees over zelfbeheersing en zelfvertrouwen in het hoofdstuk *Een eigen persoonlijkheid*.

De volwassenheid brengt privileges mee, maar er worden ook nieuwe eisen gesteld. Hoe krijgt een adolescent de gelegenheid zich daarin te oefenen?

Scheiding en individuatie

Om te beginnen is het nodig dat hij of zij loskomt van de emotionele afhankelijkheid van de ouders. Dit vindt plaats in een proces van *individuatie*: de adolescent wordt meer en meer een apart individu. Eén theorie hierover staat in de psychoanalytische traditie en is een uitwerking van de gedachten van Margaret Mahler, zoals zij die heeft beschreven in haar boek The psychological birth of the child.[3] Die titel geeft weer dat volgens Margaret Mahler de biologische geboorte nog slechts ten dele een scheiding tussen moeder en kind teweegbrengt. Alleen lichamelijk zijn zij voortaan aparte wezens, maar *psychisch* vormen zij nog een twee-eenheid. Zij leven over en weer nog in een symbiose, hun belevingswerelden vloeien in elkaar over. In ongeveer de eerste drie jaar voltrekt zich vervolgens in vier stadia een proces van scheiding en individuatie.

> Besef is eigenlijk geen goed woord, want een en ander speelt zich niet bewust beleefd af. Ook heeft een kind er nog geen woorden voor.

Tussen vijf en tien maanden daagt bij de meeste kinderen het besef dat moeder een wezen is dat fysiek los van hen staat. Een kind wil dan het lichamelijke contact met haar toch zo veel mogelijk vasthouden door dicht bij haar te zijn. Vanaf moeders arm of schoot durft het de rest van de wereld te bekijken. Als tussen tien en vijftien maanden een kind leert lopen en zich dus vrij in de wereld kan bewegen, durft het wel verder van moeder weg te gaan, maar op de achtergrond moet zij - het liefst zichtbaar - beschikbaar blijven. Vanaf ongeveer vijftien maanden daagt in het kind in toenemende mate het besef - zij het vaag - dat niet alleen moeder, maar ook hijzelf een fysiek en emotioneel losstaand wezen is. Dat leidt tot angst en het kind wordt heen en weer geslingerd tussen enerzijds het verlangen weer één te zijn met moeder - en het klampt zich vaak letterlijk aan haar vast - en anderzijds het verlangen de wereld te verkennen. Na de tweede verjaardag kan het kind meer en meer het beeld van moeder in zijn gedachten vasthouden, ook als zij niet in zijn nabijheid is, en daardoor kortdurende scheidingen van haar verdragen. Hiermee is het kind een pril individu geworden.

In de kinderjaren die volgen, worden de beelden van de moeder en dat van de vader - die er nu ook bij komt - die het kind in zijn hoofd meedraagt verder genuanceerd, inclusief hun geboden en verboden, gewoonten, opvattingen, enzovoort. Zij vormen voor kinderen een innerlijk baken, in psychoanalytische termen, hun *Super-Ego* en *Ik-Ideaal*, dat wil zeggen: hun geweten en het ideaal zoals zij graag zouden willen zijn.

Voortbouwend op deze theorie wordt de adolescentie dan gezien als de levensfase waarin een tweede proces van scheiding en individuatie plaatsvindt, als vervolg op dat eerste proces in de vroege kindertijd. Het beeld van de ouders dat kinderen hebben 'opgezogen' en dat hun richtsnoer is geweest bij hun doen en laten, moeten zij loslaten om tot definitieve *autonomie* te komen. De bijna automatische oriëntatie op de ouders moet plaatsmaken voor zelfgekozen oriëntaties, misschien nog steeds met vader en moeder als uitgangspunt, maar dan nu uit 'vrije wil' en daarnaast ook met andere mensen als voorbeeld. En het Super-Ego en het Ik-Ideaal moeten bovendien

> Lees over Super-Ego en Ik-ideaal in deel I in de hoofdstukken *Persoonlijkheid in wording* en *Gewetensvorming*.

zo veel mogelijk worden toegesneden op de eigen mogelijkheden en overtuigingen, en - redelijk en mild - het Ego niet overvragen.

Net zoals eerder in zijn peuterjaren is dit voor een adolescent een proces dat volgens deze theorie angst oproept. Vandaar de onbeheerste heftigheid van het verzet tegen ouderlijke regels, want die oude vertrouwde binding losmaken is eng.

Hiermee wordt ook het zo kenmerkende *dwepen* met idolen en idealen verklaard. Het kleine kind hing aan zijn moeder om zich met haar één te kunnen voelen, de adolescent kan zich dat niet meer permitteren, maar de behoefte aan zo'n verbondenheid is minstens zo sterk nu hij op eigen kracht het leven in moet. In het helemaal opgaan in de bewondering voor een popster, een ideologische beweging of godsdienst wordt die behoefte bevredigd. Van deze twee is de eerste het meest verspreid onder jongeren van nu. Muziek is een onlosmakelijk deel van het jongerenbestaan. De mp3-speler is het tweelingbroertje van het mobieltje. Muziek past ook bij jongeren, omdat het de kunstvorm is die het meest direct emoties oproept en de adolescentie is letterlijk een gevoelvolle levensfase. Luisterend voelt de adolescent zich opgenomen in de ondefinieerbare eenheid van leeftijdgenoten met dezelfde muziekvoorkeur. Maar dit is nog te veel een kinderlijke manier om zekerheid te vinden; zij moeten dus wel van voorbijgaande aard zijn.

Erikson was van mening dat de mate waarin het een adolescent lukt om een stabiele *identiteit* te ontwikkelen, niet los is te zien van de *Ego-sterkte* die voorafgaand in de kinderjaren is ontstaan. Hetzelfde geldt voor deze theorie van Margaret Mahler als het gaat om de mate van *individuatie*. Een in de kindertijd maar zwak tot ontwikkeling gekomen Ego, kan maken dat een adolescent in kinderlijke afhankelijkheidsbindingen blijft hangen, hetzij aan de ouders, hetzij aan bepaalde andere volwassenen die hun plaats innemen. Hij of zij durft zich niet te oriënteren op een eigen 'vrijgekomen' Super-Ego.

Op basis van deze theorie werd een vragenlijst ontwikkeld voor tien- tot zestienjarigen. In autonomie werden daarbij drie facetten onderscheiden: *loskomen* van emotionele binding aan ouders, *durven afgaan* op eigen oordeel en *durven ingaan* tegen druk van leeftijdgenoten. De eerste twee facetten vertoonden een met het ouder worden opgaande lijn. Het kunnen weerstaan van druk van leeftijdgenoten nam tot vijftien jaar eerst af en daarna pas toe.[4]

> Gelovige moslimjongeren praten vaak op deze manier over het geloof: 'Mijn geloof is alles voor mij.'

> Lees over Eriksons begrip identiteit in het hoofdstuk *Een aantal theorieën*.

> 'Mijn belangrijkste dingen zijn mijn telefoon, mijn pinpas en mijn mp3-speler. Mijn telefoonrekening is honderd euro per maand. Ik bel vooral, maar sms ook. En ik ga iedere week naar de stad om te winkelen.' (Meisje, 14 jaar, Jongeren 2007, Qrius)

OUDERBINDINGEN

De mate waarin en de manier waarop adolescenten zich losmaken van hun ouders, zet een stempel op de betekenis die anderen voor hen krijgen. Helemaal 'vrij' wordt men nooit, daarvoor is de invloed van de ouders te groot. De binding kan echter zo sterk blijven dat het de autonomie in de weg zit en men anderen beleeft als plaatsvervangende ouderfiguren en zich ook dienovereenkomstig ten opzichte van hen gedraagt.

> In dit verband moet 'positief' niet worden opgevat als 'gunstig', maar meer als 'gericht zijn op'.

In zulke gevallen wordt in het algemeen een onderscheid gemaakt tussen vaderbindingen en *moederbindingen* en tussen *positieve* en *negatieve* bindingen. Te sterke bindingen aan de vader hebben daarbij traditioneel te maken met *cognitieve* en *taakstellende* facetten van het leven. Die aan moeder meer met de *emotionele* en *relationele* kant. Een positieve binding uit zich in rechtstreekse afhankelijkheid, de negatieve binding in het zich juist afzetten tegen welke vermeende bedreiging van de eigen zelfstandigheid dan ook.

> De positieve vaderbinding doet denken aan het modernere begrip geleerde hulpeloosheid van Seligman. Lees hierover in deel I in het hoofdstuk *Bewustzijn en zelfbeeld* en in deel II in het hoofdstuk *Zelfstandig worden*.

Een *positieve vaderbinding* leidt ertoe dat de adolescent en later de volwassene weinig eigen initiatief laat zien, weinig inspanning om zelf iets te bereiken. Bij hem of haar heeft niet het besef wortelgeschoten dat een mens in ieder geval ten dele het eigen bestaan in de hand heeft. Er is geen *prestatiemotivatie*, geen gevoel van *competentie*. Men leunt in een afwachtende houding en met een kinderlijk optimisme op anderen. Omdat dit onherroepelijk tot teleurstellingen moet leiden doordat anderen lang niet altijd aan die verwachting voldoen, kan de wrokkige levenshouding ontstaan van iemand die alles er maar bij laat zitten. School wordt niet afgemaakt, de ene opleiding na de andere wordt afgebroken en uiteindelijk werkt de jongere niet of onder zijn of haar niveau.

> Prestatiemotivatie en competentie zijn begrippen die onder andere deel uitmaken van de attributietheorie. Lees hierover in deel II in de hoofdstukken *Variaties in persoonlijkheid* en *Zelfstandig worden*.

Bij de *negatieve vaderbinding* wordt de afhankelijkheid aan vader voornamelijk beleefd als inperking van de eigen vrijheid. Anderen, en vooral mensen die op enigerlei wijze autoriteit over de jongere hebben, worden benaderd als potentiële vrijheidsberovers. Hoe verstandig adviezen van dergelijke mensen ook zijn, hoe groot hun gelijk ook is, per definitie worden zij afgewezen. Leraren moeten het in dat opzicht nogal eens ontgelden.

De *positieve moederbinding* uit zich vooral in de vanzelfsprekendheid waarmee iemand denkt dat anderen hem of haar zullen accepteren en verzorgen, zonder dat daar enige eigen emotionele inzet tegenover staat. Het leven wordt geleid onder het bekende motto 'Je moet me nemen zoals ik ben, anders hou je niet van me'. Waarachter eigenlijk zou moeten volgen 'net als mamma altijd deed', maar dat ligt te diep verscholen in het onbewuste.

De *negatieve moederbinding* kenmerkt zich door de moeite die het iemand kost zich blijvend emotioneel aan anderen te binden, doordat men zich door moeder in de steek gelaten voelt. Er is dan te veel angst dat hij of zij ook die nieuwe bindingsfiguur zal moeten verliezen. Dan dus maar liever helemaal geen duurzame, intieme relaties; hooguit kortstondig en oppervlakkig. Het is de jongen die zijn hele schooltijd met veel bravoure het ene meisje na het andere versiert en vol liefdesverdriet achterlaat, terwijl niemand weet hoe emotioneel ontredderd hij is, doordat zijn moeder sinds hij negen is in een psychiatrische inrichting zit.

Deze vier vormen van ouderbinding zitten het bereiken van werkelijke autonomie, van taakgerichte en emotionele zelfstandigheid uiteraard in de weg.

Amerikaanse psychologen menen een eigentijdse variant van positieve ouderbinding te kunnen constateren. Deze wordt gevoed door het moderne idee van de maakbaarheid van het eigen leven en welzijn. Voor ouders die hiervan sterk onder de invloed zijn, zijn kinderen soms een product waaraan zij hun succes aflezen. Daarom moeten hun kinderen zo perfect mogelijk zijn. De overbemoeienis waartoe dit leidt heeft niet bezorgdheid om het kind als bron, maar de eigen narcistische verlangens: ik ben een geslaagd mens, kijk maar naar mijn kinderen. In de praktijk betekent dit dat alles wat eventueel een bedreiging kan zijn voor dit ideaalbeeld wordt vermeden of bestreden. In de vroege kindertijd bijvoorbeeld door overdreven veiligheidsmaatregelen. Een afgebroken tandje doet afbreuk aan het gave, perfecte kind. In de schoolleeftijd, als een kind eigenlijk stap voor stap op kindermaat zelf problemen moet zien op te lossen, springen ouders voortdurend in. Bij terechte straf op school staan ze op de stoep om verhaal te halen. Kinderen die zo zijn grootgebracht kunnen in de adolescentie maar moeizaam autonomie bereiken. Ze blijven op hun ouders leunen om bevestiging te krijgen dat ze het goed doen. En bij mislukkingen krijgen anderen of de omstandigheden de schuld. Zo zijn ze het gewend. Een boek waarin diverse psychologen vertellen over hun ervaringen met adolescenten kreeg de titel *A Nation of Wimps*, een volk van watjes. Nederlandse gegevens over dit verschijnsel bestaan niet. En of het zo wijdverspreid is, is ook de vraag. Maar interessant bijvoorbeeld is de observatie dat nationwide eerstejaars collegestudenten - dus tegen het eind van hun adolescentie - bij het minste geringste hun ouders bellen. Het mobieltje als levenslange navelstreng.[5] De conclusie van deze psychologen is dat warme, zorgzame ouders gunstig zijn voor een kind, maar dat zij hun adolescenten wel van tijd tot tijd naar het randje van het nest moeten duwen om in eerste instantie op eigen kracht problemen op te lossen die gewoon bij het leven horen, inclusief de eventuele psychische builen en schrammen. Het voorkómen van wonden is een andere zaak.

DE GENERATIEKLOOF

In veel theorieën over de adolescentie is een van de kernthema's dat het loskomen van de ouders een *dramatisch* scheidingsproces is dat onherroepelijk met grote conflicten gepaard gaat en dat leidt tot een generatiekloof. In modern empirisch onderzoek wordt daarvan echter weinig teruggevonden.

> 'Ik vind het zelf wel prima bij mijn ouders. Mijn zus doet het ook. Het is een lekker hotelletje. Ik weet ook niet of het goed zou gaan als ik op mijn achttiende uit huis zou gaan.' (Jongen, 17 jaar, Jongeren 2007, Qrius)

'De generatiekloof kan op de schroothoop van de jaren zestig', was de kop boven een krantenartikel naar aanleiding van het verschijnen van het rapport 'Jongeren op de drempel van de jaren negentig'.[6] In het rapport stond bijvoorbeeld dat zeventig procent van de jongeren het volkomen eens is met zijn of haar ouders op het punt van *normen en waarden*. Een veelzeggend citaat uit het rapport: 'De tevredenheid bij jongeren met het verblijf in het ouderlijk huis is bijna algemeen en de enigermate stijgende leeftijd van uit huis gaan, lijkt niet alleen op het huurkamertekort, maar ook op de aantrekkingskracht van het ouderlijk milieu te berusten.'[7] Gekscherend wordt wel over 'Hotel mama' gesproken.[8]

Adolescenten voelen zich kennelijk op hun gemak als ze onder hetzelfde dak wonen als hun ouders. Uit een ander onderzoek onder jongeren kwam naar voren dat negentig procent na schooltijd graag naar huis gaat. En 95 procent gaf aan veel van zijn of haar ouders te houden.[9]

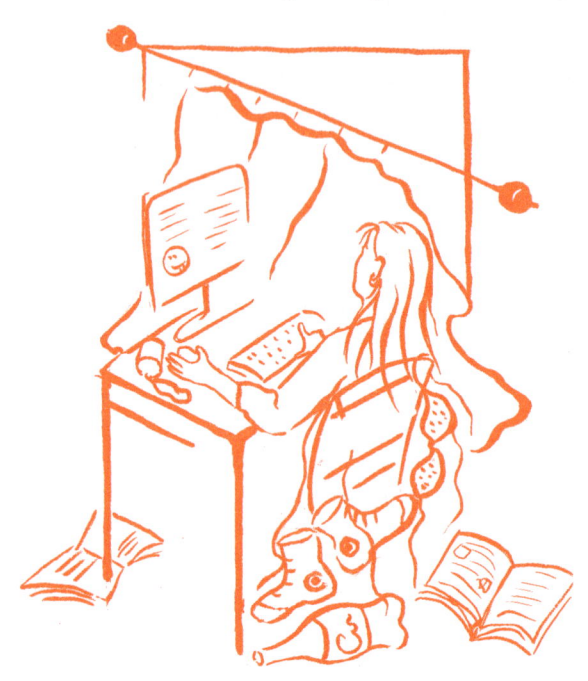

Ook een Amerikaans overzichtsartikel kreeg een veelzeggende kop: '*Respectful and dutiful teenagers*'. Gegevens uit onderzoek in tien landen werden met elkaar vergeleken en het traditionele idee dat adolescenten weinig met hun ouders op hebben, werd niet bevestigd. Het merendeel had respect voor de ouders en voelde zich door hen gesteund.[10]

'Ouders doen het zo slecht nog niet' is de conclusie van onderzoekers van Bureau *Qrius*. In opdracht van de jongerenkrant *Kidsweek* ondervroegen ze online 394 kinderen tussen zeven en tien jaar, en 401 jongeren tussen elf en vijftien jaar. Met zestien van hen werden in groepjes van vier gesprekken gevoerd.

Zeven van de tien jongeren kunnen zelfs naar eigen zeggen heel goed met hun ouders opschieten. Daarvoor hoeven die vaders en moeders niet eens perfect te zijn: ze roken soms te veel, zijn te dik, moeders rijden vaak te langzaam, vaders juist te hard. Kritiek is er op moeders die te hip willen lijken, vaders die lollig proberen te doen of ouders die samen gaan dansen. Zeventig procent van de jongeren vindt dat er in die opzichten nog wel wat te verbeteren valt aan zijn of haar ouders. Maar dat neemt niet weg dat de overgrote meerderheid het thuis best vindt. Dertig procent vindt zijn of haar ouders zelfs perfect. Ook al zijn er ruzies met op nummer een het (niet) opruimen van je kamer, gevolgd door bedtijd, televisiekijken, huiswerk, snoepen en internetten.[11]

Hoe is dit verschil tussen traditionele theorie en moderne werkelijkheid te verklaren? Misschien doordat het onderscheid tussen de burgerlijke wereld van de volwassenen en de alternatieve jeugdcultuur is vervaagd, doordat de volwassenen zelf ook een veel vrijere levensstijl hebben ontwikkeld. Ook zij experimenteren meer en staan meer open voor verandering. Jong en oud zijn naar elkaar toe gegroeid. 'Jongeren hebben meer vrijheid, meer geld, en een grotere plaats in het gezin, op school en in de samenleving gekregen, terwijl hun ouders zich delen van wat ooit jeugdcultuur was, zijn gaan toe-eigenen.'[12]

Dit is echter maar ten dele een verklaring, want waardoor is voor jong en oud die grotere vrijheid dan ontstaan? Waarschijnlijk doordat de belangrijkste theorieën werden ontwikkeld vóór het op grote schaal ter beschik-

De meeste ruzies gaan over niet opruimen van de eigen kamer

king komen van de pil. Met dit simpele en betrouwbare middel werd een belangrijke peiler onder de ouderlijke autoriteit weggenomen. Een groot deel van hun strengheid en verboden was namelijk uiteindelijk rechtstreeks terug te voeren op de angst voor ongewenste zwangerschap. Het was een ramp als een dochter zwanger raakte of als een zoon een meisje zwanger maakte. Toen die angst wegviel, konden ouders hun adolescenten ook meer vrijheid geven om zonder ouderlijk toezicht op stap te gaan. De seksuele vrijheid had bovendien een wijde uitstraling over andere levensgebieden, zoals onder meer op het gebied van mode, literatuur en muziek. Wat adolescenten van hun ouders mogen dragen, lezen en beluisteren, kent vergeleken met zestig jaar geleden weinig beperkingen. Bovendien kunnen ouders zich om diezelfde reden zelf ook meer vrijheid permitteren en zich een onbevangener levensstijl toestaan.

Drugs en alcohol vormen wel weer nieuwe risico's. Lees hierover in de hoofdstukken Op zoek naar avontuur, Van probleem naar stoornis en als het hierbij over de rol van ouders gaat Ouders en thuis.

VRIJHEID, MAAR OOK BETROKKENHEID

Het is belangrijk dat ouders hun kinderen in de adolescentie de gelegenheid geven te oefenen in zowel praktische als emotionele autonomie. Dit betekent niet dat zij zich emotioneel kunnen terugtrekken, alsof de kinderen hun zaak niet meer zijn.

Opvattingen over optimale voorwaarden voor de ontwikkeling van adolescenten zijn gewijzigd. In de jaren zestig en zeventig van de vorige eeuw overheerste het idee dat de onafhankelijkheidsontwikkeling gebaat was bij het emotioneel afstand nemen van thuis. In de jaren tachtig en negentig daarna is men zich meer en meer gaan realiseren dat dit schadelijke gevolgen heeft gehad, doordat het voor veel jongeren heeft betekend dat zij slechts nog de groep van leeftijdgenoten hadden als houvast. De lammen leidden daardoor de blinden. Adolescenten kunnen in hoge mate, maar niet absoluut hun gang gaan. Zij blijven behoefte houden aan ouderlijke betrokkenheid en zorg, die zich uit in een mengeling van tolerantie en autoriteit.

Loskomen van ouders betekent dus niet dat hun rol in de adolescentie is uitgespeeld. Aan de betekenis van ouders is het laatste hoofdstuk van dit boek gewijd.

'Dan droomde ik dat alles één grote kluwen was, waar nergens een eind aan zat. En zo was het leven ook. De wereld was heel groot en chaotisch. En onze ouders waren erg met zichzelf bezig.' (Nouma Hellinga over haar antiautoritaire opvoeding in de jaren zestig van de vorige eeuw, Vrij Nederland 17, 2008)

In het algemeen wordt zowel in Nederlands als buitenlands onderzoek gevonden dat bij jongeren met een slechte of nauwelijks bestaande relatie met hun ouders en die daardoor gedragsproblemen hebben, de neiging bestaat contacten te zoeken met leeftijdgenoten met eveneens gedragsproblematiek. Die problematiek wordt dan wederzijds versterkt.[13]

Lees over de invloed van jongeren op elkaar in het hoofdstuk Leeftijdgenoten en vrienden.

Wat op het eerste gezicht zelfstandigheid en onafhankelijkheid lijkt, kan bij nader inzien betekenen dat de jongeren zich door de ouders in de steek gelaten voelen. Ze móeten dan wel emotioneel op eigen benen staan, of ze daartoe in staat zijn of niet, en worden overvraagd. Werkelijke praktische en emotionele autonomie gedijt binnen ouder-kindrelaties waarin de jongeren zich nog steeds 'veilig gehecht' voelen.

Hechting is een begrip uit de psychologie van het jonge kind, waarbij onderscheid wordt gemaakt tussen veilige en onveilige hechting. Lees hierover in deel I in het hoofdstuk Een veilige basis.

In het hierboven genoemde onderzoek van *Kidsweek* werd gevraagd wat ideale ouders zouden zijn. Er kwam een duidelijk lijstje met antwoorden: ouders moeten hun kinderen *niet* met rust laten onder het mom van vrijheid;

niet alles maar goed vinden, ze mogen best een beetje streng zijn; *wel* praten over onderwerpen die hun kinderen bezighouden. Dat laatste staat bij jongeren zelfs bovenaan.[14]

'Het is tien uur in de avond, weet u waar uw kinderen zijn?' Dit was het motto van een Amerikaanse campagne om ouders erop te wijzen hoe belangrijk het is hun kinderen in de gaten te houden. '*Monitoring*' heet dat in modern spraakgebruik. Het gaat erom dat ouders op de hoogte zijn van de activiteiten van hun adolescenten. Niet alleen waar ze zijn, maar ook wat ze doen en met wie. Jongeren van zulke ouders blijken over het algemeen minder gedragsproblemen te hebben, zich minder asociaal te gedragen, en minder alcohol en drugs te gebruiken.[15]

Ernaar vragen dus, zou men op het eerste gezicht denken. Maar nee. Weten is belangrijk, maar belangrijker is hoe ouders het aan de weet komen. Ouders die zelf beginnen met vragen en inspecteren, krijgen weinig te horen. Er is grote kans dat jongeren gaan liegen en zich weinig van ouderlijke opmerkingen aantrekken. Het wordt een neerwaartse spiraal: doordat ouders minder weten, kunnen ze ook minder betrokken raken en daardoor krijgt het negatieve gedrag van hun kind de ruimte toe te nemen.

Het gaat erom dat jongeren er *uit zichzelf* over vertellen ('spontaneous *disclosure*') en dat doen ze het meest als ze *responsieve* ouders hebben, die luisteren en interesse tonen in hun doen en laten.[16] Zulke ouders zijn het beste op de hoogte en in zo'n vertrouwelijke relatie staan jongeren dan vervolgens meer open voor de regels en grenzen die hun ouders stellen. Zeker als die met uitleg en toelichting worden gegeven. Daardoor komen ze dan minder in de problemen. Het is die wederkerigheid waar het om gaat, waarbij luisteren veel belangrijker is dan vragen.

Binnen zo'n relatie bestaat meestal wel aardige overeenstemming over de legitimiteit van de ouderlijke bemoeienis als het gaat om activiteiten die enig risico in zich dragen: drinken, blowen, gevaren in het verkeer. Niet dat kinderen met responsieve ouders dan álles vertellen. En ze doen ook wel eens dingen die hun ouders maar beter niet kunnen weten. Maar ze zijn door de ouderlijke monitoring kennelijk toch beter toegerust om zich niet in de nesten te steken.

Dat afwegen van wat je wel en niet thuis vertelt, is een aspect van hun ontwikkeling van autonomie. Naarmate de adolescentie vordert, vertellen jongeren dan ook steeds minder. Echt liegen doen ze niet, maar ze vertellen over iets maar liever niks of slechts de halve waarheid. Om conflicten te vermijden, ouders niet bezorgd te maken, of zonder gezeur hun eigen ding te kunnen doen.[17]

Bij een onderzoek naar winkeldiefstal door scholieren gaf de helft van de geïnterviewde elf- tot zeventienjarigen toe wel eens te pikken uit winkels, met als motief dat het stoer en spannend is, maar eigenlijk ook wel erg gemakkelijk. De onderzoekster: 'De ergste straf vinden ze het inlichten van de ouders, maar uit het onderzoek blijkt dat dat juist zelden gebeurt. Winkeliers stellen meestal de school op de hoogte en dat laat ze koud.'[18]

Dit is een mooie illustratie van de huidige relatie tussen ouders en adolescenten. Men zou kunnen denken dat de geïnterviewde scholieren bang zijn voor hun ouders en straf vrezen. Het is echter veel waarschijnlijker dat ze de goede relatie met hun ouders niet graag verstoord zouden willen zien en de vader en moeder op wie ze gesteld zijn niet nodeloos ongerust willen maken met het idee dat ze een crimineel kind hebben. Die jongeren denken zelf dat wat ze doen weinig of niets met criminaliteit te maken heeft, dat ze er niemand schade mee toebrengen en dat het pikken op een gegeven moment vanzelf ophoudt. Daarom hoort het bij de dingen die je ouders maar beter niet kunnen weten, omdat ze zich dan om niets zorgen zitten te maken.

Als de resultaten van een Amerikaans onderzoek ook voor West-Europese landen opgaan, komen ouders dan ook minder te weten dan ze denken. Dat bleek uit interviews met 276 tieners - de helft gemiddeld ruim veertien jaar, de helft gemiddeld ruim zeventien jaar - en hun ouders. Ze kregen vragen voorgelegd over verschillende zogeheten *domeinen*. Zoals *School* (hoe het gaat met de verschillende vakken; of het huiswerk trouw wordt gemaakt). *Vrienden* (vriendjes waarvan de tieners vermoeden dat ouders ze niet op prijs zouden stellen; bij vriendje of vriendinnetje logeren als diens ouders niet thuis zijn). *Risicovol gedrag* (drugs- en alcoholgebruik). *Vrije tijd* (muziekvoorkeur, naar welke films ze kijken, welke websites ze bezoeken). *Privédomein* (verliefdheden of de vertrouwelijkheden die ze al sms'end uitwisselen). *Sociale omgang* (wanneer ze een belofte niet zijn nagekomen, brutaal geweest zijn tegen een leraar).

In het algemeen vonden ouders dat ze meer recht hadden om allerlei dingen te weten dan de tieners vonden dat ze verplicht waren te vertellen. Met twee uitzonderingen. Ouders en tieners waren het erover eens dat ouders wél op de hoogte moesten zijn van eventueel *risicovol gedrag* van hun tieners. Anderzijds vonden tieners én ouders dat ze niet alles hoefden te vertellen over heel persoonlijke dingen uit het privédomein.

Bij alle overige domeinen vonden de kinderen dat ze over lang niet alles hoefden te praten en deden dat dan ook niet, terwijl de ouders in de veronderstelling leefden dat ze vrij goed op de hoogte waren. Overigens waren jongens en meisjes, maar vooral meisjes, opener tegen hun moeder dan tegen hun vader. Bij meisjes gingen de vertrouwelijkheden dan vooral over persoonlijke onderwerpen. Maar ook dan gold dat meisjes meer voor zich hielden dan hun moeders dachten.

Ook in dit onderzoek bleek dat tieners hun ouders meer vertellen naarmate ze hen meer vertrouwen, meer het gevoel hebben dat de ouders hun tienerleven accepteren en echt geïnteresseerd zijn in hun activiteiten. Wat niet wegneemt dat ouders niet moeten overschatten wat ze over hun tieners weten.[19]

Ook langs andere weg blijkt dat jongeren behoefte hebben aan ouders die zich met hen bemoeien. Ze willen autonomie niet op een presenteerblaadje, want dan is het geen eigen keuze, geen ei-

---

Lees over de domeintheorie ook in het hoofdstuk *Ouders en thuis*.

'Dat ze uitgaat vind ik verschrikkelijk: dat ze dan laat terug moet over straat. Het liefst heb ik dat ze met een paar vriendinnen is en dan hier of bij hen slaapt. Is ze om een uur of drie, vier nog niet thuis, dan ga ik sms'en. Gelukkig heb ik altijd zo antwoord. Al heel jong kreeg ze van ons een mobiele telefoon, op de basisschool. Daardoor weet ik altijd waar ze is.'

'Mijn vriendinnen klagen wel eens dat hun ouders zo streng zijn. Ik heb dat niet. Ik mag bijvoorbeeld uitgaan tot zo laat ik wil. Ik moet wel altijd bellen om te zeggen waar ik ben en later nog eens een sms'je sturen. Dat vind ik wel vervelend. Mijn moeder is vreselijk bezorgd. Zo lang ik weg ben kan ze niet slapen.' (Moeder en dochter, 17 jaar, Het Parool, 24 april, 2008)

gen daad, geen eigen zelfstandigheid. Interessant is in dit verband dat adolescenten eigenlijk vaker een ruzie beginnen dan hun ouders. Het is alsof zij die strubbelingen nodig hebben. Om te kunnen groeien is weerstand nodig. Je moet begrenzingen om je heen voelen om een eigen vorm te kunnen vinden. Deze ontwikkelingspsychologische regel die bekend is uit de psychologie van jonge kinderen, blijft geldig tot in de adolescentie. Waar de weerstand slechts zwak is, blaast de jongere die op tot veel grotere proporties en gaat zich er dán tegen afzetten. Alsof het een instinctief, noodzakelijk mechanisme is. Juist als de verbondenheid met de ouders hecht is en hun tolerantie groot, zijn soms onaangename kunststukjes nodig om als adolescent het gevoel te krijgen dat je iets zelf hebt beslist.

'Dat maak ik zelf wel uit' is het jongerenequivalent van het 'nee' van de peuter. En evenmin als een klein kind daarmee een breuk forceert met zijn ouders, maar grenzen aftast waarbinnen zijn zelfstandigheid en eigenmachtigheid vorm kan krijgen, is een adolescent uit op zo'n breuk en wil hij of zij alleen maar greep krijgen en houden op dat 'zélf'. Veel geharrewar over het uur waarop de jongeren thuis moeten zijn vindt daarin zijn oorzaak. Altijd zullen zij later zijn dan het door de ouders vastgestelde uur, hoe liberaal dat ook is. Het blijft echter belangrijk dat er een eis ligt, een begrenzing, waartegenover een eigen beslissing kan worden gesteld. Ouders die zeggen 'Je zoekt het zelf maar uit', ontnemen hun zoon of dochter dergelijke vormende ervaringen, die uiteindelijk kunnen helpen bij het ontstaan van een *stevig Ego* en een *autonoom, richtinggevend Super-Ego*.

Dat maak ik zelf wel uit, ik ben geen kind meer

Maatschappelijke status

Behalve in het ouderlijk huis moeten jongeren ook daarbuiten kunnen oefenen in autonomie. Hoe schept de samenleving daarvoor de gelegenheid?

De fase tussen kindertijd en volwassenheid is in de loop van de vorige eeuw steeds langer geworden, doordat de leerplicht werd verlengd tot tegenwoordig - inclusief de kwalificatieplicht - achttien jaar en doordat voor een functie of beroep een steeds langere scholing nodig is. De term *teenager*, is een typisch product van de jaren vijftig van de vorige eeuw, toen door de opbloeiende naoorlogse economie en daardoor toenemende welvaart grote groepen jongeren weinig materiële zorgen meer aan hun hoofd hadden en '*frivolously and lightheartedly*' door het leven konden vlinderen. Het is een belangrijke vraag in hoeverre deze verlengde status van maatschappelijke onvolwassenheid en weinig verantwoordelijkheden van invloed is op de psychosociale ontwikkeling van adolescenten.[20]

Natuurlijk is het eigenlijk onmogelijk te spreken over *de* jongeren, daarvoor zijn er te veel varianten. Maar iets hebben ze wel gemeen: ze hebben een onbestemde, nog weinig verplichtende maatschappelijke status en hoeven nog niet in hun eigen levensonderhoud te voorzien, hoewel ze daar in de

Kwalificatieplicht wil zeggen dat de jongere in ieder geval moet proberen een startkwalificatie te halen: het minimale onderwijsniveau dat nodig is om kans te maken op duurzaam werk. Een startkwalificatie is een havo- of vwo-diploma of een mbo-diploma vanaf niveau 2. Een vmbo-diploma wordt niet gezien als een startkwalificatie. Het is ook mogelijk om met combinaties van leren en werken aan de kwalificatieplicht te voldoen, zoals via de beroepsbegeleidende leerweg in het mbo.

loop van de adolescentie lichamelijk sterk genoeg voor zijn. Bovendien leeft onder jongeren een duidelijke behoefte aan zelf beslissingen kunnen nemen. Zij zijn in toenemende mate uit op wat kan worden samengevat als *zelfbepaling*.[21]

Nu is het wel zo dat er tijdens de adolescentie al enkele verschuivingen optreden in de maatschappelijke status. Er zijn formele regelingen die maken dat jongeren in sommige opzichten volwassen privileges krijgen en dus de daarbij behorende eigen verantwoordelijkheden.

Daarin zijn *vier terreinen* te onderscheiden. De eerste is de *sociale status* en is de minst formele. De gedragsmogelijkheden waarop de verschuivingen plaatsvinden, verschillen per milieu. In een gezin waar geregeld diners worden gegeven, vinden de ouders hun zoon of dochter op een bepaald moment oud genoeg om mee aan tafel te zitten. In een gelovig gezin hoeft hij of zij vanaf een bepaalde leeftijd niet meer samen met vader en moeder naar de kerk. In een gezin waar wordt gerookt, kan een adolescent de overstap maken van de stiekeme sigaretjes naar meeroken in de huiselijke kring. Andere voorbeelden zijn voor het eerst een glas wijn aangeboden krijgen door je vader of voor het eerst met kleedgeld zelf gaan winkelen.

> Dat de samenleving aan de burgers in de leeftijdsfase tussen twaalf en achttien jaar andere maatstaven aanlegt voor de eigen verantwoordelijkheid, blijkt bijvoorbeeld ook uit het strafrecht dat onderscheid maakt tussen jeugdstrafrecht en volwassenenstrafrecht.

Het tweede terrein betreft de *wettelijke status*. Daarin verandert met zestien jaar het een en ander. Hij of zij mag dan bijvoorbeeld officieel op eigen houtje naar een café, en wat heel belangrijk is: hij of zij mag op een brommer rijden. De *politieke status* verandert pas als met achttien jaar de adolescent stemrecht krijgt.

En ten slotte is er de *economische status*. Hoewel het voor jongeren onder de veertien jaar officieel verboden is betaald werk te verrichten, anders dan werkjes zoals auto's wassen of boodschappen doen voor de buurvrouw, en de toegestane mogelijkheden tussen veertien en zestien jaar slechts heel beperkt zijn, hebben veel jongeren een baantje en beschikken daarmee naast kleedgeld en zakgeld ook over 'eigen geld' ter vrije besteding, vaak relatief veel geld. Er is zelfs sprake van een *jongereneconomie*: jongeren zijn met hun bijbaantjes onmisbaar geworden om de economie goed te laten draaien. Alleen al de ruimere openingstijden van winkels dragen daaraan bij.[22]

De twaalf- tot veertienjarigen krijgen in Nederland gemiddeld per jaar zo'n 191 euro, de vijftien- tot negentienjarige ruim 340 euro. Bijbaantjes leveren aanzienlijk meer op, respectievelijk 408 euro en 1421 euro. Bijna negentig procent krijgt verjaardagsgeld, voor beide groepen gemiddeld hetzelfde bedrag. 94 euro.[23]

Slechts een kleine kwart krijgt kleedgeld. Er wordt door ongeveer driekwart van de jongeren gespaard. De meest voorkomende baantjes zijn babysitten, kranten bezorgen en vakken vullen in een winkel, terwijl werken in de vakantie relatief vaak in de agrarische sector plaatsvindt: plukken of rooien, en in de horeca.

Het kan niet anders dan dat de verschuivingen op de genoemde vier terreinen van invloed zijn op het *zelfbeeld* van adolescenten. Omdat zij moeten beslissen in welke mate, op welke manier en wanneer zij wel en niet van de

> Lees over het begrip zelfbeeld in het hoofdstuk *Een aantal theorieën* bij de theorie van Susan Harter en in het hoofdstuk *Een eigen persoonlijkheid*.

privileges gebruik willen maken, wordt de *introspectie*, het nadenken over zichzelf, gestimuleerd. De afwegingen die nu zelf moeten worden gemaakt, dwingen tot het onder ogen zien van prioriteiten en consequenties. Van je vader en moeder mogen gaan roken, kan ertoe leiden dat je je gaat afvragen of je eigenlijk wel wilt roken. Zelfverdiend geld kan maar één keer worden uitgegeven. Wil je de cd die eigenlijk 'niet meer kan', maar die je nog steeds prachtig vindt en waar je in je eentje op je kamer naar kunt luisteren? Of de schoenen die in een bepaalde groep jongeren in de mode zijn en waarmee je aan anderen kunt laten zien dat je erbij hoort? En wie op een brommer mag gaan rijden, krijgt een grotere verantwoordelijkheid voor de veiligheid van andere mensen in het verkeer dan wie fietst, maar krijgt ook een grotere vrijheid doordat je nu eenmaal harder en dus verder weg kunt.

Positieve ervaringen in de nieuwe status helpen uiteraard bij het bouwen van een positief zelfbeeld. Bovendien bevorderen ze de toekomstgerichtheid, nadenken over later, over werk, liefdesrelaties, samenwonen, trouwen en kinderen krijgen, doordat ze vooruitwijzen naar het volwassen bestaan. Het moment waarop een adolescent weet wat hij of zij 'wil worden', heeft bijvoorbeeld een gunstige invloed op het zelfbeeld, omdat het richtinggevend kan zijn voor allerlei andere keuzen, niet alleen wat betreft de opleiding die nodig is. Het verhoogt, om een mooi begrip te gebruiken, het 'koerszoekend vermogen'.[24]

Studiehuis en competentiegericht leren

In het kader van dit vermogen is ook het nieuwe verschijnsel van het *studiehuis* te plaatsen. In de tweede fase van het voortgezet onderwijs moet de school over een ruimte beschikken waar de leerling zelfstandig kan werken, individueel dan wel in groepsverband. Het idee is ontwikkeld in het verlengde van de moderne opvatting over *een leven lang leren*. In de samenleving zoals die zich nu ontwikkelt - met name door technologische ontwikkelingen - is sprake van wat wel een *kennisexplosie* wordt genoemd. Steeds weer nieuwe inzichten en vaardigheden moeten worden geleerd om bij te blijven. Dat vergt van ieder mens een blijvend 'lerende instelling'. Dat betekent dat je in het onderwijs niet kunt volstaan met het bijbrengen van kennis en vaardigheden, maar jongeren ook een attitude moet zien bij te brengen waardoor zij later op eigen kracht daarop kunnen voortborduren. Men wil hen 'leren te leren'. Het is de bedoeling van het studiehuis dat daar zo'n lerende attitude wordt aangekweekt. Oplossingen kunnen zoeken voor problemen die je nog niet eerder tegenkwam. Zelfstandig op zoek gaan naar informatie die je daar eventueel voor nodig hebt. Kunnen nadenken over je eigen leerprocessen, enzovoort.

Hierbij wordt dus een beroep gedaan op de autonomie van de leerling en het lijkt ook aan te sluiten bij hun eerder genoemde behoefte aan zelfbepaling. Maar net als het niet de bedoeling is dat thuis de ouders hun adolescent volledig zijn of haar eigen gang laten gaan, blijkt het op school nodig de leerling bij het zelfstandig werken in het studiehuis te monitoren. In beide gevallen is de jongere nog afhankelijk van een structuur die anderen helpen aan te brengen en waarbinnen hij of zij dan steeds eigen initiatieven kan ontplooien. Waar die structuur niet wordt geboden, ontbreekt de nodige houvast. Dat kan leiden tot angst en onzekerheid, die soms een uitweg vinden in agressie.

In het beroepsonderwijs kent men in dit verband het competentiegericht leren. Dat type leren moet leiden tot 'employability'. Dit houdt in dat iedereen in zijn jeugd binnen de beroepsscholing een persoonlijke, cognitieve en sociale vorming moet ondergaan waardoor een attitude kan ontstaan die nodig is voor de flexibele inzetbaarheid op de arbeidsmarkt. De basisgedachte hierachter is tweeërlei. In de *eerste* plaats het idee dat men vroeger een arbeidzaam leven lang toe kon met wat men bij aanvang had geleerd. Kennis en vaardigheden zijn tegenwoordig echter aan veroudering onderhevig. Vakinhoudelijk verandert een beroep onder je handen vandaan. Daarin moet je door een leergerichte instelling kunnen meegaan.

Een *tweede* argument is dat een klein, vol en ontwikkeld land, wil het welvarend blijven, zijn kracht moet vinden in innovatie. Alleen dán heeft het de grote wereld iets te bieden, waarmee behoorlijk te verdienen valt en de welvaart op peil kan blijven. Dat lukt niet als alleen aan de top en in de gespecialiseerde laboratoria aan vernieuwing wordt gewerkt. De samenleving als geheel moet doortrokken zijn van mensen met een lerende en dus vernieuwende instelling. En dat moet beginnen op school en tijdens de beroepsopleiding.

> Lees over deze en andere persoonlijkheidsverschillen in het hoofdstuk *Een eigen persoonlijkheid*.

De impliciete gedachte hierbij is echter dat zo'n flexibele attitude iets is wat een mens inderdaad kan léren, waarin hij kan worden onderwezen. En dat is maar de vraag. Er kunnen grote aanlegverschillen in het geding zijn, los van intelligentieverschillen. In de persoonlijkheidspsychologie ziet men bij kinderen al allerlei kenmerken die zich later in het leven samenbundelen tot een profiel. Een profiel waar het al dan niet kunnen openstaan voor nieuwe ervaringen deel van uitmaakt. Voor jeugdigen en volwassenen blijkt een dimensie te bestaan waarop men mensen kan inschalen: van aan de ene kant de behoefte aan het houvast van wat men kent en kan, naar aan het andere uiteinde van de schaal de behoefte aan wat nog meer te weten, te kunnen en te doen is. Dat zijn belangrijke karakterverschillen. Sommigen willen in derdaad laten zien wat ze allemaal voor nieuws kunnen bedenken, de creatieven en springerigen van geest. Maar anderen vinden hun zekerheid in wat ze hier en nu onder de knie hebben gekregen. Het competentiegericht leren legt weinig nadruk op wat leerlingen al wél weten en/of wél kunnen. Dat is bij wijze van spreken nooit genoeg. Er blijkt altijd nog veel meer bij te komen kijken: je moet verder. Je bent nooit klaar, zodat je eigenlijk nooit tevreden kunt zijn over jezelf. Zoiets draagt voor sommige jongeren niet bij aan zelfvertrouwen. Ze worden daar mismoedig van en haken af.

Recent onderzoek richt zich op de kant van autonomie waarin jongeren zelf initiatieven kunnen ontplooien binnen een georganiseerd verband van

Intrinsieke motivatie staat tegenover extrinsieke motivatie. Lees over het verschil in deel I in het hoofdstuk *Hoe leren kinderen?* en in deel II in het hoofdstuk *Variaties in persoonlijkheid*.

clubs en hobby's. Het blijkt een gunstige combinatie op te leveren van *intrinsieke motivatie* en geïnteresseerde concentratie. Die zijn beide nodig om op eigen kracht door het leven te gaan.[25]

HET EIGEN LEVENSONDERHOUD

De toenemende maatschappelijke privileges geven dus enkele bescheiden mogelijkheden om te oefenen in autonomie. Toch blijven adolescenten grotendeels onvoorbereid op de drie belangrijkste rollen die zij later moeten spelen, die van 'worker, parent and citizen'.[26] Op die eerste rol willen we nog iets verder ingaan, omdat de verkenningen van adolescenten op economisch terrein ook nog om andere redenen belangrijk zijn. Hoewel dat belang niet altijd wordt onderkend, zoals wel blijkt uit de wettelijke beperkingen.

Werken voor geld is een stap in de richting van kunnen voorzien in het eigen levensonderhoud. Als het gaat om adolescenten heeft de beroemde psycholoog Skinner daarover interessante gedachten geformuleerd.[26]

> 'Een boor doortrilt het gebouw. Vanuit de werkplaatsen klinkt het snerpen van een cirkelzaag, afgewisseld met zingende hamerslagen op een aambeeld en het duivelse gesis van een lasvuur. Leren maakt hier lawaai. In de stilte gebeurt niets, hier moeten hersens luidruchtig worden bestookt. Het geschreven woord heeft geen spieren. Het waait niet in een boek, er valt niks om, er is niks te repareren, het stinkt er niet naar verf, kruitdamp, gebraden haan, zeep of benzine.
> (...)
> Wesley M. bijvoorbeeld, legde op het moment van zijn arrestatie de laatste hand aan een ijzeren schenkkan - 'Pas op, niet stoten,' riep hij toen een van de rechercheurs een hand op zijn schouder legde. En pas nadat hij zijn werkstuk onder de kraan had afgekoeld liep hij, maar niet zonder er een paar keer keurend, ja, bijna liefdevol, naar te hebben omgekeken, met ze mee.' (Paul Meeuws in de bundel *Jonge modinettes*. Amsterdam: Van Oorschot, 1994)

Als behaviourist gaat Skinner er vanuit dat menselijk gedrag afhankelijk is van de effecten die het heeft. Dat is naast het biologische selectiemechanisme een belangrijke kracht geweest in de evolutie: het dier of - later - de mens deed 'zomaar' iets, merkte de gunstige, ongunstige of ontbrekende gevolgen ervan, en daarmee werd de kans op herhaling en het blijvend worden van dat gedrag versterkt of juist niet. Die gevolgen hadden altijd betrekking op de omgeving: door het gedrag werd dáár iets veranderd dat voor de levensomstandigheden van het wezen positief of negatief uitpakte. Essentieel daarbij was dat er steeds een onmiddellijk verband was tussen wat het dier of mens deed en het effect in de omgeving. Zo bleven beiden voortdurend op elkaar afgestemd. Op die basis ontwikkelde zich in de loop der tijden een steeds uitgebreider gedragsrepertoire. Dit gedragsmechanisme ligt volgens Skinner nog steeds in de menselijke genen verankerd. Het is het oerprincipe vanwaaruit wij handelen. Fundamenteel is dat de omgeving verandert door eigen gedrag, dus dat sommige aspecten van de omstandigheden afhankelijk zijn van acties van het individu zélf.

De wereld waarin wij leven is echter zo ingewikkeld en onoverzichtelijk geworden dat het directe verband tussen wat een mens doet en de gevolgen voor zijn levensomstandigheden voor een belangrijk deel is verbroken. Wij hebben echter wel een gedragsprincipe dat nog steeds op zo'n verband is gebaseerd. Ons ingebouwde programma is ingesteld op eigen *handelingsbekwaamheid*, maar in het huidige bestaan is dat ontoereikend. De cultuur is als het ware de evolutie voorbijgehold. In de westerse wereld is men voor een belangrijk deel de greep op eigen levenscondities kwijt, doordat de zorg daarvoor is uitbesteed aan maatschappelijke organen van een hogere orde

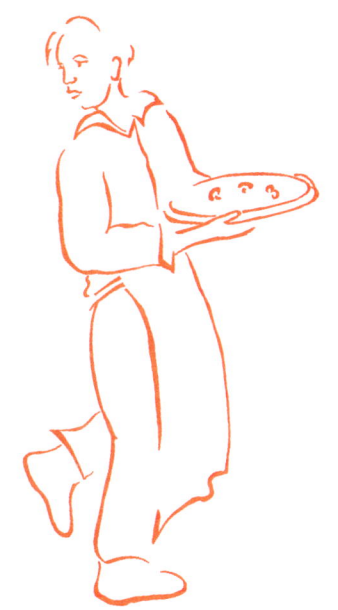

Zelfverdiend geld heeft een positief effect op het zelfbeeld

Vergelijk deze ideeën van Skinner met wat in het hoofdstuk *Een aantal theorieën* staat over de kinder- en jongerenarbeid tijdens de industriële revolutie.

dan het individu. Dat kan ook niet anders in een complexe samenleving als de onze, maar het betekent wel dat we veel *gedragsbekrachtigers* moeten missen, waarop we van nature door onze genetische bagage wel zijn ingesteld: de behoefte aan het gevoel dat wat we doen direct zin heeft voor ons voortbestaan.

Als we deze gedachtegang toepassen op adolescenten, zou dat kunnen betekenen dat zij langer onzelfstandig worden gehouden dan misschien passend is bij de genetische bagage van de mens, die niet alleen maakt dat je je zo rond het vijftiende, zestiende jaar kunt voortplanten, maar ook dat je fysiek sterk genoeg bent om voor jezelf te zorgen. Die twee worden in de huidige maatschappij uit elkaar getrokken.

Er heerst een wellicht niet zo ideale combinatie van financiële afhankelijkheid en psychoseksuele zelfstandigheid.

Het is niet ondenkbaar dat Skinner gelijk had toen hij stelde dat jonge mensen instinctmatig behoefte hebben aan een autonoom bestaan waarin zij voor zichzelf moeten zorgen. Als dat zo is, is het een teken van menselijk aanpassingsvermogen dat zo veel jongeren zich lijken te schikken in de afhankelijkheid waarin zij moeten leven, omdat de wereld van vandaag zo'n ellenlange voorbereidingstijd verlangt. Initiatieven die zij ontplooien om althans enigszins - al is het maar symbolisch - in eigen onderhoud te voorzien, zijn ontwikkelingspsychologisch beschouwd echter zinvol. Het is jammer dat uit een achterhaalde angst voor 'kinderarbeid' de wetgeving tegen deze basisbehoefte ingaat. Dat zo veel jongeren zich van de wettelijke beperkingen weinig aantrekken, zou ook gezien kunnen worden als teken hoe fundamenteel deze behoefte is.

En het is ontwikkelingspsychologisch gezien extra slecht als jongeren na welke scholing dan ook, en afgemaakt of niet, werkloos zijn. Juist op een leeftijd dat de greep op een eigen autonoom bestaan zich definitief zou moeten vestigen, ontbreekt het hen dan aan de meest concrete mogelijkheid daartoe.

In dit verband is het interessant dat in Nederland een ontwikkeling gaande is waarbij leerlingen die een beroepsopleiding volgen, meedraaien in allerlei werk dat in de buurt van de school moet worden gedaan. De kapsters-in-opleiding gaan knippen en krullen in het verzorgingshuis, de jongens van Sport en Bewegen trainen op woensdagmiddag voetballertjes en Techniek en ICT doet reparatieklusjes bij hulpbehoevende alleenstaanden. Het idee erachter is dat leerlingen enerzijds ervaren dat wat zij op school leren in het echte leven ertoe doet en anderzijds dat hun gemeenschapsgevoel en burgerzin worden gestimuleerd. Zij zouden zo meer betrokken raken bij de maatschappij dan door lessen maatschappijleer.

In Amerika is een onderzoek gedaan waaruit bleek dat dergelijke *community service* inderdaad een gunstig effect heeft, zelfs als het niet meer is dan twintig tot dertig uur per jaar. Ruim zeshonderd leerlingen van vijftien en zestien jaar werden twee jaar gevolgd in hun buurtwerk. Zowel na vier maanden als aan het eind van de twee jaar werden zij geïnterviewd over hun *zelfvertrouwen* en *sociale* houding. Beide waren versterkt. De jongeren dachten meer over zichzelf na, voelden zich meer 'een behulpzaam mens' en hadden het idee dat hun gedrag en inzet ertoe deden. Ook gaven zij aan in de toekomst vrijwilligerswerk te willen doen, waren ze van plan zo nodig mee te doen aan protestacties tegen maatschappelijke misstanden en meer geïnteresseerd geraakt in politiek. Kortom, hun maatschappelijk verantwoordelijkheidsgevoel was toegenomen, vergeleken met dat van leeftijdgenoten die niet zulk praktisch gemeenschapswerk hadden gedaan.[28]

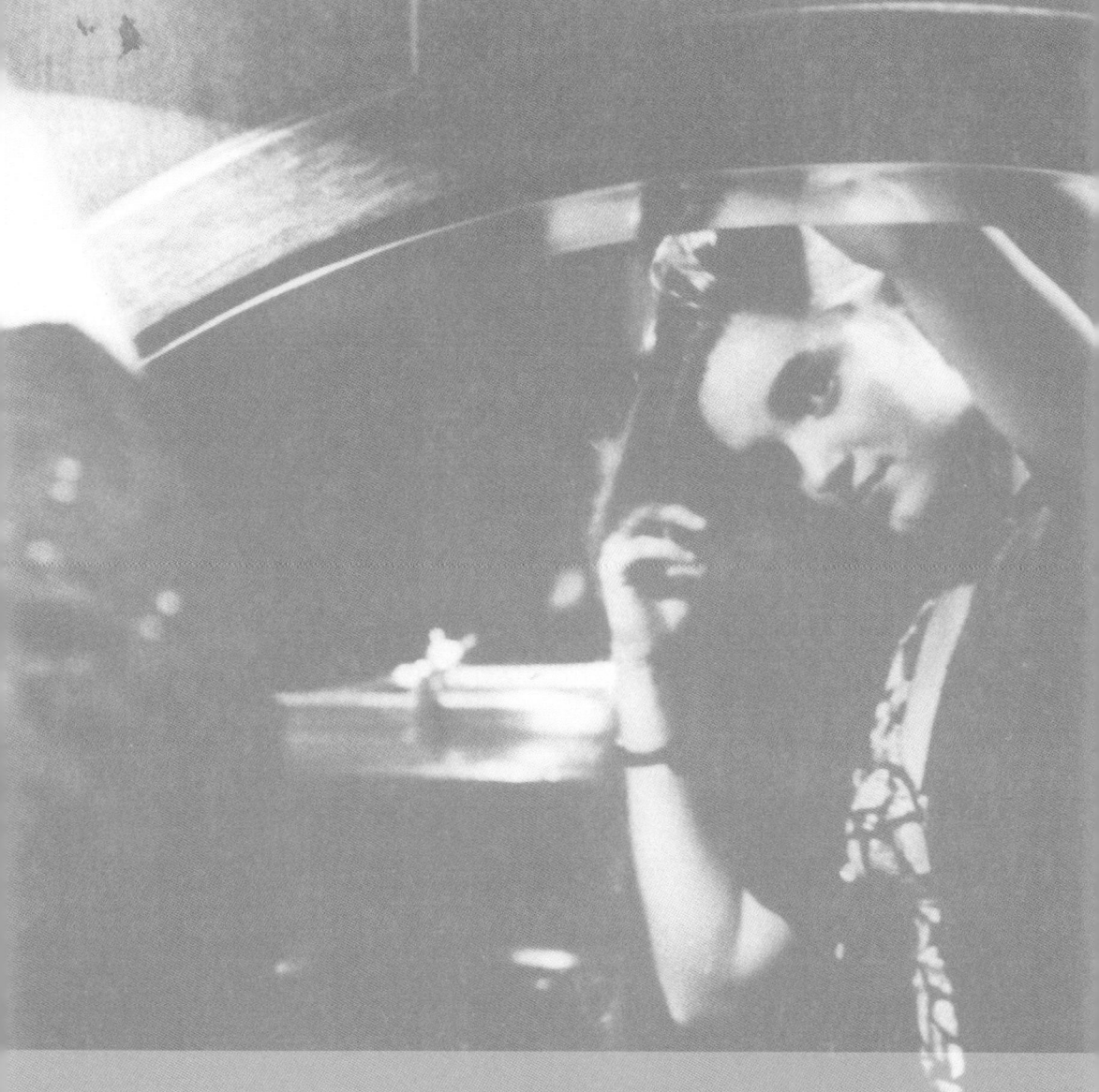

Kijken naar jezelf

5 | EEN EIGEN PERSOONLIJKHEID

6 | WAARDEN EN IDEALEN

7 | OP ZOEK NAAR AVONTUUR

8 | KENMERKENDE PROBLEMEN

9 | VAN PROBLEEM NAAR STOORNIS

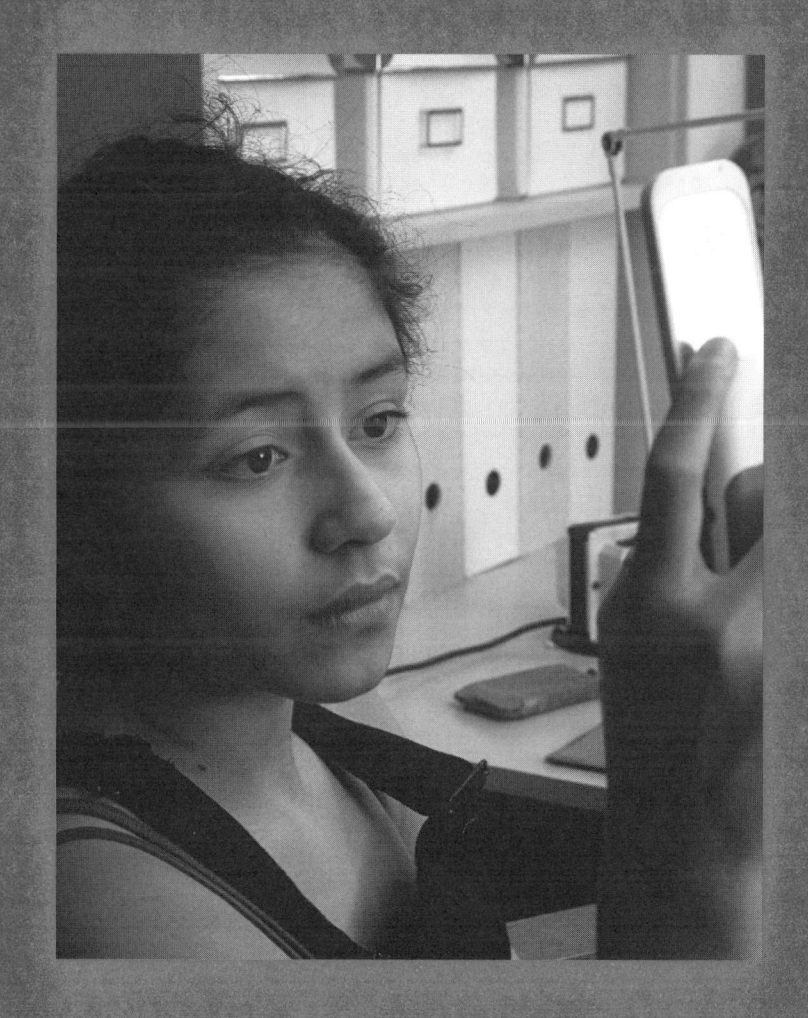

5 | EEN EIGEN PERSOONLIJKHEID

5 | Een eigen persoonlijkheid

Lees uitvoeriger over veel van de in deze paragraaf genoemde begrippen in deel I in het hoofdstuk *Persoonlijkheid in wording*.

In het vorige hoofdstuk werd besproken hoe de adolescentie een periode is waarin een jong mens moet kunnen oefenen in het loskomen uit afhankelijkheidsrelaties en kunnen oefenen in *autonomie*. Hij of zij wordt een 'eigen persoonlijkheid'. Maar wie zijn eigen boontjes moet kunnen doppen, moet zelf iemand zijn. Iemand wiens eigen manieren van doen, de normen die hij daarbij hanteert en de emotionele toon van zijn reacties een min of meer vast patroon vormen. Pas dan is hij voor zichzelf voorspelbaar en hanteerbaar en voor anderen voorspelbaar en kenbaar. De in het derde hoofdstuk besproken theorieën over de adolescentie hebben dan ook niet alleen met elkaar gemeen dat zij aan het bereiken van autonomie een centrale plaats toekennen, zij hechten elk vanuit een eigen gezichtshoek ook veel belang aan de persoonlijkheidsontwikkeling in de adolescentie.

Nu is het onmogelijk te spreken over kenmerkende persoonlijkheids*eigenschappen* van adolescenten, want zij verschillen onderling, zoals kinderen in elke leeftijdsfase onderling verschillen, evenals volwassenen.[1] Er is echter wel iets te zeggen over enkele kenmerkende *processen* waarin de persoonlijkheid uiteindelijk een samenhangende vorm krijgt. Door ingrijpende veranderingen in levensomstandigheden kan iemand weliswaar later in het leven nog wel karakterveranderingen te zien geven, maar in de adolescentie werken diverse processen toch in de richting van een min of meer stabiel persoonlijkheidsprofiel. Er is sprake van wat wel *karakterformatie* wordt genoemd.

ENKELE BOUWSTENEN VAN DE PERSOONLIJKHEID

De begrippen persoonlijkheid en karakter worden door elkaar gebruikt. Het laatste is een ouder woord dat door het Amerikaanse 'personality' min of meer uit de wetenschappelijke literatuur is verdrongen.

Met het begrip 'persoonlijkheid' worden niet iemands afzonderlijke *eigenschappen* bedoeld, maar hoe die eigenschappen een eenheid, een innerlijke structuur vormen. Afzonderlijke eigenschappen doen zich al veel eerder in de kinderontwikkeling gelden. Die zijn enerzijds via *temperamentverschillen* in belangrijke mate aangeboren en vestigen zich anderzijds door de *opvoedingsstijl* van ouders. Wel is het waarschijnlijk zo dat eigenschappen van invloed zijn op welke persoonlijkheidsvormende *processen* in de adolescentie de overhand hebben. Daarom zullen we toch enkele eigenschappen in het kort noemen. Daarbij is het echter belangrijk zich te realiseren dat een individueel mens zo'n eigenschap altijd slechts in een bepaalde mate bezit en dat het bovendien met name de *combinatie* van eigenschappen is die iemands karakter het typerende stempel geeft.

De bijdrage van de *aanleg* aan eigenschappen wordt vooral geleverd door iemands *temperament*. Dat is nog het beste te beschrijven als de kenmerkende manier waarop iemand zijn gedrag afstemt op zijn omgeving. De toonzetting van zijn opstelling in het leven. Globaal zijn *drie hoofdtyperingen* te onderscheiden. Iemand die zich het makkelijkst gedraagt als de omgeving *door en door vertrouwd* is en snel van zijn stuk is in nieuwe situaties. Iemand die zich in onbekende situaties snel aanpast en het juist plezierig vindt om *nieuwe prikkels* te krijgen. En iemand die niet afkerig is van wat nieuw en onbekend is, maar wel *de tijd nodig heeft* om rustig te wennen. Net zoals kinderen en volwassenen zijn individuele adolescenten met behulp van die driedeling in een bepaalde mate te typeren. Terugdenkend aan wat bijvoorbeeld in het eerste hoofdstuk is gezegd over de lichamelijke veranderingen, is het voorstelbaar dat het voor adolescenten die door hun aard moeite hebben met nieuwe situaties, enerverend is om als jongen een razendsnelle groeispurt door te maken of als meisje in heel korte tijd een vrouwelijk figuur te krijgen. Voor hen zal de overgang naar het voortgezet onderwijs met steeds wisselende leraren ook moeilijker zijn dan voor snelle aanpassers.

Verwant aan deze temperamentverschillen is het begrippenpaar *emotioneel labiel* en *emotioneel stabiel*. Mensen verschillen van elkaar in de mate van hun emotionele stabiliteit. Net zoals zij in lengte of in intelligentie van elkaar verschillen, zo verschillen zij ook in de mate en snelheid waarin ze uit hun evenwicht kunnen worden gebracht en waarin ze zichzelf weer in balans kunnen krijgen. Dit type verschillen is niet los te zien van neurofysiologische en hormonale processen. Doordat de adolescentie zich immers kenmerkt door een verhoogde activiteit van en schommelingen in deze processen, kan een van nature toch al naar labiliteit neigende jongere bijvoorbeeld meer aan stemmingen onderhevig zijn dan een leeftijdgenoot bij wie het basale patroon zeer stabiel is en die dus wel wat verhoging en wisseling kan hebben. Net zoals bij temperament geldt ook hier dat iemand nooit absoluut het een of het ander is, maar zich ergens op een schaal, een dimensie, tussen beide uitersten bevindt. Het zijn vooral Engelse psychologen - zoals Burt en Eysenck - en Russische fysiologen - onder andere Pavlov - geweest die op het belang van deze persoonlijkheidsdimensie hebben gewezen.

Een ander belangrijk onderscheid is dat tussen *introversie* en *extraversie*. Deze begrippen hebben betrekking op respectievelijk iemand die voornamelijk op het *eigen innerlijk beleven* is gericht en op iemand voor wie juist *ervaringen met anderen* het belangrijkst zijn. Ook hier is weer sprake van een dimensie, waarbij voor de meeste mensen geldt dat zij meer naar de ene dan naar de andere kant neigen, zonder in uitersten te vervallen. Het is denkbaar dat een introverte adolescent bijvoorbeeld zijn *zelfbeeld* in sterkere mate opbouwt door veel over zichzelf na te denken - door innerlijke reflectie - en een extraverte adolescent meer door te merken hoe anderen - en vooral leeftijdgenoten - op hem reageren. Deze dimensie is voor het eerst door het werk van de Zwitserse psychiater Jung en later door de Engelse psycholoog Eysenck bekend geworden.

Het Vijf-Factorenmodel

In de moderne persoonlijkheidstheorie van het *Vijf-Factorenmodel* worden aan de bovengenoemde twee dimensies - Emotioneel labiel-Emotioneel stabiel, Introvert-Extravert - nog drie andere toegevoegd. De mate waarin iemand *Prettig* of *Onaangenaam* is, *Zorgvuldig* of *Onzorgvuldig*, en *Ideeënrijk* of *Ideeënarm*. Samen worden zij de *Big Five* van de persoonlijkheidspsychologie

---

Lees over gevolgen van grote schommelingen in hormonale processen en van de processen in de hersenen in het hoofdstuk Kenmerkende problemen.

genoemd. De vijf tegenstellingsparen staan niet voor concrete eigenschappen, maar zijn van een hoog abstractieniveau, al kun je dat aan termen zoals 'prettig' of 'onaangenaam' niet meteen aflezen! Toch zijn ze bedoeld als abstracte, overkoepelende begrippen, waar specifieke eigenschappen in onder te brengen zijn. Zoals een concrete stoel en een concrete bank behoren tot de overkoepelende groep en het abstractere begrip 'meubels', zo behoren eigenschappen als behulpzaam, arrogant, impulsief, ongeduldig, geestig tot de groep Prettig-Onaangenaam. Maar anders dan bij meubels - waar een stoel nooit in een bepaalde máte een stoel is, maar gewoon een stoel of niet - gaat het bij deze eigenschappen om dimensies, lopend van het ene uiterste van het tegenstellingspaar naar het andere. En die beide uitersten hebben in veel gevallen een negatieve kleuring. Zo heeft extreem Stabiel iets ijzeren-Heinigs en extreem Zorgvuldig ligt dicht in de buurt van dwangmatige perfectie.

Uit een langzamerhand grote hoeveelheid onderzoek in diverse landen en culturen, blijkt dat als mensen zichzelf of een ander beoordelen bepaalde eigenschappen gezien worden als met elkaar samenhangend. De vragen die worden voorgelegd betreffen typeringen van concreet gedrag en men moet aangeven in hoeverre zij van toepassing zijn op zichzelf of een ander. 'Laat zijn werk gemakkelijk liggen tot de volgende dag.' 'Houdt van organiseren.' 'Heeft oog voor details.' 'Is zorgzaam voor anderen.' 'Kletst vaak maar wat.' Grote verzamelingen van dit soort beschrijvingen blijken door de meeste mensen onbewust in de eerdergenoemde vijf groepen te worden ingedeeld.

In 1908 stuurde de beroemde Groningse psycholoog Heymans vragenlijsten naar de directeuren en rectoren van 55 hbs'en en gymnasia met het verzoek die voor alle leerlingen te laten invullen door leraren. Het waren 81 vragen over gedrag en karakter. Voor bijna 4000 leerlingen uit alle belangrijke steden in Nederland kwamen de lijsten ingevuld terug. In 1992 werden de antwoorden opnieuw gescoord aan de hand van het moderne vijffactorenmodel. De vijf dimensies konden er grotendeels in worden 'teruggevonden'. Dat betekent dat veel van die leraren uit het begin van de vorige eeuw ook al - onbewust - in vijf zulke groepen dachten.[2]

Het is nog niet van alle eigenschappen duidelijk in welke mate zij afhankelijk zijn van aanleg of meer van ervaring. De posities die mensen hebben op de dimensies Emotioneel labiel-Emotioneel stabiel en Extravert-Introvert zijn zeker voor een groot deel in aanleg gegeven. Ideeënrijk-Ideeënarm valt voor een belangrijk deel samen met het eveneens abstracte begrip 'intelligentie', waarvan de erfelijke component onmiskenbaar is gebleken. Van de overige twee dimensies werd tot nu toe algemeen aangenomen dat zij grotendeels van opvoeding afhankelijk waren. Zo leidt een sterk autoritaire opvoeding nogal eens tot rigiditeit, dat wil zeggen: tot de neiging zwart-wit te denken, een eigenschap die deel uitmaakt van de factor Prettig-Onaangenaam. Voor iemand met zo'n karaktertrek is iets goed of fout, waar of niet waar, uitstekend of waardeloos. Kortom, men denkt weinig in nuances. Uit modern onderzoek blijkt echter dat Prettig-Onaangenaam en Zorgvuldig-Onzorgvuldig óók een erfelijke component hebben.

Doorzettingsvermogen hoort thuis onder de factor Zorgvuldig-Onzorgvuldig en lijkt op het eerste gezicht onder invloed van opvoeding te staan. Maar doorzetten betekent dat je wat je eigenlijk liever zou doen, even van je af kunt zetten. Het heeft dus te maken met de mate waarin iemand uitstel van behoeftebevrediging kan verdragen en dát is weer wel aanleggevoelig. Waarschijnlijk kan opvoeding hier wel enigszins corrigerend werken. Een adolescent die van aanleg behoorlijk intelligent is, maar weinig doorzettingsvermogen heeft en bovendien van huis uit nauwelijks plichtsgevoel heeft meegekregen door ouders die dat ook niet in zich hebben, loopt grote kans af te haken als het op school moeilijk wordt. Groter in ieder geval dan een klasgenoot die misschien minder intelligent is, maar wel van doorzetten weet en aan wie thuis altijd is voorgehouden dat je dingen waaraan je bent begonnen nu eenmaal af moet maken, leuk of niet.

> 'Ik raak heel snel verveeld. Zoals mijn moeder zegt: je wilt alles zijn en je wordt niks. Ik heb allerlei ideeën en ik durf het ook allemaal aan, maar na een week denk ik: jeetje, toch wel hard werken. Eerst wilde ik psychologie studeren, maar ik heb mijn havo niet gehaald. Nou ja, prima, laat maar zitten dan. Zo ben ik. Toen wilde ik naar de kunstacademie. Ik dacht, daar lul ik me wel in. Maar toen zei iemand dat het daar toch wel vaag is. En dan ben ik meteen: oké. Terwijl ik er wel drie jaar over nagedacht had. Ik verander gewoon snel van gedachten. Alles lijkt zo snel saai.' (Alexandra, 18 jaar, in een interview met Hans van der Beek in Het Parool, 5 februari, 2002)

Doorzettingsvermogen is voor adolescenten een centrale eigenschap om talenten te ontwikkelen en doelen te bereiken. Er blijkt echter toch een 'maar' aan te zitten. Het moet wel om reële doelen gaan. Tegen beter weten in blijven volhouden, is letterlijk ongezond. Het leidt tot ontstekingen. Dat blijkt uit een verhoogd C-reactief proteïne (CRF)-molecuul in het bloed. Canadese onderzoekers volgden gedurende een jaar 90 meisjes tussen vijftien en negentien jaar, die een aantrekkelijk, maar onmogelijk doel probeerden na te streven. Meisjes die bleven volhouden, hadden zowel na een halfjaar als na een jaar een verhoogd CRF, wat dus wees op de aanwezigheid van een ontsteking ergens in het lichaam. Meisjes die het na een tijdje voor gezien hielden, hadden dat niet. Tijdig afhaken betekent bovendien dat je jezelf een voorspelbare teleurstelling en bijbehorende stress bespaart, die beide ook de gezondheid ondermijnen, wat al langer bekend is uit onderzoek onder volwassenen. Maagzweren door voortdurende spanning.

Jongeren met een persoonlijkheid die maakt dat ze geneigd zijn koste wat kost door te zetten, krijgen dus waarschijnlijk chronische ontstekingen, met als gevolg een chronische verhoging van CRF. Dat laatste levert op den duur een verhoogd risico op op suikerziekte en hartklachten. Volwassenen kunnen hen daarom maar beter een beetje afremmen en in ieder geval niet nog eens extra aansporen. Altijd even proberen is goed, maar van ophouden weten ook.[3]

SOMS VERANDERT ER NOG WEL WAT

Tegen de tijd dat een mensenkind het stadium van de adolescentie bereikt, hebben dus allerlei afzonderlijke eigenschappen in hem of haar aardig vorm gekregen door aanleg, ervaring en de voortdurende wisselwerking tussen die twee. Maakt de persoonlijkheid daarna in de adolescentie nog een ontwikkeling door?

In een Nederlands onderzoek werden 285 twee-oudergezinnen met twee kinderen in de adolescentie gedurende twee jaar gevolgd. Dat wil zeggen dat drie keer met een tussenpose van een jaar een Big Five-vragenlijst werd ingevuld.[4] Daarbij beoordeelden de adolescenten zichzelf en de ouders beoordeelden hun kinderen. Zo kon men zien wat er eventueel veranderde tussen het elfde en zeventiende jaar. Men keek daarbij in de eerste plaats naar wat er voor de groep gemiddeld veranderde. Wat opviel was het verschil in veranderingen die ouders in het algemeen meenden te zien en wat de adolescenten bij zichzelf als veranderend zagen.

Ouders vonden bijvoorbeeld de Emotionele stabiliteit bij hun zonen toenemen en hun Openheid voor nieuwe ervaringen en Prettigheid afnemen, terwijl die jongens dat zelf niet rapporteerden. Zij vonden zichzelf juist Opener en Prettiger worden. Wat betreft die Emotionaliteit kunnen ouders worden misleid doordat jongens stoer hun emoties voor zich gaan houden. En als het gaat om grotere Openheid en Prettigheid wijzen de onderzoekers erop dat de jongens daarbij denken aan hun relatief nieuwe ervaringen buiten het gezin met vrienden en medeleerlingen, waar ouders geen weet van hebben. Die zien alleen dat hun zoon thuis soms onhebbelijk is en dáár geen nieuwe dingen onderneemt.

Ook meisjes vonden zichzelf gemiddeld Opener en Prettiger worden, zonder dat ouders daar zicht op hadden. Evenmin als op de sterkere Emotionele labiliteit die meisjes zelf wél, maar hun ouders niet constateerden. Veel onzekerheid van meisjes speelt zich innerlijk af en is voor de buitenwereld niet altijd te merken. Het enige waar ouders en kinderen het over eens waren, was de toenemende Zorgvuldigheid bij meisjes. Waarschijnlijk te verklaren door hun snellere intellectuele en sociaalcognitieve ontwikkeling: gemiddeld zijn ze aan het begin van de adolescentie twee jaar op de jongens voor, een achterstand die pas vanaf het zestiende jaar wordt ingelopen. Daardoor zijn ze aanvankelijk ijveriger en plichtsgetrouwer dan jongens.

Dit zijn dus gemiddelde verschuivingen binnen de groep, waarbij alle veranderingen worden opgeteld. Men heeft daarnaast ook gekeken hoe die veranderingen liggen verdeeld over de individuele adolescenten die meededen. Toen bleek dat de meesten eigenlijk niet significant veranderden op de Big Five-factoren. Bij een kleine subgroep waren ze echter aanzienlijk, vandaar dat er dan gemiddeld voor de groep toch veranderingen uit de bus komen. Sommige adolescenten waren in de loop van de twee jaar op een of meer persoonlijkheidsdimensies significant veranderd, zowel in positieve als negatieve zin. Sommigen werden Prettiger, anderen minder Open, Zorgvuldiger of minder Stabiel.

Met deze persoonlijke bagage van eigenschappen moeten zich - als het goed is - een regulerend Ego, een zo positief mogelijk *zelfbeeld* en een integrerend gevoel van *identiteit* ontwikkelen.

Ego: een organiserende kracht

Het regulerende Ego dat verlangens en emoties beheersbaar moet zien te houden en moet zien af te stemmen op nu eenmaal beperkte gedragsmogelijkheden, krijgt het in de adolescentie soms zwaar te verduren.

Net als de factoren van de Big Five is het begrip Ego een abstracte constructie. Het is geen concreet aanwijsbaar innerlijk regelsysteem. Je kunt niet zeggen: 'Kijk, nu is zijn Ego bezig om zijn driftimpulsen af te dempen.' In tegenstelling tot de Big Five, die voornamelijk uit empirisch *onderzoek* naar voren zijn gekomen, is het begrip Ego echter slechts een *theoretische* constructie, afkomstig uit de psychoanalytische theorie van Freud. Het Ego is nog het beste te omschrijven als de menselijke mogelijkheid om afstand van zichzelf te nemen en naar zichzelf te kijken. Dat maakt het mogelijk om over de eigen wensen en het eigen gevoelsleven na te denken, afwegingen te maken met betrekking tot normen en waarden en greep te houden op het eigen gedrag. Het is een organiserende kracht die mensen eigen is. Als van iemand wordt gezegd dat hij een 'sterk Ego' heeft, betekent dat dat hij impulsen en emoties niet onderdrukt, maar onder controle heeft. Hij heeft er weet van en kan ze reguleren, al naargelang van de mogelijkheden en situaties.

Lees over egozwakte tijdens de adolescentie ook in het hoofdstuk Een aantal theorieën.

Volgens de theorie van Freud is het Ego in de adolescentie tijdelijk verzwakt of liever gezegd niet geheel opgewassen tegen de toenemende driftsterkte ten gevolge van de seksuele rijping. Dit is zeker een belangrijk element, misschien wel het belangrijkste. Maar de eisen die aan de beheerskracht van het Ego worden gesteld, zijn niet alleen van seksuele aard. Van adolescenten wordt onder andere ook verwacht dat zij zelfstandig emotionele problemen oplossen en niet meer zoals vroeger voortdurend terugvallen op hun ouders. Er wordt van hen ook vaker een mening gevraagd, een stellingname ten aanzien van wat je wel en niet 'kunt maken'. Zij worden zelf verantwoordelijk gesteld voor taken die zij op zich nemen en volwassenen gaan er vanuit dat zij reële toekomstplannen beginnen te maken. Een heel eisenpakket dus waar het Ego nog niet altijd tegen opgewassen is.

Lees over risicofactoren en over een ongelukkige samenloop van omstandigheden waardoor een adolescent emotioneel wordt overvraagd in de hoofdstukken Kenmerkende problemen en Ouders en thuis.

Er is nóg een oorzaak waardoor het Ego tijdelijk aan sterkte inboet. In het algemeen wordt het Ego geholpen door de gewetenskant van het Super-Ego. Aan het Super-Ego zijn echter twee facetten te onderscheiden, het *geweten* en het *Ik-Ideaal*. Het eerste is de morele kant, die zich ontwikkelt doordat kinderen zich de normen en waarden van hun ouders eigen maken. De tweede kant betreft het totaalbeeld dat kinderen gaandeweg opbouwen van hoe zij graag zouden willen zijn, wat zij zouden willen kunnen, hoe zij er het liefst uit zouden willen zien. Ook daarin staan ouders aanvankelijk wel ten voorbeeld, maar geleidelijk ook andere volwassenen en vooral leeftijdgenoten. Als in de adolescentie kinderen zich minder op de ouders gaan oriënteren en meer op leeftijdgenoten, raakt de gewetenskant van het Super-Ego wat verder naar de achtergrond ten gunste van het Ik-Ideaal, waaraan het Ego nu eenmaal minder steun heeft.

Copingmechanismen

De Ego-sterkte is in het algemeen laag in de vroege adolescentie, maar gaat daarna geleidelijk omhoog, voor een belangrijk deel geholpen door de toenemende cognitieve vaardigheden die relativeringen en nuanceringen mogelijk maken. Het lijkt een natuurlijk proces te zijn, waarvoor geen bijzondere ingrepen nodig zijn. Door ontwikkeling en ervaring winnen de meeste adolescenten aan zekerheid en daarmee aan regulerend en organiserend vermogen van hun drift- en gevoelsleven in samenhang met normerende sociale eisen. In dit verband wordt vaak het begrip *copingmechanismen* gebruikt, dat slaat op de mate waarin en wijze waarop mensen problemen het hoofd bieden. Omdat de manier waarop zij dit doen individuele kenmerken heeft, wordt wel gesproken over iemands *copingstijl*. De mechanismen zijn op verschillende manieren onder te verdelen, bijvoorbeeld of iemand meer geneigd is het probleem *op te lossen* of meer geneigd is het *niet meer als een probleem te beleven*. En in het laatste geval of iemand dat bereikt door zijn emoties erover te *uiten* om ze kwijt te raken of iets actief onderneemt om ze *van zich af te zetten* of maar probeert te doen alsof er *niets aan de hand is*. Een ander onderscheid is de neiging het *eigen* gedrag aan te passen of *iemand anders* te bewegen van gedrag te veranderen. Ook is er verschil tussen positieve mechanismen die op *blijvende* verbetering zijn gericht en negatieve die in het beste geval alleen tijdelijk iets oplossen en in het slechtste geval de zaak alleen maar verergeren. Wraak nemen lucht alleen maar heel even op. Met jezelf de schuld geven zonder verder iets te doen, schiet je ook niet veel op.

Copingmechanismen zijn van alledag, iedereen gebruikt ze en ze behoren tot het 'gezonde' arsenaal van het Ego. In een onderzoek met behulp van dagboeken kwam naar voren dat de meeste adolescenten weliswaar al een kenmerkende copingstijl hadden ontwikkeld, maar dat deze toch ook afhing van het terrein waarop het dagelijkse probleem zich voordeed.[5] In modern psychologisch spraakgebruik wordt dat *contextgevoeligheid* genoemd. Ging het om iets dat alleen maar met zichzelf te maken had of met school, dan kwam het vaker voor dat een adolescent van het probleem probeerde af te komen door zélf hetzij van gevoel hetzij van gedrag te veranderen. Een meisje: 'Toen ik m'n trui met die lage hals wilde aantrekken, zag ik dat ik allemaal pukkels op m'n borst had.' Een jongen: 'We hadden toneelrepetitie en ik kende m'n tekst nog niet goed.' Bij beiden leidde dat eerst tot een emotioneel afreageren - 'Shit, shit, shit' - waarna het meisje besloot zich niks van de pukkels aan te trekken - gevoel - en de jongen zich voornam goed op de tekst te gaan oefenen - gedrag.

Als het probleem zich thuis of in relaties met leeftijdgenoten voordeed, werden relatief vaker negatieve strategieën gebruikt om ergens tijdelijk vanaf te zijn: een jongen beschreef hoe zijn vriendinnetje hem negeerde en met andere jongens en meisjes lol stond te maken: 'Het zal wel weer aan

---

Lees over 'coping' en 'copingmechanismen' in het algemeen in deel II in de hoofdstukken Zelfstandig worden en Kinderzorgen en in verband met liefdesverdriet in het hoofdstuk Seksualiteit en verlangen.

'Willeke woonde samen met haar moeder, naar mijn idee in volkomen harmonie. Haar moeder werkte en was niet thuis als Willeke uit school kwam, maar dat maakte niks uit. Ze dronk haar Cola, maakte haar huiswerk en kookte het eten. Twee middagen in de week ging ze na schooltijd tennissen en in de winter naar de ijsbaan. In het weekend ging ze uit. Ik was een en al bewondering voor die overzichtelijkheid. Bij mij thuis was het altijd rotzooi, druk en heibel. Op mijn manier probeerde ik Willeke te imiteren. Eiste een gordijn als afscheiding in de kamer die ik met m'n stiefzusje deelde. Daar leefde ik zo veel mogelijk volgens een zelfgemaakt rooster. Nog steeds heb ik het idee dat het me toen op de been heeft gehouden.' (Trees, 30 jaar, in een gesprek met de auteur terugkijkend op haar jeugd)

mij liggen.' Of werd het probleem aangepakt door de confrontatie met de ander aan te gaan. Een meisje over het gepest door haar twee broers: 'Ik zei eindelijk eens wat ik van ze vond en dat ze moesten ophouden.'

Een kenmerkende copingstijl kan zich ook ontwikkelen doordat een adolescent door zijn of haar aard vooral problemen heeft binnen een van deze *vier contexten* - zelf, school, thuis, leeftijdgenoten - en niet over de hele linie. Tom lag voornamelijk met zichzelf overhoop en bij zijn copingmechanismen waren daardoor ook zelden anderen betrokken. Jenny's voornaamste conflictbron waren juist leeftijdgenoten, wat leidde tot een overheersende confrontatiestrategie - 'Ik zeg het gewoon als ik iemand rot vind doen'. De weinige keren dat Jenny het moeilijk had met zichzelf was haar copingstijl ook duidelijk: altijd haar moeder om raad vragen.

STRATEGIEËN VAN EMOTIONELE ZELFVERDEDIGING

> Afweermechanismen is een begrip uit de psychoanalytische theorie van Anna Freud en het slaat oorspronkelijk op de diverse processen die het Ego gebruikt om te zorgen dat onaanvaardbare wensen uit het Es die verdrongen worden ook verdrongen blijven.

Soms schieten alledaagse copingmechanismen echter tekort en moet het Ego gebruik maken van *zelfverdedigingsstrategieën*. Zes ervan zijn kenmerkend voor adolescenten. Ze lijken in hun uitingsvorm op neurotische *afweermechanismen*, maar er zijn twee verschillen. In de *eerste* plaats fungeren afweermechanismen om eigen onacceptabele verlangens verdrongen te houden en gaat het in de adolescentie vooral om eisen van de buitenwereld. In de tweede plaats behoren afweermechanismen blijvend tot iemands persoonlijkheid, terwijl de zelfverdedigingsstrategieën bij het merendeel van de jongeren van tijdelijke aard zijn, totdat het Ego sterk genoeg is geworden. De mate waarin adolescenten zulke strategieën nodig hebben en dergelijk verdedigend gedrag laten zien en hoe lang het duurt, heeft waarschijnlijk met hun persoonlijkheid te maken, maar simpel is dat verband niet. Wie hoog zit wat betreft ijver en ambitie - in de persoonlijkheidstheorie van het Vijf-Factorenmodel behorend tot de dimensie Zorgvuldig-Onzorgvuldig - zal wellicht goed willen voldoen aan alle nieuwe eisen en ze dus eerder als een belasting ervaren en verdediging nodig hebben dan wie op die eigenschappen laag scoort. Maar als grote ijver en ambitie samengaan met een hoge score op de dimensie Emotioneel labiel-Emotioneel stabiel - in de betekenis van sterke stabiliteit - is dat weer minder een probleem. Een adolescent meisje dat extravert van aard is en altijd de leiding neemt, zal minder als een dominante haaibaai worden gezien als zij tegelijkertijd hoog scoort op Prettig. Systematisch onderzoek naar de onderlinge samenhang van zulke persoonlijkheidsverschillen is er echter nog maar weinig.

Net als neurotische afweermechanismen stellen de zelfverdedigingsstrategieën de adolescent in staat bedreigingen van het emotioneel welbevinden in de hand te houden.

De eerste strategie is zich terugtrekken in emotioneel isolement en passiviteit. De adolescent wordt cynisch. Alles is waardeloos, onzin en niks om je druk over te maken. Ook ten aanzien van zichzelf worden de verwachtingen laag gesteld.

De tweede is *reactieformatie*, dat wil zeggen: precies het tegenovergestelde doen van datgene waaraan eigenlijk behoefte bestaat. Vijandigheid naar de ouders toe is vaak een teken van reactieformatie bij jongeren die juist grote affectie voor hun ouders hebben. Het liefst zouden zij nog de innige verbondenheid uit de kindertijd vasthouden, maar er wordt van hen een grotere onafhankelijkheid verwacht. Toegeven aan het verlangen zou dus betekenen dat zij niet voldoen aan de nieuwe verwachtingen en dat roept angst op. Die angst wordt bezworen door precies het tegenovergestelde te doen van wat zij eigenlijk zouden willen en zij bekken vader en moeder af bij iedere toenaderingspoging.

Vluchten uit de werkelijkheid is een derde mogelijkheid. Soms letterlijk door ziek te worden en dus niet meer aansprakelijk gesteld te kunnen worden voor het voldoen aan nieuwe eisen. Meisjes kunnen hun menstruatieklachten hiervoor gebruiken. Maar ook andere vage buik- en hoofdpijnen kunnen tijdelijk dienen om het Ego te ontlasten. Een meer symbolische vlucht uit de werkelijkheid is mogelijk via fantasie. Er wordt periodiek tijdens de adolescentie heel wat afgefantaseerd tijdens dagdromen. Daarin kan alles anders verlopen dan in werkelijkheid, wat een bevrijdende, ontspannende uitwerking heeft. Bovendien kunnen al fantaserend oplossingen worden uitgeprobeerd voor nieuwe problemen die zich hebben aangediend.

Tegenover fantaseren staat de vierde strategie van het *rationaliseren*. Alles wordt beredeneerd vanuit een puur verstandelijk standpunt, los van iedere emotie. Het rationele bestrijdt de angst, de zogenaamde logica houdt onzekerheid ver weg. Het probleem wordt ontkend. Door de cognitieve ontwikkeling die een jongere doormaakt en de uitgebreidere redeneermogelijkheden die ter beschikking komen, is dit een kenmerkende strategie in de adolescentie, vooral van enigszins intellectuele jongeren. Een meisje van zestien praat het verdriet over de scheiding van haar ouders weg met de ogenschijnlijk koele redenering: 'M'n moeder is nu nog jong genoeg om met haar vriend een gezin met kinderen te krijgen. Dus is het verstandig om niet te wachten tot ik het huis uit ben. En m'n vader zal ook wel hertrouwen. Bovendien kan ik nu bij m'n tante in Maastricht gaan wonen en daar wil ik over een paar jaar toch gaan studeren.'

Bij de vijfde strategie *projectie* worden eigen onacceptabele gevoelens toegeschreven aan een ander. Jaloezie kan bijvoorbeeld op die manier worden geprojecteerd. De oudste van twee zusjes die de jongste benijdt om haar contactuele eigenschappen en grote vriendenkring, maar dat niet onder ogen kan zien, zegt dat ze denkt dat haar zusje jaloers op háár is, omdat ze zoveel makkelijker leert.

Ten slotte is er ten zesde de *overdracht* of verplaatsing. Gevoelens die te maken hebben met een bepaalde persoon, maar daar te veel angst oproepen, worden op een ander overgedragen. Zo kan een leraar de agressie over zich heen krijgen die eigenlijk bedoeld is voor de vader.

Deze tegen het neurotische aanleunende strategieën waarvan het Ego zich kan bedienen, komen niet bij alle adolescenten voor, maar behoren in een

---

Lees hoe deze nieuwe verstandelijke capaciteiten tot een zekere redeneer- en argumenteerlust kunnen leiden in het hoofdstuk *Cognitieve veranderingen* en hoe volgens de theorie van Freud adolescenten door intellectualisering hun verhevigde seksuele impulsen konden wegredeneren in de tijd dat het nog niet was toegestaan er aan toe te geven in het hoofdstuk *Seksualiteit en verlangen*.

Het sekseverschil in het verwerken van problemen is een weerkerend punt in alle drie de delen. Lees er ook over in het hoofdstuk Kenmerkende problemen.

gematigde vorm toch bij een normale ontwikkeling. Dat wil zeggen dat ze niet verontrustend zijn en naar het eind van de adolescentie gestaag van het toneel verdwijnen. In het algemeen gebruiken meisjes vaker een naar binnen gekeerde strategie zoals fantaseren of ontkennen, en jongens betrekken vaker anderen bij hun verdediging, zoals bij reactieformatie en overdracht.[6]

Persoonlijkheidstypen

Hierboven werden allerlei eigenschappen genoemd, allerlei mechanismen en strategieën. Mensen en ook adolescenten verschillen in de mate waarin al deze afzonderlijke kenmerken op hen van toepassing zijn. Voor psychologen is het vervolgens een interessante vraag of mensen op basis van die kenmerken misschien zijn te verdelen in typen. Dat wil zeggen: of bepaalde kenmerken niet relatief vaak samengaan en dan een *profiel* vormen dat sommige mensen gemeen hebben en waardoor je hen als groep kunt karakteriseren.

Ten aanzien van adolescenten wordt wel een typologie in drieën gehanteerd, waarbij binnen elk type nog een onderscheid in tweeën wordt gemaakt. De overkoepelende karakteristiek heeft betrekking op het Ego. Op welke wijze en met welk resultaat dat zijn regulerende werk kan doen en de mate waarin het alles onder controle heeft.[7]

Bij *overcontroleurs* is sprake van een zekere krampachtige beheersing door het Ego. Daarentegen hebben *ondercontroleurs* zichzelf te weinig onder controle. En de *veerkrachtigen* zijn flexibel in het reguleren van hun emoties en gedrag, afhankelijk van de omstandigheden. Overcontroleurs zijn te verdelen in de *kwetsbaren* en *prestatiegerichten*. Ondercontroleurs in de *impulsieven* en *anti-socialen*. Veerkrachtigen in *socialen* en *autonomen*.

Bij elk van deze zes subgroepen is een min of meer kenmerkend patroon van eigenschappen, gedragingen en mechanismen te onderscheiden. In een Nijmeegs onderzoek bleken bijvoorbeeld de autonome veerkrachtigen van alle adolescenten het hoogst te scoren op Extraversie, Stabiliteit en Openheid. Overcontroleurs waren in het algemeen het minst geliefd onder klasgenoten en de kwetsbaren onder hen werden relatief vaker gepest.[8]

Ook werden wel sekseverschillen geconstateerd. Sociale veerkrachtigen waren bijvoorbeeld wat vaker meisjes, de autonome veerkrachtigen wat vaker jongens. Twee derde van de kwetsbare overcontroleurs waren meisjes, terwijl onder de prestatiegerichte overcontroleurs evenveel meisjes als jongens waren. Van de antisociale ondercontroleurs was daarentegen vijfentachtig procent jongen. Interessant aspect van dit onderzoek is dat men de indruk krijgt dat de vraag of een adolescent binnen de hoofdtypen overcontroleur of ondercontroleur tot de problematische kant gaat horen, of niet - dus tot de kwetsbaren of antisocialen - voor een deel afhankelijk is van de emotionele steun die hij of zij ondervindt van ouders of vrienden. 'Een overcontroleur met voldoende relationele ondersteuning zou zich tot een prestatiegerichte overcontroleur kunnen ontwikkelen, zonder het negatieve beeld van zichzelf en anderen dat kenmerkend is voor de kwetsbare overcontroleur. Een ondercontroleur met voldoende relationele ondersteuning zou zich tot een redelijk functionerende impulsieve ondercontroleur kunnen ontwikkelen, zonder de slechte sociale relaties die kenmerkend zijn voor de antisociale ondercontroleur.'

ZELFBEELD EN IK-IDEAAL

Naast de ontwikkeling van een voldoende sterk Ego is een tweede belangrijk persoonlijkheidsvormend proces de ontwikkeling van het zelfbeeld, dat wil zeggen: de ideeën die een adolescent over zichzelf heeft. Die ideeën nemen om te beginnen in aantal toe: in zelfbeschrijvingen van adolescenten komen meer en *gevarieerdere* uitspraken voor dan in die van kinderen in de schoolleeftijd.

Lees over de invloed van cognitieve mogelijkheden op zelfkennis in het hoofdstuk *Cognitieve veranderingen*.

Tot het zelfbeeld behoort in de eerste plaats de *zelfkennis* en het spreekt vanzelf dat hier zich de invloed van cognitieve ontwikkeling laat gelden. Een adolescent kan vanaf een jaar of veertien in toenemende mate meer afstand van zichzelf nemen en zichzelf daardoor als onderwerp van overpeinzingen nemen. Anders gezegd: de mogelijkheden tot *zelfreflectie* worden ruimer. Dagboeken kunnen helpen bij deze zoektocht naar zelfkennis, maar zijn waarschijnlijk slechts weggelegd voor jongeren die uit zichzelf al neigen tot zelfreflectie. Meer meisjes dan jongens houden een dagboek bij.

Als adolescenten over zichzelf nadenken staan hen nieuwe verstandelijke vaardigheden ten dienst, bijvoorbeeld de mogelijkheid om te denken in *abstracties*. De eigenschappen die zij zichzelf toeschrijven, komen los van concrete situaties. Zij kunnen de diverse observaties van zichzelf in verschillende situaties bundelen en onder een abstracte noemer brengen: 'Ik ben gemakzuchtig.' Maar nieuw is ook de mogelijkheid nuanceringen aan te brengen: 'Als iets me boeit, span ik me wel in.' En dan is er de toename van het *propositionele denken*, het veronderstellenderwijs mogelijkheden tegen elkaar afwegen. Dit is iets anders dan fantaseren, waarbij alles mogelijk is. Bij propositioneel denken moet je je aan de redeneerregels van de logica houden. De jongen die zegt niet gemakzuchtig te zijn als iets hem boeit, kun je de vraag voorleggen: 'Maar kan het niet zijn dat je ook een beetje moeite moet doen om te zorgen dat iets je gáát boeien?' En daar kan hij dan veronderstellenderwijs over nadenken. De mate waarin jongeren echter tot abstracties en nuanceringen in staat zijn, is ook als het gaat om het beeld dat zij van zichzelf hebben uiteraard niet los te zien van hun *intelligentie*. Bij verstandelijk weinig begaafden is het moeilijker een beroep te doen op het nadenken over zichzelf dan bij jongeren met een redelijke intelligentie.

'Ik lees steeds weer in de brieven dat je 'jezelf' moet zijn. Ik vraag me dan af: maar wie ben ik dan? Oké, ik weet hoe ik heet, waar ik woon, wie mijn familie is enzovoort. Maar ik weet niet meer zo goed wie ik ben en hoe ik moet doen. Dus vraag ik nu iedereen: mag ik een duidelijke uitleg van 'jezelf zijn'?' (Meisje, VPRO Achterwerk 20, 2008)

Zelfbeeld omvat echter meer dan zelfkennis. Het beeld is het totaal van wat je over jezelf weet en denkt en in zo'n 'geheel' is de betekenis die wordt gehecht aan afzonderlijke eigenschappen afhankelijk van andere 'delen'. In zelfkennis gaat het meer om het feitelijk *cognitieve*, in zelfbeeld meer om de *affectieve* afweging. Voor de ene jongere die van zichzelf weet dat hij gemakzuchtig is, kan dat gevoelsmatig op de voorgrond staan als hij over zichzelf denkt. Voor een andere jongere kan het meer een bijkomende eigenschap zijn in het totaalbeeld van zichzelf.

Dat anderen dan ouders, en vooral leeftijdgenoten, een belangrijke plaats gaan innemen in het zelfbeeld, blijkt uit het feit dat in het nadenken over en beschrijven van zichzelf een adolescent in toenemende mate relationele aspecten meeweegt, dus hoe hij of zij is in de omgang met en in de ogen van anderen. Dat wil zeggen: de sociale betekenis die hij of zij denkt te hebben.[9] Als hen gevraagd wordt een beschrijving van zichzelf te geven, schieten zowel schoolkinderen als adolescenten bijvoorbeeld vaak lichamelijke kenmerken en voor anderen zichtbare vaardigheden te binnen. Maar bij schoolkinderen gaat het niet verder dan het zich onwillekeurig vergelijken met anderen. 'Ik kan goed rekenen', 'Ik ben de langste van de klas'. Bij adolescenten weegt mee wat dergelijke kenmerken bijdragen aan de relaties met anderen. 'Ik ben goed in wiskunde' is op zichzelf voor een meisje geen belangrijk facet van haar zelfbeeld, maar wel als het een bindmiddel is met haar hartsvriendin die zij door te helpen voor zittenblijven kan behoeden. En lang zijn betekent voor een jongen dat hij een aanwinst is voor het basketbalteam en dáárom komt 'Ik ben nogal lang' in zijn zelfbeschrijving voor.

Zelfbeeld is één ding, zoals je zelf zou willen zijn is een ander. Het Ik-Ideaal speelt dan ook een minstens even belangrijke rol in de adolescentie. Leeftijdgenoten kunnen voor elkaar als voorbeeld dienen. Zowel voor beïnvloedbare karaktereigenschappen als voor levensstijl en opvattingen. Die anderen kunnen dienen als aanleiding voor experimenten: past dit ook bij mij of niet? Het zijn als het ware 'possible selves', waar een adolescent niet alleen passief op kan hopen, maar waar ook een motivationele kracht van kan uitgaan om ook daadwerkelijk zo te worden.[10] Soms is het inderdaad mogelijk door identificatie iets van een ander over te nemen in positieve of negatieve zin. Dan kan een sociaal onhandige jongen gefascineerd zijn door het lef van de leider van een jeugdbende uit de buurt en meegetrokken worden in de criminaliteit. Of een meisje dat leeft in een chaotische gezinssituatie kan zich optrekken aan een vriendin die een geregeld leventje leidt.

ZELFWAARDERING EN GEVOEL VAN EIGENWAARDE

In de afstand tussen zelfbeeld en Ik-Ideaal komt de zelfwaardering, het gevoel van eigenwaarde, tot stand. Bij een positief zelfbeeld is die afstand klein en de zelfwaardering gunstig. Je kunt ook zeggen dat het zelfbeeld bestaat uit twee facetten, het cognitieve facet is de zelfkennis en het *affectieve* facet de zelfwaardering. Dit onderscheid tussen het verstandelijke en het evaluerende is vooral een theoretisch onderscheid. Als mensen gevraagd wordt zichzelf te beschrijven, lopen deze twee invalshoeken meestal door elkaar.[11]

Het bereiken en op peil houden van het gevoel van eigenwaarde, is een belangrijke menselijke drijfveer. Zelfwaardering is een bron van *op zichzelf betrokken* emoties, zoals trots of schaamte. Ze zijn te onderscheiden van emoties die te maken hebben met iets buiten zichzelf, zoals vreugde en verdriet, terwijl angst en woede zowel op zichzelf als op de buitenwereld gericht kunnen zijn.

Bevestiging van zelfwaardering geeft trots en *voldoening* en het zelfbeeld blijft intact. Bedreigingen van de zelfwaardering door tekortschieten ten opzichte van het Ik-Ideaal leiden tot emoties zoals *schaamte* en *kwaadheid*; het zelfbeeld zakt.

Op hun beurt zijn emoties weer oorzaak van passiviteit of juist activiteit. Daardoor komen adolescenten soms in een neerwaartse spiraal terecht als hun gevoel van eigenwaarde laag is, want de daarbij behorende emoties prikkelen niet tot op verbetering gerichte actie. Schaamte kan leiden tot moedeloosheid, tot de boel maar laten zitten. Vaak ook tot het vermijden van vergelijkbare ervaringen of situaties, zodat de adolescent zich de gelegenheid ontneemt om te kijken of het een volgende keer niet beter zal gaan. En woede veroorzaakt nogal eens agressief gedrag, waardoor de jongere zich verder in de nesten werkt.

De vergelijking tussen 'is' en 'zou' - tussen 'zo ben ik' en 'zo zou ik willen zijn' - is een cognitief proces dat pas in de adolescentie echt tot de cognitieve mogelijkheden behoort, omdat het te maken heeft met het kunnen hanteren van veronderstellingen.[12] Het Ik-Ideaal waartegen de werkelijkheid het aflegt, bestaat immers niet concreet, het staat de jongere slechts als mógelijkheid voor ogen. Soms onbereikbaar: 'Ik zou zo graag altijd aardig en tolerant willen zijn. Zo iemand zou ik echt willen zijn, maar ik ben het niet en daarom val ik mezelf vaak zo tegen.'

Vanwege dit alles is in de diverse theorieën het bereiken van een positief zelfbeeld - en dus een positieve zelfwaardering - een kernthema voor de adolescentie. Met de zogeheten *competentiebelevingsschaal* kan bij kinderen en jongeren de zelfwaardering worden gemeten.[13] Een zelfbeeld heeft namelijk veel te maken met *competentie*, met het gevoel dat het eigen handelen ertoe doet, dat je greep hebt op de situaties waarin je gewoonlijk verkeert en adequaat kunt inspelen op eisen die in het leven dat je leidt aan je worden gesteld. Kortom, met *zelfvertrouwen*.

Op basis van onderzoek wordt verschil gemaakt tussen *specifieke* en *algemene* zelfwaardering. De eerste heeft betrekking op bepaalde terreinen die voor een adolescent belangrijk zijn en is dus contextgevoelig. Bovenaan staat de relatie met leeftijdgenoten: hoe competent, geaccepteerd en gerespecteerd

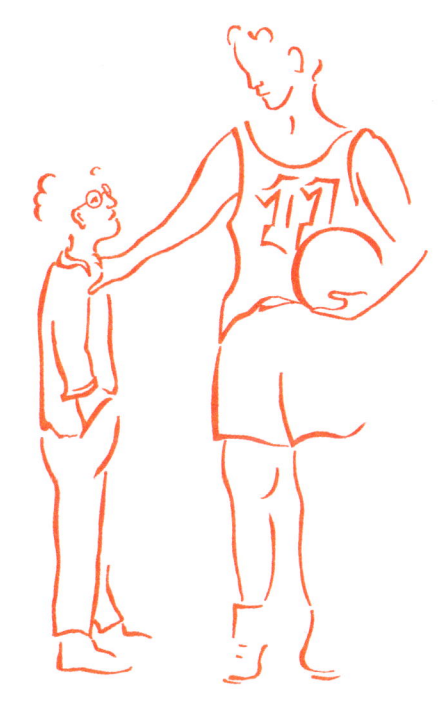

Het verschil tussen zo ben ik en zo zou ik willen zijn

Lees over het gevoel van competentie uitgebreider in deel II in het hoofdstuk *Zelfstandig worden*.

weet de jongere zich? Specifieke zelfwaardering kan ook ontleend worden aan vriendschappen, verliefdheidsrelaties, uiterlijk, school- en sportprestaties. Aan een algemene zelfwaardering, een overwegend positief zelfbeeld, dragen vooral ook de eerste drie bij. School- en sportprestaties blijven echter specifiek. Dat wil niet zeggen dat ze onbelangrijk zijn. Iets is beter dan niets. Van de Nederlandse twaalf- tot veertienjarigen doet 83 procent aan sport en van de vijftien- tot negentienjarigen 73 procent, met voetbal en zwemmen als favoriet.[14] Sport neemt dus een belangrijke plaats in de tijdsbesteding in en het zou jammer zijn als wat daar wordt gepresteerd maar een beperkte bijdrage zou leveren aan het zelfbeeld. Juist als adolescenten een algemeen gebrek aan eigenwaarde hebben, kan het helpen samen met hen te inventariseren of er geen domeinen zijn waar zij wél goed in zijn. Dit positieve zelfbeeld op een specifiek deelgebied kan dan een startpunt zijn voor socialevaardigheidstrainingen, die kunnen leiden tot iets betere contactuele eigenschappen en daarmee tot een verbreding van het positieve zelfbeeld.

Gebrek aan eigenwaarde en waardering voor het beeld dat de adolescent van zichzelf heeft, kan ook ontstaan door onbereikbare of verwarrende ideaalbeelden. In de *zelfdiscrepantietheorie* wordt dan ook onderscheid gemaakt tussen tekortschieten ten aanzien van 'zo en zo *graag willen zijn*' en 'zo en zo *behoren te zijn*'.[15] Een voorbeeld van het laatste zijn ouders die aan een adolescent een broer of zusje ten voorbeeld stellen, terwijl hij of zij daar nu eenmaal niet aan kan voldoen. Daar gaat een ondermijnende invloed van uit. Maar niet alleen de ouders, ook jongeren zelf kunnen een onbereikbaar Ik-Ideaal voor ogen hebben, niet zelden door het toeval dat benijdenswaardige leeftijdgenoten op hun weg brengt in de persoon van een neefje, nichtje, buurmeisje of klasgenoot. Sommigen hebben hulp nodig om hun idealen bij te stellen, de meesten ontdekken uit zichzelf wel de onmogelijkheid.

In het algemeen wordt geconstateerd dat de zelfwaardering aan het begin van de adolescentie begint te dalen, halverwege het vijftiende levensjaar op een dieptepunt is en daarna snel stijgt. Een belangrijke oorzaak van de daling is dat de jongeren zich voor hun Ik-Ideaal meer en meer gaan richten op anderen dan hun ouders en daar hun zelfwaardering aan ontlenen. Maar tegenover die anderen, meestal leeftijdgenoten, moet je je meer waarmaken dan tegenover je ouders, van wie je nu eenmaal een onvoorwaardelijker waardering krijgt. Pas vanaf een jaar of vijftien wordt voor adolescenten als groep een toename van de zelfwaardering gezien.

Naarmate het opleidingsniveau van de moeder hoger is, komt dat ten goede aan de zelfwaardering van jongeren, van zowel meisjes als jongens. Het lijkt erop dat moeders het zelfvertrouwen dat ze hieraan ontlenen en hun daarmee gepaard gaande positieve *copingstijl* overdragen op hun kinderen. Dit is in overeenstem-

---

'In vmbo-klas 2a zit Rebecca te huilen. Ze wil op de vuist met Ilona. Ze hebben ruzie over een vriendje. De economieleraar zet de klas aan het werk en troost de bleke, frêle Rebecca. Even later schuift hij aan bij de tegenpartij. "Vechten lost toch niets op, Ilona!" "Nee, maar als ze mij gaat slaan, sla ik wel terug. Dat mag van mijn moeder. Dat is zelfverdediging." (...) Ilona speelt vandaag de hoofdrol in een door haarzelf gecreëerde soap. En de klas is haar dankbaar. "Rebecca gaat haar zus erbij halen," meldt Melvin verlekkerd. De dreigende matpartij is heel wat interessanter dan het rooster op deze woensdag. (...) De doorsnee vmbo'er gaat naar school omdat het móet. Het zijn veelal kinderen die al op de basisschool een slecht rapport kregen. "Ze zijn niet gek. Ze weten heus wel dat ze het niet van hun schoolprestaties moeten hebben", aldus de mentor. "Maar daarop worden ze wel beoordeeld. En dus hebben ze een slecht zelfbeeld. Weinig zelfvertrouwen." (Reportage van Margreet Vermeulen, Volkskrant Magazine, 21 april, 2001)

ming met de al eerder genoemde gegevens dat enerzijds moeders vooral van invloed zijn op de sociaalemotionele kant van de persoonlijkheid van hun kinderen en anderzijds dat de algemene zelfwaardering van jongeren juist wordt ontleend aan die sociaalemotionele domeinen.

Meisjes lijden vaker onder een negatief zelfbeeld en een lage zelfwaardering dan jongens. Rond veertien jaar is zelfs vaak een duidelijke dip bij meisjes te zien. Daarvoor worden drie oorzaken genoemd. De eerste is al eerder ter sprake gekomen en betreft het veranderende uiterlijk en de daarmee gepaard gaande onzekerheid over *seksuele aantrekkelijkheid*. De tweede is het lichamelijke ongemak van de *menstruatie* en de schommelingen in stemming die deze mee kan brengen. En in de laatste plaats is een zekere breuk te zien in wat van meisjes verwacht wordt vergeleken met de kindertijd. In het algemeen worden kleine meisjes nog zo opgevoed dat vooral aardigheid, meegaandheid, aanpassing en gevoeligheid voor sociale relaties worden benadrukt. Met een of beide ouders op de achtergrond als steun. Van kleine jongens wordt van meet af aan meer zelfstandigheid verwacht, meer individuele prestatie, meer opkomen voor zichzelf. Als in de adolescentie meer op autonomie moet worden aangestuurd en de jongeren zich meer op eigen kracht moeten zien te redden tussen leeftijdgenoten, zijn jongens daar meestal beter op voorbereid dan meisjes. Ook beter voorbereid op het opkomen voor zichzelf ten opzichte van de ouders, terwijl zij toch al meer vrijheid krijgen dan hun zusjes. Dit laatste werkt voor meisjes dus dubbelop: ze mogen minder dan jongens - moeten vroeger thuiskomen, mogen niet alleen naar een disco - en zijn ook nog eens minder goed in staat meer vrijheid op te eisen.

Hoewel het uiterlijk voor meisjes zwaarder telt dan voor jongens, werd in een onderzoek gevonden dat chronische aandoeningen, zoals hooikoorts, astma en eczeem, wel ten nadele werken van de zelfwaardering van jongens, maar niet van die van meisjes. Alsof meisjes zonder meer al 'laag genoeg' zitten.[16]

Allochtone jongeren kunnen in verwarring raken doordat geen eenduidig Ik-Ideaal door hun hoofd speelt. Gaat het om een aspect dat geldt in hun eigen culturele kring of daarbuiten in de Nederlandse cultuur? Omdat het bij dit soort processen niet gaat om een bewuste keuze, maar inderdaad om beelden die zich opdringen, kan een allochtone adolescent, die noch hecht verankerd in de eigen minderheidscultuur leeft, noch aanzienlijk geïntegreerd is in de meerderheidscultuur, heen en weer geslingerd worden.

Als de ruimte tussen zelfbeeld en Ik-Ideaal groot is, krijgen ook fantasieën over herkomst een kans. Jongeren die zijn geadopteerd, die hun vader niet hebben gekend of die met zaad van een anonieme donor zijn verwekt, kunnen op zoek gaan naar hun roots uit een emotionele nieuwsgierigheid, maar ook om het gat te vullen tussen realiteit en ideaal. Het weten dat er een onbekende factor is, kan zo fascinerend zijn dat het de acceptatie van de realiteit in de weg zit. Bij sommige jongeren waaiert deze fascinatie uit naar meer in het algemeen geboeid raken door het onbekende,

> Lees over de betekenis van borsten en menstruatie in het hoofdstuk *Seksualiteit en verlangen*.

ontbrekende, niet concreet aanwezige.

Lezend over en pratend met jonge adolescenten krijgt men de indruk dat vooral competentie in het concrete en praktische bijdraagt aan een positief zelfbeeld. Iets kunnen en kunnen laten zien wat je kunt. Natuurlijk kun je dat in schoolvakken en in sport laten zien, maar beide domeinen staan toch min of meer buiten het echte leven. Zelfvertrouwen wordt vooral ontleend aan zelfredzaamheidssituaties in het dagelijkse leven. Praktische zaken regelen en tot een goed einde brengen, zoals zorgen dat je kleine broertje in het ziekenhuis komt als hij in jouw bijzijn van zijn fiets is gevallen.

Interessant in dit verband is ook de observatie dat jonge meisjes die paardrijden - meisjes zijn in de maneges verre in de meerderheid - helemaal kunnen opgaan in de praktische zorg voor hun paard. Borstelen, kammen, voeden, hoeven uitkrabben, stal uitmesten met een ijver die thuis zelden wordt getoond. Volgens onderzoekers helpt die zorg in het losmakingsproces van de moeder. Zij zorgt voor haar paard zoals moeder voor haar zorgde en zodoende verhoogt zij haar zelfvertrouwen. Dit concrete bezig zijn in de stal is minstens zo belangrijk als het rijden en zij doet dit op eigen kracht en onder eigen verantwoordelijkheid.[17] De meisjes in de betreffende onderzoeken noemden ook de erotische aantrekkingskracht van het paard, maar slechts op de achtergrond. Zij zeiden dat het juist zo fijn is dat je met je paard wel lekker kunt knuffelen, maar dat het dier nooit 'verder' wil gaan, zoals jongens.

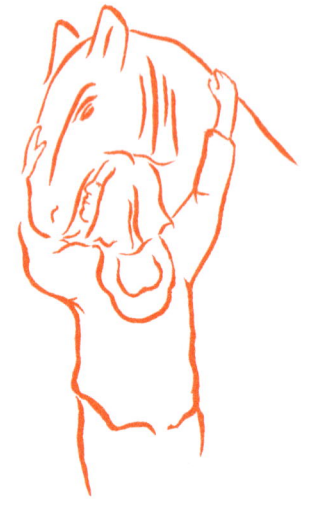

Zorgen voor hun paard geeft meisjes zelfvertrouwen

IDENTITEIT

Het derde belangrijke proces met betrekking tot de persoonlijkheid is de identiteitsvorming. Identiteit is niet zo eenvoudig af te grenzen van zelfbeeld en soms worden de begrippen ook door elkaar gebruikt, maar er is wel degelijk verschil. Het zelfbeeld is uiteindelijk een soort optelsom van zelfkenniselementen, die een adolescent in vooral sociale ervaringen opdoet en de waardering daarvoor. 'Wat zijn mijn sterke kanten? Waar ben ik slecht in? Hoe vinden mensen mij? Hoe zie ik eruit? Waar geniet ik het meest van?' Enzovoort. Identiteit daarentegen is niet zozeer kennis en *beeld* als wel *zelfgevoel*. Het gevoel een en dezelfde persoon te zijn in allerlei situaties en stemmingen. Het is dus eigenlijk de kern van het begrip Ego. Zelfbeeld is een begrip dat stamt uit de sociale psychologie, en identiteit uit de persoonlijkheidspsychologie.

Lees over Eriksons theorie over identiteit en zijn begrip 'moratorium' in het hoofdstuk Een aantal theorieën.

Identiteit is een begrip dat onlosmakelijk is verbonden met de theorie van Erikson. En ten onrechte wordt wel gedacht - en in die zin wordt hij ook vaak geciteerd - dat het begrip 'identiteit' bij hem het antwoord is op de vragen 'Wie ben ik?' en 'Wie wil ik zijn?' Alsof de adolescent 'kiest' voor een bepaald persoonlijkheidsmodel. In dat licht wordt dan bijvoorbeeld het gaan behoren tot een bepaalde groep verklaard: de adolescent krijgt daarmee antwoord op de vraag 'Wil ik misschien (ook) zo iemand zijn?' Of de tijdelijke bevliegingen als vegetariër worden, flamingodansen leren of alleen nog maar op de grond willen slapen. Dat zijn min of meer bewuste uitprobeersels bij het bouwen aan een zelfbeeld. Erikson bedoelde met het begrip identiteit echter veel meer de continuïteit in het eigen persoonlijk bestaan. De rode draad die alles in en rond de persoon samenbundelt. Identiteit is een doorleefd ik-gevoel dat eenheid aanbrengt in alle belevingen.

Het proces dat in de adolescentie leidt naar identiteitsgevoel, is te vergelijken met het vroegkinderlijke proces dat uitloopt op het gebruik van het woordje 'ik'. Het is in wezen een hoger ontwikkelde vorm van dát prille besef.[18] In de puberteit komt dat ik-besef als ervaring van persoonlijke continuïteit op losse schroeven te staan door de grote lichamelijke, cognitieve en sociale veranderingen. Er is sprake van een identiteits*crisis*. De identiteit als het vanzelfsprekende, woordloze ik-ben-ik-gevoel is weg. Een centraal thema van de adolescentie is dat - en nu in 'hogere' vorm - terug te vinden. Dat kan door zich tijdens het *moratorium* in allerlei situaties te begeven en met ervaringen te experimenteren.

De voorbeelden die hierboven werden genoemd als uitprobeersels kunnen dezelfde blijven, maar het gaat dan niet in eerste instantie om de zelfbeeld- en Ik-Ideaalvragen 'Wat past bij mij en wat niet en hoe wil ik zijn'. Het gaat er veel meer om door al die heel verschillende activiteiten heen - die soms zelfs met elkaar in tegenspraak zijn - zichzelf als *eenheid* te blijven voelen.

'Het klinkt heel gek, maar ik zie mezelf als verschillende personen. Mijn gedrag op school is heel anders dan thuis. Bij mijn vriendje doe ik anders dan bij mijn vriendinnen. En hier zit ik helemaal niet mee. Integendeel.' (Meisje, 14 jaar, VPRO Achterwerk 22, 2008)

Voor een veertienjarige jongen kan het verwarrend zijn dat hij zich bij zijn grootouders heel anders voelt en gedraagt dan in het vriendengroepje waarmee hij in het weekend rondhangt op de vaste hangplek, terwijl hij zich in beide situaties toch wel thuis voelt. Pas op den duur daagt het besef dat dit een teken is van de plasticiteit die mensen eigen is, van een als positief te waarderen aanpassingsvermogen, en dat het geen afbreuk doet aan de eenheid als persoon. Het besef dat een mens geen rechtlijnig wezen is, maar in staat is zelfs tegenstellingen in zichzelf te verdragen en te verzoenen. Uiteraard behoren bij die eenheid eigenschappen en een adolescent doet door al die ervaringen ook zelfkennis op. Maar dat is meer een uitvloeisel van het proces dan de kern van wat er gebeurt. De kern is het vinden van stabiliteit. Anders gezegd: zelfkennis en weten wat je wilt en wat niet, is pas mogelijk als je jezelf als eenheid, als identiteit beleeft.

Het spreekt vanzelf dat dergelijke identiteitsprocessen zich vaker voordoen in tijden van snelle sociale veranderingen waarin voor jongeren een waaier aan cultureel bepaalde persoonlijkheidsverschillen zichtbaar is. Ook is niet bij alle jongeren het nadenkend bezig zijn met zichzelf even sterk ontwikkeld, waarbij de rol van intelligentie niet is te ontkennen.

Als de adolescentieontwikkeling niet verloopt zoals zou moeten, kunnen dan ook identiteitsproblemen ontstaan, die zich kunnen uiten in een gebrekkige zelfkennis of een niet weten wat je wilt. Maar in dat geval zijn die uitingen dan symptomen van een dieper liggend identiteitsprobleem.

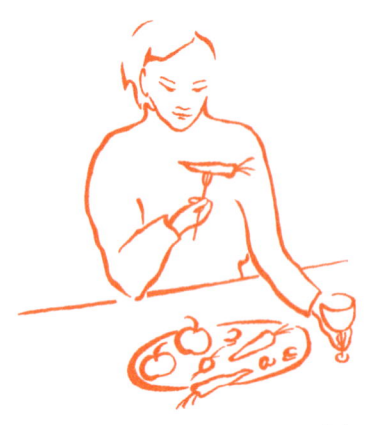

Kijken of het bij je past om vegetariër te zijn

Blijvende identiteitsproblemen zijn overigens meestal niet louter op de adolescentie zelf terug te voeren. Een zwakke Ego-ontwikkeling in de kinderjaren maakt het krijgen van een stevig identiteitsgevoel uiteraard moeilijker. Als psychoanalyticus was Erikson net als Freud van mening dat het Ego het in de adolescentie sowieso zwaar te verduren krijgt. Bij een toch al wankele Ego-structuur komen de lichamelijke, cognitieve en sociale veranderingen des te harder aan. Dat is duidelijk te zien bij identiteits*verwarring*: als de adolescent maar blijft experimenteren en rondkijken, en niet tot uiteindelijke levenskeuzen kan komen die in zekere harmonie met elkaar zijn. Maar ook bij het tegendeel, bij de zogeheten *foreclosure* - vroegtijdige afsluiting - kan sprake zijn van een zwak Ego, dat verdere experimenten niet aandurft en zich terugtrekt op een beperkt aantal ervaringsterreinen en bijpassende rollen. Foreclosure kan echter ook ontstaan doordat het moratorium vroegtijdig moet worden afgesloten door omstandigheden, zoals bij een tienerzwangerschap.

Internet en ik

Eerder in dit hoofdstuk werd gesproken over 'possible selves': experimenten met 'past dit bij me of niet', al dan niet aangestoken door voorbeelden van anderen. Het moderne internet geeft hier nieuwe mogelijkheden. In de adolescentie leer je jezelf kennen als iemand die zus en zo reageert, dit en dat vindt, daar wel en daar niet over nadenkt, enzovoort. Nu is een interessante discussie gaande in hoeverre internet van invloed is op de identiteitsontwikkeling. Tot enkele jaren geleden gebruikten jongeren internet voornamelijk voor het zoeken van informatie. Nu is *communicatie* het belangrijkste motief. CMC staat voor *Computer Mediated Communication*.
Voor jongeren is die virtuele wereld een vanzelfsprekendheid. In het Amerikaans is het oude begrip 'teenagers' al veranderd in 'screenagers'. Zittend achter de computer spelen ze met onbekenden over de hele wereld een spel, zoals *World of warcraft* en *Habbo Hotel*. Of ze discussiëren in *chatrooms* met vreemden over van alles en nog wat. De populariteit van chatrooms is in de afgelopen tijd iets afgenomen ten gunste van *msn'en*, wat je doet binnen een netwerk van bekenden. Vrijwel alle jongeren doen dat dagelijks en het is belangrijker geworden dan de mobiele telefoon.
En er zijn de *profielsites*, waarop je jezelf presenteert met een biografie, persoonsbeschrijving, foto, hobby's, muziekvoorkeuren, enzovoort, en waarop je dan reacties krijgt. Voorbeelden zijn *Sugababes* en *Superdudes*. Van de Nederlandse tieners tussen dertien en achttien jaar heeft 58 procent ooit een profiel van zichzelf aangemaakt. Het gebeurt echter meestal in een impuls en de pagina's worden na verloop van tijd vaak niet bijgehouden.
Dan zijn er de *netwerksites*, zoals *MySpace*, *Facebook* en het populaire *Hyves*, profielsites waarop jongeren onderling communiceren in een steeds uitdij-

> Lees over negatieve aspecten van internet in het hoofdstuk *Op zoek naar avontuur*.

end netwerk van oude en nieuwe vrienden. Ze wisselen ook gedichten, zelfgemaakte liedjes, dagboeken en foto's uit, zodat een sociale webgemeenschap ontstaat.

Maar - en dat is in verband met identiteit interessant - online bezig zijn doen ze eigenlijk nooit onder hun eigen naam. Bij een spel krijgen ze, als ze zich als deelnemer inschrijven een poppetje (een 'avatar') dat ze naar eigen idee kunnen aankleden en een naam geven. In chatrooms en op sites kiezen ze voor zichzelf een pseudoniem. Voor ouderen lijkt dat anoniem willen blijven misschien een vorm van lafheid, je durft kennelijk niet te laten zien wie je bent. Maar dat is het niet. Eigenlijk is het niet eens anoniem. Hun schuilnaam is niet om zichzelf te verbergen, maar om een bepaalde persoon te kunnen zijn, met kenmerkende eigenschappen en reacties. Het zijn speelse afsplitsingen van wie je in het dagelijkse leven bent of zou willen zijn, een ander 'zelf', misschien wel je Ideaal-Ik. En wat daarbij zo belangrijk is: je kunt allerlei kenmerken van jezelf die bij een eerste indruk die je op anderen maakt zo dominant zijn, verbergen, zoals je sekse, dialect of aantrekkelijkheid.[19]

En die digitale persoonlijkheid moet ook, net als in de 'echte' werkelijkheid, samenhang vertonen om overtuigend te kunnen zijn. Je valt door de mand als je dingen doet of schrijft die totaal niet bij elkaar passen. Je hebt vrienden, vijanden, collega's, bondgenoten, tegenstanders, geliefden, die in de gaten houden of je wel geloofwaardig bent. Net als toneelspelers kruip je tot in de kleinste details in de huid van een ander. Het zijn zelfgekozen identiteiten, waarmee je in die virtuele wereld kunt experimenteren. Een praatje maken, flirten, een baan zoeken, geld verdienen, een huis inrichten. Alles zoals in de echte wereld. Kortom: jongeren hebben op het wereldwijde web een samenleving naast hun dagelijkse bestaan. Letterlijk een second life. Of soms ook een derde of vierde, want je kunt onder verschillende identiteiten meedoen.

In de psychologie is 'jezelf worden' nog steeds een centraal thema. We weten nog niet wat voor invloed deze virtuele samenlevingen met bijbehorende identiteiten hebben op het 'jezelf worden' van jongeren. 'Wie ik ben op internet, bepaal ik zelf. Wie ik nu ben, zegt weinig over wie ik morgen ben. Waar ik nu ben, ben ik iemand anders dan waar ik straks ben. De gelegenheid schept de identiteit.'[20]

In een Nederlands onderzoek werd geprobeerd te achterhalen hoe deze vorm van communicatie invloed kan hebben op de persoonlijkheidsontwikkeling. Het blijkt vooral belangrijk te zijn dat alle communicatie in woorden moet verlopen. Er is, behalve een beetje bij het gebruik van een *webcam*, geen non-verbale informatie. Het is in de sociale psychologie een bekend verschijnsel dat gesprekspartners niet graag in onzekerheid blijven over wie de ander is. Men heeft behoefte aan aanknopingspunten. Als er alleen maar te praten valt, leidt dat tot het stellen van vragen, vragen en nog eens vragen. Dat is precies wat bijvoorbeeld gebeurt in chatrooms en netwerksites, waar men elkaar niet persoonlijk kent. Dat maakt dat jongeren over zichzelf

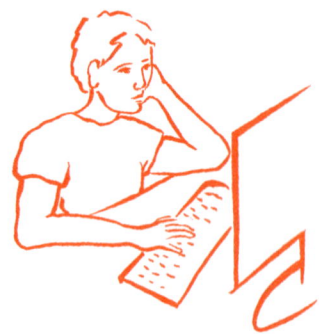

Op internet maak je zelf uit wie je bent

moeten nadenken. En gaandeweg vertellen ze elkaar steeds meer over zichzelf. Daarbij is het fijn dat je nooit meteen hoeft te antwoorden, maar eerst even kunt nadenken.

Dat maakt dat ze ook meer durven experimenteren door zich anders voor te doen dan ze zijn. Jongeren doen dat meer dan ouderen en introverte jongeren meer dan extraverte. Het is vooral voor de eersten een belangrijke vorm van zelfexploratie, waartoe ze in een rechtstreeks contact niet in staat zouden zijn. Bovendien leggen ze sociale contacten, waar ze in het dagelijks leven misschien te verlegen voor zijn.

Het presenteren van jezelf op een profielsite blijkt gunstig te zijn voor het zelfvertrouwen. Je krijgt positieve en negatieve reacties. Beide zijn van invloed, maar er is een derde factor die daar doorheen speelt: het aantal reacties. Hoe meer reacties er komen, des te positiever die in de loop der tijd worden. Jongeren leren namelijk op basis van de reacties hoe ze hun profiel moeten bijstellen, met als gevolg méér positieve reacties. En hoe meer positieve reacties, des temeer het zelfvertrouwen en het welzijn van jongeren omhooggingen.[21]

Er is nog een positief aspect van internet te noemen als het gaat om persoonlijkheidsvorming. 'Als u wilt weten hoe leiderschap in het bedrijfsleven er de komende drie tot vijf jaar gaat uitzien, moet u eens kijken wat er gaande is in de onlinegames.' Dat schrijft de Amerikaanse communicatiedeskundige Byron Reeves in een rapport voor IBM.[22]

De games zoals *World of warcraft* en *Runescape* spelen zich af in wereldomspannende, complexe omgevingen waar het er uiterst wedijverig toegaat, maar waar je ook moet samenwerken in teams. Je moet risico's durven nemen, maar met elkaar ook goed kunnen organiseren en plannen. Strategieën bedenken en erover communiceren. Je komt in een spel verder als je je kennis met anderen deelt. En wie die anderen zijn, man, vrouw, blank, zwart, hetero, homo, enzovoort, doet er allemaal niet toe. Het gaat alleen om wat ze doen en bijdragen. In het echte leven worden bijvoorbeeld leiderschapskwaliteiten vaak toegekend op grond van lengte, aantrekkelijk uiterlijk en sekse. Die vallen in de virtuele wereld weg. Uit onderzoek blijkt dat daar bijvoorbeeld voor leiderschap wel telt hoe vaak iemand 'wij' gebruikt in plaats van 'ik', of iemand de ideeën van een ander goed kan samenvatten in plaats van zelf meteen met een beter idee te komen.[23] Allemaal ervaringen in de virtuele wereld, die de spelers in het latere werk in het zakenleven zullen inbrengen. Goede gamers zijn zo misschien de grote bazen van de toekomst en zullen de stijl in het management veranderen.

Omgekeerd zou het huidige bedrijfsleven alvast bij jonge werknemers kunnen inspelen op de manier waarop zij gewend zijn aan werken in teams, aan onmiddellijke feedback op wat je doet, goed of fout. En vooral: niet alles in het werk willen laten verlopen volgens vaste procedures en protocollen. De gamers zijn gewend aan het ontwerpen van een eigen strategie, die wendbaar is, waardoor ze snel leren wat werkt en wat niet en

waardoor ze hun eigen gedrag snel kunnen bijstellen.[24]
Het is trouwens aannemelijk dat dit niet alleen voor het bedrijfsleven geldt, maar ook voor leiderschap in wetenschap, cultuur en sport.

WAAR STA JE VOOR?

Het begrip 'identiteit' heeft behalve het belevingsaspect van continuïteit ook een gedragsaspect, namelijk datgene wat men vanuit het identiteitsgevoel dóet. Daarover gaat de invloedrijke theorie van Marcia.[25] De mate waarin een jongere een identiteitsgevoel heeft ontwikkeld, bepaalt de mate waarin hij of zij doelgericht bezig kan zijn. Dat doelgerichte uit zich in *commitments*, een Engels woord waarvoor geen Nederlands gelijkwaardig woord bestaat. Het wordt wel vertaald met 'bindingen', dat in gevoelswaarde echter niet helemaal overeenkomt.[26] Commitment gaat meer in de richting van 'ergens voor staan'. Het gaat om gemaakte keuzen waar je verder achter kunt staan en waar je je voor inzet. Ze betreffen school, sport, beroepsoriëntatie, levensovertuiging, godsdienst, politieke stellingname, relaties. Er is wel enige overeenkomst met de hoofdproblemen van de volwassenheid, die in het vorige hoofdstuk werden besproken. Ook dat zijn keuzeproblemen. Bij commitments lijkt het echter meer te gaan om wat er ná de keuze komt: de blijvende inzet.

Tegen het eind van de adolescentie worden door Marcia *vier* zogenaamde *identiteitsstatussen* onderscheiden.[27] Ten *eerste* jongeren die na een periode van exploratie tot duidelijke commitments zijn gekomen: *achievement*. Ten *tweede* zij die daar zonder voorafgaande exploratie door omstandigheden in terecht zijn gekomen, de situatie die bij Erikson *foreclosure* heet. Dan in de *derde* plaats jongeren die nog aan het exploreren zijn en zich nog slechts voorlopig aan een en ander hebben verbonden, dus het *moratorium* laten voortduren. En ten slotte de *vierde* status van geen commitments en evenmin bezig daar naartoe te werken: *diffusion*. De eerste en derde status zijn te prefereren boven de andere twee, omdat jongeren daarin blijk geven te beschikken over een duidelijk zelfregulerende instelling. Adolescenten hoeven niet met betrekking tot alle levensdomeinen eenzelfde status te hebben. Met betrekking tot vriendschappen kan achievement zijn bereikt, terwijl als het op waarden en idealen aankomt de jongere zich nog volop in het moratorium bevindt of zelfs in diffusion.[28] Een zestienjarige jongen heeft al drie jaar een vast vriendinnetje in een door beiden als hecht beleefde relatie. Zij zijn stabiel op elkaar ingesteld, maar als je hem vraagt naar zijn politieke voorkeur lacht hij verontschuldigend dat dat nog niet zo erg zijn belangstelling heeft.

Het bezwaar van deze theorie is dat alleen naar de status als 'eindproduct' wordt gekeken en niet naar het proces dat eraan voorafgaat. Er is echter gedurende de adolescentie afwisselend sprake van aangaan, loslaten en veranderen van 'bindingen'.

Dat wordt vooral duidelijk als onderscheid wordt gemaakt tussen *actuele* en *toekomstige* bindingen. Jonge adolescenten kunnen in hun huidige levenssituatie soms duidelijke bindingen hebben die hen een gevoel van identiteit opleveren, terwijl de bindingen met het oog op de toekomst nog slechts vaag zijn.[29] Een veertienjarig meisje dat nog geen idee heeft wat ze later wil gaan doen, maar wel vindt dat ze op school haar best moet doen. Daar voelt zij zich toe 'gebonden' en het is een gedragsmatig uitvloeisel van haar identiteitsgevoel. Maar als ze zestien is, wordt haar binding aan school misschien zwakker en vindt ze zesjes voldoende. Haar commitment ligt dan bijvoorbeeld meer bij haar sportteam. Zo zijn voortdurend verschuivingen te zien door veranderingen in de actuele situatie en de exploratie, het uitproberen, daarin. De Groninger Identiteitsontwikkelingsschaal (GIDS) is ontwikkeld om bij jongeren tussen dertien en eenentwintig jaar de actuele bindingen in kaart te brengen op zes levensterreinen, om te meten hoe sterk ze zijn en om na te gaan hoeveel er nog wordt afgetast. In half gestructureerde interviews wordt gepraat over school, ouders, levensbeschouwing, vriendschappen, seksuele relaties en over zichzelf.

Het is vanzelfsprekend dat pas naarmate de volwassenheid dichterbij komt, bindingen worden aangegaan die met de toekomst hebben te maken: vaste relaties en beroep. Toch is niet duidelijk of er eerst een identiteitsgevoel moet zijn, wil van daaruit een keuze voor deze twee mogelijk zijn. Of dat omgekeerd een dergelijke keuze het identiteitsgevoel verstevigt. Dit is vooral belangrijk als het gaat om de keuze van een levensgezel. In de klassieke opvatting van Erikson gaat 'de identiteit aan de intimiteit vooraf'. Pas wie een continu ik-ben-ik-gevoel heeft met bijpassend zelfvertrouwen, kan een intieme relatie met een ander aan. Empirisch bewezen is dit echter niet en het zou ook wel eens een typisch mannenstandpunt kunnen zijn, stammend uit de tijd dat een man eerst moest zorgen dat hij voldoende verdiende om een vrouw te onderhouden - een beroepsidentiteit had opgebouwd - voordat hij een vrouw kon kiezen. Uiteraard een in de moderne levenssituatie achterhaald idee. Waarschijnlijk werkt het beide kanten uit en kan zelfs een onzekere keuze een nog wankel identiteitsgevoel versterken, ook wat betreft beroep.

Het meisje dat niet weet wat zij worden wil en maar net als haar vriendin naar de kappersvakschool gaat, vertelt dat ze iedere keer 'een kick krijgt' als iemand haar vraagt wat ze doet en ze kan zeggen 'ik word kapster'. Want 'het is gewoon zo'n lekker gevoel dat ik nou weet waar ik mee bezig ben, dat ik een vak heb dat ik ga doen'.

Ten slotte een opmerking over het begrip *foreclosure*. Men kan zich niet aan de indruk onttrekken dat dit enigszins normerend wordt gebruikt en een zeker negatief waardeoordeel inhoudt. En de vraag is dan of dit wel juist is. Speelt hier misschien een - vooral Amerikaans - ideaalbeeld doorheen van de extraverte, nieuwsgierige mens, die gericht is op het onbekende, de uitdaging zoekt, met originele ideeën komt en wil ontdekken en vernieuwen? Maar lang niet iedereen zit zo in elkaar en daarom is het zeer de vraag of

---

'Ik schrok toen ik ontdekte dat ik zwanger was. Ik had niet verwacht dat ik zo jong moeder zou worden. Ik heb niet getwijfeld of ik het kind zou laten weghalen. Ik dacht: wie weet is dit mijn enige kans om een kind te krijgen. Ik vond het wel spannend om het aan mijn moeder te vertellen. Ze schrok eerst, maar zij en mijn vader hebben me meteen gesteund.
(...) Ik ben wel veranderd door het moederschap. Vroeger dacht ik niet echt na over de toekomst. Nu wel. Als ik een keer geen zin heb in school en ik kijk naar mijn zoon, dan weet ik weer waarvoor ik het doe.' (Meisje, 16 jaar, Het Parool, 2 oktober, 2008)

exploratie voor iedereen de beste weg naar volwassenheid is. Het maken van een vroege keuze kan iemand ook de nodige zekerheid geven en daardoor bijdragen aan een identiteitsgevoel, ook al worden andere keuzemogelijkheden afgesloten. Het zou niet juist zijn adolescenten die zich al jong vastleggen in een relatie, beroep of overtuiging saai te noemen, bezadigd, vroeg oud, of hen zelfs levensangst toe te schrijven. Niet iedereen is een geboren avonturier.

Lees over deze ontluikende volwassenheid in het hoofdstuk *Autonomie en verantwoordelijkheid*.

Het is echter wel waar dat het overheersende levensgevoel van nu anders is gericht. Het aangaan van bindingen wordt door velen lang uitgesteld. Zo lang dat al wordt gesproken over een nieuwe levensfase: *Emerging Adulthood* - ontluikende volwassenheid. - tussen de adolescentie en volwassenheid. [30]

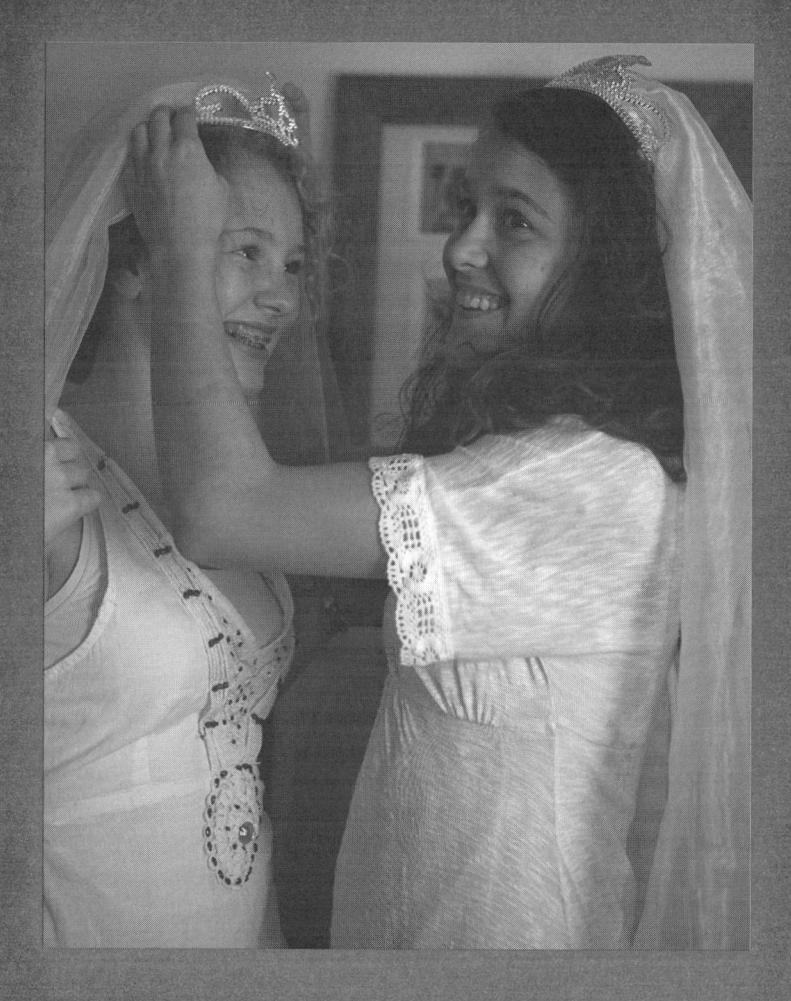

6 | WAARDEN EN IDEALEN

6 | Waarden en idealen

De gelijkwaardigheid van alle mensen en de vrijheid van meningsuiting zijn twee waarden. Uit de eerste volgt de norm dat je niet mag discrimineren, uit de tweede dat je voor je mening uit mag komen. Die twee zitten elkaar in de weg bij het beoordelen of iemand een beledigende opmerking mag maken over bijvoorbeeld moslims.

'Waar sta je voor?' is de titel van de laatste paragraaf in het vorige hoofdstuk waarin wordt beschreven hoe de adolescentie als voorportaal van de volwassenheid ook in toenemende mate met zich meebrengt dat bindende keuzes moeten worden gemaakt - *commitments* moeten worden aangegaan. Zulke keuzeprocessen gebeuren niet in het wilde weg, maar zijn gebaseerd op wat iemand op een bepaald moment belangrijk vindt, waar hij of zij wel of geen waarde aan hecht. Hoe komt een adolescent aan zo'n grondpatroon van waarden en idealen die als motieven kunnen dienen voor de commitments die hij aangaat?

Waarden hebben in dit verband de betekenis van 'goed en slecht' in morele, medemenselijke zin. Aan welke criteria je je handelen toetst in de omgang met anderen. *Idealen* hangen samen met de zingeving van het eigen leven, de inhoud die je aan het eigen bestaan wilt geven.

Kunnen redeneren over goed en kwaad

Waarden en normen worden vaak in een adem genoemd. Toch is er wel verschil. *Waarden* zijn abstracter van aard, *normen* hebben een rechtstreekser verband met concreet gedrag. *Regels* zijn dan nog weer specifieker. Onder eenzelfde waarde kunnen verschillende normen vallen. Eerlijkheid is in onze cultuur een belangrijke *waarde*. Daar horen *normen* bij als 'de waarheid spreken', 'rechtvaardig delen' en 'niet stelen'. Bij dat eerste hoort dan weer de *regel* dat je geen valse roddels verspreidt.

Denken over wat je goed vindt en wat niet, is niet los te zien van denkprocessen in het algemeen. De denkmogelijkheden die een adolescent tot zijn beschikking heeft, nemen toe en dat is van invloed op het denken over goed en kwaad.

Lees over de theorie van Kohlberg in deel I in het hoofdstuk *Gewetensvorming* en deel II in het hoofdstuk *Moraal*.

Met deze *morele denkontwikkeling* is onlosmakelijk de naam van Kohlberg verbonden. Ieder kind doorloopt volgens zijn theorie zes stadia waarin het ervaringen ordent volgens een bij het stadium passende maatstaf voor wat goed en slecht is. Het is een natuurlijk proces dat met de menselijke natuur gegeven is, te vergelijken met de stadia in de denkontwikkeling volgens Piaget. Op het simpelste niveau is 'goed' eenvoudigweg wat je laat omdat je er anders een tik voor op je vingers krijgt. In een van de latere stadia tijdens de schoolleeftijd is 'goed' alles wat tot de sociale regels behoort, wat je nu eenmaal behoort te doen. Uiteindelijk komt het besef dat er universele menselijke waarden zijn waaraan je sociale regels kunt toetsen. Die algemene waarden zijn niet van gelijke orde, zodat je steeds zélf afwegingen moet maken van wat je in een bepaalde situatie het zwaarst vindt wegen en de doorslag geeft. Eerlijkheid is dan wel een belangrijke waarde, maar soms moet je liegen om iemand in nood te helpen, omdat medemenselijkheid misschien toch nog een hogere waarde is dan eerlijkheid. Omdat dit soort afwegingen zich op een zeker abstract niveau afspelen en dus berusten op *formele redeneringen*, komen ze pas in de adolescentie binnen het bereik van het denken.

Lees over de kenmerken van het formele denken in het hoofdstuk *Cognitieve veranderingen*.

Het is belangrijk voor ogen te houden dat het in de theorie van Kohlberg inderdaad uitsluitend gaat om *redeneren* over problemen van goed en kwaad, van waarde en waardeloosheid, niet over *gedrag*. Adolescenten kunnen diepgravend denken en discussiëren over morele vraagstukken, maar dat zegt niets over wat ze in de praktijk doen. Een adolescent kan een redenering opbouwen waarin hij het kraken van huizen verdedigt, terwijl hij er zelf, als de gelegenheid zich voordoet, om heel andere redenen niet aan meedoet. Omgekeerd kan een meisje tijdens een discussie op grond van haar opvattingen de morning-afterpil afwijzen, maar hem toch innemen als zij totaal onverwacht met een jongen naar bed is geweest zonder voorbehoedsmiddel.

JE VERPLAATSEN IN EEN ANDER

Behalve dat de mogelijkheid tot abstract denken en dus tot het maken van afwegingen toeneemt welke waarden en normen in een bepaald geval het zwaarst wegen, wordt het voor een adolescent ook beter mogelijk zich al denkend in de positie van een ander te verplaatsen - met een lelijke vertaling uit het Engels *perspectiefneming* genoemd. En ook dat is een voorwaarde voor het kunnen hanteren van normen die het loutere eigenbelang, de eigen gezichtshoek en wat je op het eerste gezicht behóórt te doen, te boven gaan. Er is weliswaar een bepaald *cognitief* niveau voor nodig, maar als het gaat om het daarbij hanteren van normen en waarden is dit verstandelijke niet voldoende, je moet ook in staat zijn tot een bepaalde mate van *empathie*, tot meeleven en meevoelen. Psychologen verschillen erin op welke van de twee ze de nadruk leggen. Voor Kohlberg is dat de cognitie, de verstandelijke afweging, voor anderen de empathie, het gevoelsmatig inleven. Vooral het kunnen aanvoelen van de behoeften en stemming van anderen en daarin op emotionele wijze kunnen 'meevibreren', stimuleert volgens die laatste opvatting het zich eigen maken van morele principes. Zoals mensen in cognitief opzicht verschillen, zo zijn ze ook niet allen in gelijke mate tot empathie in staat.[1]

Dat het bij cognitie en empathie om een zinvol onderscheid gaat, zou men kunnen afleiden uit het feit dat er wel een correlatie bestaat tussen empathie en moreel handelen, ook wel tussen moreel redeneren en moreel handelen, maar slechts in mindere mate tussen empathie en moreel redeneren. Voor dat laatste is wel een verklaring. Empathie heeft uiteraard meer te maken met concreet indenken dan met abstract denken. Daarom zijn empathische mensen wel in staat om bij morele discussies het perspectief van de ander in te nemen, maar of ze dan ook tegelijkertijd daarover abstracte redeneringen kunnen opbouwen staat daar los van en heeft te maken met hun cognitieve niveau. Je hoeft geen slimme denker en prater te zijn om met iemand mee te voelen.

Empathie wil zeggen dat men op een ervaring van een ander met emoties reageert alsof het om een eigen ervaring gaat. Lees erover in deel I in het hoofdstuk *Sociale ontwikkeling*.

Weten dat je fout zit, maar toch doen

Je zou kunnen zeggen dat empathie de medemenselijke kant van de moraal is. Lees hierover in deel II in het hoofdstuk *Moraal*.

Uit divers onderzoek is echter wel duidelijk geworden dat naarmate iemand een meer ontwikkelde vorm van denken heeft over morele kwesties - cognitief én empatisch - hij ook vaker daarnaar handelt. In situaties waarin hij dat niet doet, gebeurt dat in ieder geval meestal niet onnadenkend, maar na afwegingen. Zo iemand 'weet wat hij doet' en waarom, en ook dát en waaróm het fout is. De kans op het naleven van *prosociale* normen is groter en men gaat er op z'n minst niet gedachteloos tegenin.

Je 'aan afspraken houden' is een norm waaraan een zestienjarige al veel belang kan hechten. Als echter op de avond dat hij met een vriend heeft afgesproken om te gaan squashen, het meisje op wie hij verliefd is belt of hij haar verjaardag komt vieren, is de kans groot dat hij het squashen op het laatste moment zal laten schieten, het schuldgevoel dat het hem oplevert op de koop toe nemend. Hij weet dat wat hij deed niet in de haak is. Maar soms is de situatie nu eenmaal sterker dan de moraal. Uit verschillend onderzoek komt het beeld naar voren dat meisjes in het algemeen aan het begin van de adolescentie eerder dan jongens de beschikking krijgen over 'hoger' ontwikkelde vormen van prosociaal - moreel - redeneren, maar dat de jongens die achterstand halverwege de adolescentie hebben weggewerkt.² Daarna bereiken jongens in het algemeen zelfs weer wat hogere vormen.

'Ik heb een probleem met mijn vriendin. Ze houdt zich niet meer aan haar afspraken. Maar wanneer ze iets gaat doen met andere vriendinnen, dan doet ze het gewoon. Maar als zij en ik wat gaan doen, kan ze ineens niet meer. Ik heb haar gezegd dat het alleen bij ons tweeën gebeurt en gevraagd of ze het expres doet, maar ze zegt dat het niet waar is, dat ze echt niet kan als ze afzegt. Ik vind dit echt niet leuk meer. En iedere keer moet ik haar vertrouwen. (Verdrietig meisje, Girlz! 11, 2008)

De PROM is een test om het niveau van prosociaal redeneren bij adolescenten te bepalen.³ Er worden daarbij *vijf* niveaus onderscheiden, die grotendeels overeenkomen met de stadia van Kohlberg, al worden ze met andere namen aangeduid: uitgaan van achtereenvolgens eigenbelang, goedkeuring door anderen, wat hóórt, behoeften van anderen, en waarden en normen. In alle leeftijdsgroepen waren meer meisjes te vinden die zich aan het 'wat hoort'-criterium hielden. Dat zou misschien verklaard kunnen worden door wat verschillende psychologen de meer op aanpassing gerichte opvoeding van meisjes hebben genoemd.⁴ Ook in hun *gedrag* zijn meisjes in het algemeen wat meer geneigd tot het prosociale. Of ook dat aan de opvoeding moet worden toegeschreven of dat het de aard van het beestje is, of een kwestie van beide, is nog niet duidelijk.⁵

Maatstaven van het Ego

In het hoofdstuk *Een eigen persoonlijkheid* wordt het Ego beschreven als een organiserende kracht om verlangens, mogelijkheden en eisen uit de omgeving met elkaar in beheerst evenwicht te houden, evenals de strategieën die daarbij worden gebruikt.

Ook de theorie van Jane Loevinger is in verband met waarden en normen interessant. Het is eigenlijk een stadiumtheorie over de ontwikkeling van het Ego, maar daarbij ligt de nadruk op de successievelijke veranderingen in de maatstaven die het Ego hanteert om de persoon zich zo aangepast mogelijk te laten gedragen. Die maatstaven zeggen uiteraard iets over de criteria die daarbij een rol spelen.⁶ Op het laagste, *symbiotische*, niveau van het allerjongste kind kan het Ego alleen nog maar puur rekening houden met de eigen verlangens, zonder zich zelfs van die behoefte bewust te zijn. Dat bewustzijn komt pas rond het tweede jaar, maar ook in die tweede fase wordt het regelend optreden van het Ego nog steeds geheel geleid door aan behoeften gekoppelde impulsen. Moeders lippenstift is leuk om mee op de grond te tekenen. In de derde fase houdt het Ego zich aan van buiten opgelegde regels om narigheid te vermijden. Het ziet niet graag moeders boze ogen als haar lippenstift voor tekenwerk wordt gebruikt. Dit komt overeen met de eerste fase van Kohlberg, maar bij hem gaat het over redeneren, bij Jane Loevinger over *gedrag*. Het verschil tussen woorden en daden.

Erbij horen betekent 'bij de groep waar je bij zou willen horen'. Dat vergt een nauw luisterend aanpassingsproces. Lees hierover in het hoofdstuk Leeftijdgenoten en vrienden.

In de vierde, *conformistische* fase is de belangrijkste maatstaf 'erbij horen'; het Ego zoekt sociale goedkeuring, maar nog op een rigide, stereotiepe manier, zonder veel reflectie. Volgens Jane Loevinger is dat typerend voor het Ego in het midden van de adolescentie. En als dat niet lukt en de jongere zich afgewezen voelt, volgt *schaamte*. Je schiet tekort ten opzichte van je Ik-Ideaal. Je wilt een behulpzame vriendin zijn, maar zegt precies de verkeerde troostwoorden.

Het lijkt dat in deze fase sommig gedrag van allochtone landgenoten moet worden geplaatst. De norm 'erbij horen' is zo sterk dat men aan een persoonlijke afweging 'wat betekent dit voor de ander' niet kan toekomen. En fundamentalistische moslimvader kan dan niet anders dan zijn dochter de omgang met een niet-moslimjongen verbieden. Wat dat voor haar betekent speelt geen rol. Hij zou zich schamen als hij dat niet deed.

Schaamte ontstaat bij het tekortschieten ten opzichte van het Ik-ideaal, schuld bij tekortschieten ten opzichte van het geweten. Lees hierover in het hoofdstuk Een eigen persoonlijkheid en in deel I in het hoofdstuk Persoonlijkheid in wording.

Nadenken over de waarden en normen waaraan je je wel en niet wilt houden, komt pas in de zelfbewuste fase, die hoort bij de tweede helft van de adolescentie. In gedrag tekortschieten ten opzichte van datgene dat je als maatstaf wilt laten dienen, leidt tot *schuldgevoel*. Je schiet tekort ten opzichte van je Super-Ego.

De 'keuzen' die daarbij worden gemaakt, worden echter voornamelijk bepaald door de eigen directe interessewereld. Over wat daar buiten valt wordt, ook als het gaat om daar heersende waarden en normen, weinig nagedacht. Deze fase is uiteindelijk ook kenmerkend voor de meeste volwassenen. Typerend antwoord als bijvoorbeeld wordt gevraagd naar de mening over een frauderende politicus: 'Dat weet ik niet, hoor, daar hou ik me niet zo mee bezig. Dat moeten ze zelf maar uitzoeken.' Die 'ze' zijn dan de mensen die zich buiten de eigen invloeds- en daardoor buiten de eigen belangstellingssfeer bevinden. Daarbij ziet men dan dus niet in dat het kenmerk van waarden nu juist is dat ze door hun abstractie algemeen menselijk van toepassing zijn, ook buiten de eigen gezichtskring.

Aan de drie 'hogere' fasen die eventueel daarná volgen, komt volgens Jane Loevinger slechts een deel van de adolescenten en volwassenen toe. Deze houden in de *eerste* plaats in dat je in toenemende mate achteraf nadenkt over het eigen gedrag en de eigen motieven evalueert; in de *tweede* plaats dat je op den duur beseft dat je verantwoordelijk bent voor wat je doet, ook al heb je het misschien niet met opzet gedaan of heeft het heel anders uitgepakt dan je had bedoeld; en ten *derde* dat je je steeds meer realiseert dat mensen uitgaande van dezelfde waarden toch kunnen verschillen in de normen die ze hanteren en dat die gelijkwaardig kunnen zijn aan wat je zelf vindt.

Jane Loevinger heeft haar theorie ontworpen op basis van uitgebreid onderzoek met behulp van zinnen die moeten worden afgemaakt. Daarbij heeft het begin van de zin altijd een zekere normerende, evaluerende lading of geeft de mogelijkheid die in de tweede helft toe te voegen, zoals 'Ik vind het jammer dat...' of 'Altijd als ik in gezelschap ben...'. Zij heeft met deze methode ook grote groepen adolescenten onderzocht en zo in kaart gebracht wanneer zij zich op welk niveau moreel gedragen. Daaruit bleek dat tussen jongeren onderling grote verschillen kunnen bestaan in de wijze waarop hun gedrag door normen wordt gereguleerd. Dat kan uiteindelijk hetzelfde gedrag opleveren, maar de motiveringen kunnen van niveau verschillen. Leerlingen kunnen weigeren mee te doen aan het pesten van een lerares 'omdat je de kans loopt van school geschopt te worden', of 'omdat het nou eenmaal lullig is als jongen een vrouw te pesten' of 'omdat ik met z'n allen tegen een pure lafheid vind'. Het effect is gelijk, het niveau van motivering niet.

Bovendien is het zo dat jongeren en volwassenen afwisselend verschillende niveaus kunnen hanteren. Het Ego werkt niet altijd volgens de hoogste normen en is contextgevoelig. Een meisje dat ten opzichte van vrienden en vriendinnen meestal weet heeft van haar verantwoordelijkheid voor wat ze doet en zegt, kan plotseling zo in beslag worden genomen door een nieuwe verliefdheid dat zij het op een bruuske, egocentrische manier uitmaakt met haar oude vriendje. Een manier waarvan anderen zeggen: 'Wat bezielt je, dat past helemaal niet bij je.'

Bij het moeten oplossen van conflicten is het belangrijk van elkaar te weten op welk niveau eenieder bezig is. Een voorbeeld van een veertienjarig meisje van wie de moeder twee jaar nadat de vader is overleden hertrouwt. De ruzies tussen het meisje en haar stiefvader lopen hoog op. Tijdens de gezinstherapie wordt duidelijk dat het meisje in het algemeen nog voornamelijk wordt geleid door haar eigen impulsieve verlangens, en zich dus grotendeels zelfs nog niet in de conformistische fase bevindt.

> Lees over specifieke problemen van stiefgezinnen in deel II in het hoofdstuk Thuis.

In de moeilijke nieuwe gezinssamenstelling is haar 'preconformistische' stadium ontoereikend. Zowel moeder als stiefvader - zelf al 'postconformistisch' - kunnen zich in haar gedrag niet verplaatsen, omdat zij onwillekeurig verwachten dat het meisje, net als zij zelf, in staat is rekening te houden met de behoeften van anderen. Dat wil zeggen: zij begrijpen wel dat het meisje er moeite mee heeft dat een andere man de plaats van haar vader heeft ingenomen, maar niet dat zij niet, zoals zij beiden wel doen, proberen *samen* er het beste van te maken door rekening te houden met elkaar. Pas als zulke verschillen in Ego-maatstaven worden verhelderd, kan over en weer begrip ontstaan en kunnen in dit geval bij het meisje in therapie barrières worden weggenomen die verhinderen dat zij zich verder ontwikkelt naar een hoger niveau waarop het Ego functioneert.

KIJKEN NAAR JEZELF

WAT WIL IK MET MIJN LEVEN?

De betekenis van idealen in dit hoofdstuk moet wel onderscheiden worden van het dwepen met idolen en idealen als houvast in het losmakingsproces van de ouders. Lees hierover in het hoofdstuk *Autonomie en verantwoordelijkheid*.

Tot nu toe ging het over *waarden* en *normen* en hoe die in de loop van de ontwikkeling onderhevig zijn aan stadiumspecifieke veranderingen. Maar ook in de wijze waarop jongeren zich *idealen* eigen kunnen maken is een ontwikkeling te zien. Idealen gaan over de inhoud die je aan het leven wilt geven, de doelen waarnaar je wilt streven, de dromen die je werkelijkheid wilt laten worden. In populaire woorden: 'Waar doe je het allemaal voor?' Ook adolescenten houden zich met die vraag bezig en staan voor zingevingskeuzen. Ze moeten kiezen uit alternatieven, het gevoel hebben dat het ook echt iets van henzelf is en achter hun keuzen kunnen staan. Die twee laatste voorwaarden zijn belangrijk, omdat er dan pas sprake kan zijn van een richtsnoer en dat is nodig, omdat het niet bij een eenmalige keuze blijft. Eerdere keuzen beperken latere keuzemogelijkheden en wie niet kan staan achter een eerder gekozen ideaal, krijgt wellicht spijt als hij of zij zich pas later de beperkingen realiseert.

Er is zingeving in hogere betekenis - de zin van het leven als zodanig - en in alledaagse betekenis - wat wil ik met mijn leven. We beperken ons tot dit laatste. Met behulp van diepte-interviews onder vijftig Nederlandse jongeren en hun ouders kwam een onderzoekster tot een indeling in *drie typen* 'zingevingsstructuren', successievelijke denkmogelijkheden waarmee zij inhoud aan hun leven geven.[7]

Adolescenten verschillen bijvoorbeeld in de mate waarin ze in staat zijn tot reflectie op hun eigen wereldbeeld, in de mate waarin ze zich kunnen onttrekken aan in hun omgeving heersende opvattingen en in de mate waarin zij in staat zijn tot empathie.

'De zin van het leven... ja. Nieuw leven eigenlijk, denk ik. En de tijd dat je er bent zoveel mogelijk goeds doen. En wanneer je uiteindelijk sterft, het geluk daarvan inzien. Dat je dan kunt terugkijken en denken: goed gedaan, volgende keer beter. Ik denk in ieder geval wel dat er een zin van het leven is. Wat doe je hier dán? Er moet toch iets zijn. Maar wat - ik zou het echt niet weten.' (Jongen, 18 jaar, in een interview met Hans van der Beek, Het Parool, 22 januari, 2002)

In de *beperkte* structuur wordt de zingeving onder andere gekenmerkt door egocentrisme, een beperkt sociaal bewustzijn en een wereldbeeld dat is opgebouwd uit wat men feitelijk zelf heeft meegemaakt. In de *conventionele* structuur is het kenmerk conformisme, gericht op wat 'men' vindt, en een emotioneel geladen wereldbeeld. In de *reflexieve* structuur heerst autonomie en een door zelf nadenken en afwegen opgebouwd wereldbeeld.

Je kunt dus niet zeggen dat de jeugd van tegenwoordig een homogeen wereldbeeld heeft en een homogeen beeld van de eigen plaats daarin. Op z'n minst zijn drie stadia te onderscheiden, samenvallend met de drie genoemde structuren. Sommige jongeren doorlopen ze alledrie, anderen komen niet verder dan het eerste of tweede. En deze drie wijzen waarop jongeren in staat zijn zich een beeld te vormen van wat ze zinvolle doelstellingen voor hun leven vinden, bepaalt *wat* ze uiteindelijk kiezen. Het ligt voor de hand dat de eerste structuur leidt tot eenvoudige keuzen dicht bij huis. Met als devies: 'Als iedereen om me heen gelukkig is, dan is het goed.'

Dit type uitspraken verwijst volgens de onderzoekster naar eenzelfde onderliggende, nog beperkte structuur: 'Een heel kleine denkwereld en een totaal ontbreken van inzicht in de werking van sociale, economische en an-

Evenals bij de stadia van Kohlberg en Loevinger is deze zingevingsindeling niet los te zien van de verstandelijke ontwikkeling die adolescenten in meer of mindere mate doormaken, met name wat betreft de toenemende mogelijkheid tot abstractie en tot veronderstellenderwijs denken. Lees hierover in het hoofdstuk Cognitieve veranderingen.

Lees over getob van jongeren in het hoofdstuk Kenmerkende problemen.

dere factoren. Een impliciet, concreet zingevingsverhaal, dat volledig met deze kleine wereld in overeenstemming is.' Pas als contacten en identificaties uitwaaieren buiten het eigen beperkte milieu, kunnen idealen worden verlegd in de richting van je op enigerlei wijze inzetten voor medemensen. Gaat dat gepaard met de mogelijkheid tot reflectie en tot een autonome opstelling, dan wordt ook veel waarde gehecht aan ontplooiing van zichzelf en van anderen.

Er zijn uiteraard ook jongeren die er problemen mee hebben enige zin aan hun leven te geven. Er zijn twee typen te onderscheiden. Het *Ik-gerichte* patroon, waarbij de waar-doe-je-het-eigenlijk-allemaal-voor-vragen als te pijnlijk worden verdrongen en de jongere alleen nog maar uit is op zelfhandhaving. Je moet van niemand afhankelijk zijn, maar zelf sterk zijn. Niet te veel nadenken, want daar word je maar onzeker van.

Het andere is het *problematische* patroon, waarbij de jongeren worstelen met zingevingsvragen en vooral zinloosheid en doelloosheid ervaren.

Bij beide vormen is er vaak een pessimistisch toekomstperspectief. De meeste van deze jongeren hebben een slechte relatie met hun ouders.

WAT IS BELANGRIJK IN HET LEVEN?

In publicaties wordt niet altijd een duidelijk onderscheid gemaakt tussen waarden en idealen. In het onderzoeksrapport *Jongeren '95* staat bijvoorbeeld een lijstje 'Centrale waarden', maar eigenlijk gaat het bijna uitsluitend over idealen. Voor twaalf- tot negentienjarigen zijn die in volgorde van belangrijkheid: een gelukkig gezinsleven. Klaarstaan voor andere mensen. Kinderen hebben en opvoeden. Studeren en kennis opdoen. Jezelf ontplooien.[8]

Men moet uiteraard wel bedenken dat de genoemde idealen elkaar niet uitsluiten. Een jongere kan zowel zichzelf willen ontplooien als ook klaar willen staan voor anderen. Dit laatste lijkt overigens de enige *waarde* uit het rijtje, dat voor het overige uit *idealen* bestaat.

Ook in allerlei ander onderzoek worden onder het kopje 'Belangrijkste waarden' een gelukkig gezinsleven, klaarstaan voor andere mensen, kinderen opvoeden, studeren en kennis opdoen en jezelf ontplooien genoemd. Behalve het 'klaarstaan voor anderen' toch meer een rij van idealen dan van waarden.[9]

Eenzelfde beeld van idealen komt naar voren uit Amerikaans onderzoek onder 25.000 adolescenten tussen vijftien en achttien jaar, in het schooljaar 1995-1996, verspreid over

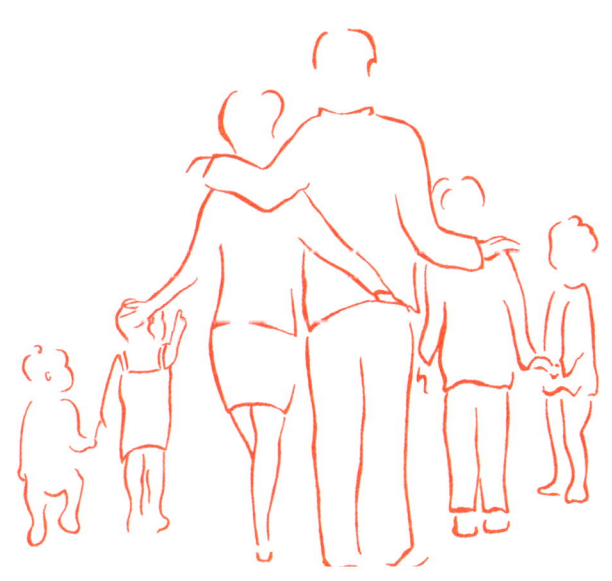

Het ideaal van een gelukkig gezin

Het lijkt erop dat jongeren meer dan in het verleden zich op zichzelf en op hun eigen inzet teruggeworpen voelen. Dit zou passen bij de algemene individualiserende tendensen in de samenleving.

landen in de vijf werelddelen. Er is sprake van een globalisering van wat adolescenten belangrijk vinden in het leven. Een gelukkig gezin staat ook hier bij de meerderheid hoog genoteerd, gevolgd door zo goed mogelijk willen presteren.

Negen van de tien jongeren antwoordden bevestigend op de stelling: 'Het ligt aan mezelf of ik in het leven bereik wat ik graag zou willen.'[10]

Een onderzoek van het tijdschrift *Psychologie* uit 1997 laat ongeveer hetzelfde zien.[11] Overigens zijn ook daarin waarden en idealen niet goed uit elkaar te halen en hebben de laatste veruit de overhand. De antwoorden van ruim vijfhonderd jongvolwassenen tussen achttien en vierentwintig jaar leverden zes clusters op die als zes te onderscheiden levenshoudingen kunnen worden opgevat. Ze kunnen met steekwoorden worden getypeerd:

Zelfontplooiing, met als idealen: nieuwe dingen meemaken, een afwisselend leven hebben, genieten van seks en aandacht voor jezelf.

Luxe, met als idealen een lekker leventje en veel geld verdienen.

Traditie, met als idealen trouwen, kinderen hebben en opvoeden, en een gelukkig gezinsleven.

Zelfbepaling, met als idealen streven naar een leuk leventje, alles zelf uitmaken, geen regels en onafhankelijk zijn.

Carrière, met als idealen studeren, hard werken, carrière maken, een leidinggevende functie krijgen.

Gelijkheid. Dit is de levenshouding die meer door waarden dan door idealen wordt gekenmerkt: eerlijk verdelen van macht, nivelleren van inkomens, klaarstaan voor anderen en je inzetten voor een beter milieu.

Dit onderzoek werd in 1997 gedaan en vergeleken met de resultaten van eerder jongerenonderzoek bleek een toename te bespeuren van jongeren voor wie de levenshoudingen traditie en zelfbepaling golden. Jongens en jonge mannen bleken - ik-gericht - relatief meer dan meisjes te hechten aan zelfontplooiing, carrière en luxe. Meisjes en jonge vrouwen relatief meer dan jongens aan gelijkheid en traditie. Het is interessant dat wat jongeren in dit onderzoek zeiden voor hun huidige leven belangrijk te vinden tamelijk individualistisch en hedonistisch was gekleurd en dat het meer sociale naar later werd verschoven. Laten we aannemen dat er sinds 1997 in dit opzicht niet veel is veranderd en dat voor jongeren van nu hetzelfde geldt: 'Als waarden en gedrag met elkaar worden vergeleken, dan valt op dat er van het toenemend belang van traditionele waarden niet direct iets is terug te vinden in het gedrag. Het is beslist niet zo dat jongeren zich meer dan vroeger terugtrekken op het eigen of ouderlijk huis, meer samen doen met huisgenoten en meer tijd besteden aan huis-, tuin- en keukenbezigheden. Integendeel, ze vertonen nog meer dan vroeger het vrijgezellengedrag dat van oudsher bij de leeftijdgroep past. In de gedragsontwikkeling is er dus eerder sprake van een hedonistische tendens (genieten van je vrijheid) dan van anticiperen op het huwelijkse bestaan. De sterker wordende waardering voor traditionele waarden moet dan ook vooral worden gezien als het plan dat men heeft op langere termijn.'[12] Jongeren willen nu vrijheid en later traditie. Het *gedrag* nu is dus niet op te vatten als een voorbereiding op de *idealen* die men later zou willen verwezenlijken.

DE IK-GENERATIE

Het televisieprogramma *EenVandaag* hield in 2008 een enquête onder 1750 jongeren van twaalf tot 24 jaar. Centrale thema's waren hun maatschappelijke betrokkenheid en de mate van hun bereidheid iets van het eigen comfortabele bestaan in te leveren ten bate van minderbedeelden elders in de wereld. Conclusie: het jonge mens van nu kiest eerst voor zichzelf. Een beetje zakgeld geven voor het bestrijden van honger wil hij nog wel, maar geen luxe inleveren. Een begeerde spijkerbroek wordt gekocht, ook al is hij duidelijk via kinderarbeid gemaakt. En een vriend of vriendin mag niet als militair naar een oorlogsgebied, ook al is de betreffende oorlog belangrijk voor onze eigen vrijheid.[13]

Hetzelfde komt naar voren in een jongerenonderzoek uit 2007 als wordt gevraagd naar wat jongeren zouden willen doen aan het verbeteren van het klimaat. Ze maken zich daar wel zorgen over. Ze zijn ook wel bereid spaarlampen te gebruiken, de verwarming iets lager te zetten en zorgvuldiger om te gaan met opladers. 'Ze maken echter ook duidelijk dat ze niet openstaan voor grotere ingrepen in hun leven, zoals het drastisch beperken van autoverkeer of vliegverkeer.'[14]

Het lijkt een tamelijk egocentrische levensinstelling die in Amerika al enige tijd bekend is onder het motto *Generation Me*, de titel van een boek en in de hevige discussies die naar aanleiding van het verschijnen zijn ontstaan afgekort tot de 'GenMe'.[15]

De onderzoekster vergeleek de resultaten van 85 grote enquêtes die sinds 1982 onder Amerikaanse collegestudenten werden gehouden, in totaal de antwoorden van 1,3 miljoen studenten. Wat zij constateerde noemt ze een toename in narcisme. Maar laten we het houden op ik-gerichtheid: ik richt m'n leven in zoals ik dat graag wil. Sinds het begin van de jaren tachtig van de vorige eeuw constateert zij een toename van dertig procent in het eens zijn met beweringen van dit soort. In feite, schrijft zij, lijken de antwoorden uit 2006 nogal op die van wat gebruikelijk is bij mediasterren, die in het algemeen een wat opgeblazen ego hebben. Ze hebben behoorlijk wat eigendunk, vaak ten koste van die van anderen.

Het betreft de kinderen en inmiddels halfvolwassen kleinkinderen van de volwassenen uit de jaren zeventig van de vorige eeuw. Die werden zelf indertijd wel de *Me Generation* genoemd. Volgens de onderzoekster geven die twee benamingen een groot verschil aan. De *Me Generation* ontdekte de mogelijkheid van het 'opkomen voor jezelf' en alles wat daarmee samenhing, toen men al volwassen was en moest het bovendien met elkaar echt bevechten. Voor de *Generation Me* daarentegen, is het vanaf de kinderjaren een vanzelfsprekendheid geweest. Zij zijn zo opgevoed. Hun ouders waren, door hun eigen ervaring wijs geworden, er van doordrongen dat 'zelfvertrouwen' het beste was dat je je kind van meet af aan voor het leven kon meegeven. Op zich een uitstekend idee, dat in de praktijk echter wat uit de hand is gelopen. Met net iets te veel een grote mond mogen geven, zelf mogen beslissen en geprezen worden bij de geringste aardige prestatie. En net iets te weinig aandacht voor plichten naast pretjes. Zo werd hun gevoel van eigenwaarde niet alleen gevoed, maar ook overvoerd. Het gevolg is dat eigendunk gewoon is geworden en niet langer afkeurend wordt bekeken.

De *Generation Me* heeft nooit in een wereld geleefd waarin plicht noodzakelijkerwijs voorrang had boven eigen wensen en weet dus niet beter dan dat individuele behoeften prioriteit nummer een hebben. Het is volgens de onderzoekster misschien ook fout dit egocentrisch te noemen. Zo voelt het voor henzelf niet. Ze hebben 'wees jezelf' geleerd en 'je moet eerst van jezelf hebben leren houden voordat je van een ander kunt houden'. En dat passen ze in de praktijk van hun leven toe. Het is ook de generatie die gevormd is door technologie, inclusief de 'iPod', 'iMac' en de 'iPhone' waarbij die 'i' veelzeggend is. Het staat van origine misschien wel voor 'interactive', maar komt gevoelsmatig wel heel dicht in de buurt van 'ik'. Ook de namen van sites als 'MySpace' en 'YouTube' op internet spelen op dat ik-gevoel in.

Er is bovendien een maatschappelijke complicatie. De wereld is competatiever geworden in vergelijking met tien jaar geleden, toen de toekomstverwachtingen nog tot in de hemel konden reiken. Ook dat maakt het ikke-eerst begrijpelijk.

Tijdsbesteding

Uit het hiervoor genoemde onderzoek van Psychologie uit 1997 bleek niet dat er sprake is van een rechtlijnige voorbereiding tussen nu en later. De idealen die jongeren voor later belijden, liggen niet in het verlengde van waar ze nu mee bezig zijn. Maar elk van de zes levenshoudingen behalve die van gelijkheid, kenmerkt zich wel door een patroon van accenten in de huidige tijdsbesteding.

Degenen die zelfontplooiing belangrijk vinden, doen meer aan sociale contacten, gaan vaker uit en besteden meer tijd aan studie. Wie hecht aan luxe gaat vooral veel uit. De traditionelen doen meer huishoudelijk werk, kijken relatief minder televisie en studeren ook wat minder. Zelfbepaling betekent wat minder studeren en wat meer werken in bijbaantjes en van het verdiende geld gaat men winkelen, kopen en stappen, zodat het leuke leventje wordt gerealiseerd. De Carrièregerichten daarentegen werken minder en studeren veel meer, ze besteden ook meer tijd aan sociale contacten, alsof ze al jong bezig zijn met 'netwerken'.

Er werd ook een sekseverschil geconstateerd dat traditioneel te noemen is. Meisjes en jonge vrouwen besteden meer tijd aan huishoudelijk werk, boodschappen doen en winkelen. Jongens en jonge mannen besteden meer tijd aan studie, uitgaan, sport en hobby's.[16]

Uit divers onderzoek is naar voren gekomen dat het feit dat steeds meer jongeren langer onderwijs genieten, maakt dat zij gemiddeld minder vrije tijd hebben, ongeveer drie uur per week minder dan twintig jaar geleden. Daarbij komt dat het aanbod aan activiteiten veel groter is dan voorheen en de tijdgeest ernaar is dat je alles toch wel een keer gedaan moet hebben, van uit je dak gaan op een houseparty tot bungeejumping. Uit verschillend onderzoek blijkt dat jongeren moeite hebben met kiezen uit al die mogelijkheden en dat dit leidt tot versnippering van bezigheden. Daardoor is er sprake van een zekere haast en stress waaronder jongeren moeten leven, en hebben zij het vaak benauwend druk. 'Liefdesverdriet moet in zes weken over zijn', stond als kop boven een krantenbericht over deze drukte. Wellicht is hier ook het begrip *multitasking* een plaats te geven: omdat jongeren niets willen missen, gebruiken ze tegelijkertijd verschillende media. Terwijl ze op internet aan het surfen zijn, staat ook de televisie aan en versturen en lezen ze sms'jes. Doordat kinderen steeds jonger aan deze elektronische combinaties zijn gewend, lijken hun waarnemingsprocessen zich daaraan aan te passen.

De activiteit die het meeste heeft moeten inleveren, is lezen. Meisjes doen het wat meer dan jongens, maar het echte lezen begint tegenwoordig pas rond de dertig jaar, een generatie terug was dat twintig jaar. Daarbij wordt nog wel als verklaring aangevoerd dat door de langere onderwijsperiode ook langer verplicht moet worden gelezen in schoolboeken, zodat jongeren in hun vrije tijd liever iets anders doen.

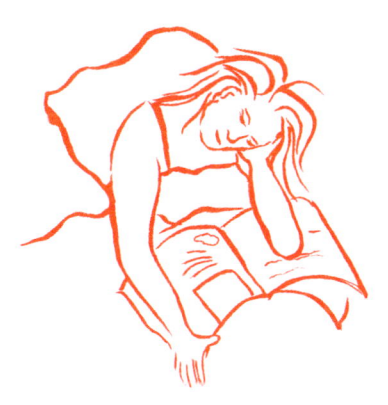

Ook het lezen van jongerentijdschriften daalt, met als mogelijke oorzaak dat jongeren hun informatie steeds meer van internet halen. Alleen de echte meisjesbladen zoals *Cosmo Girl, Elle Girl, Meiden* en *Girlz!* zijn nog steeds populair.[17] Ook hier zijn dus meisjes meer leesbereid dan jongens. Al is het percentage tekst ten opzichte van beeld in die tijdschriften over het algemeen gering.

De meeste vrije tijd gaat naar het gebruik van elektronische media, waarbij de computer favoriet is. De rest van de tijd gaat in volgorde van de hoeveelheid tijd op aan sociale contacten, uitgaan, hobby, sport, lezen en verenigingsleven.[18]

In het periodieke *Jongerenonderzoek* van Qrius werden de gegevens van 2007 vergeleken met die van 1997 wat betreft de favoriete media van jongeren. Dat gebeurde met behulp van een keuzelijst van wat jongeren eventueel wekelijks op een onbewoond eiland zouden mogen ontvangen. In 1997 was een bandje met het favoriete televisieprogramma nummer één, gevolgd door het favoriete tijdschrift. Pas op de derde plaats kwam 'een uur internet' en dan nog alleen voor jongens. In 2007 staat voor de leeftijdsgroep van twaalf tot negentien jaar internet ver bovenaan, op afstand gevolgd door televisie. In het dagelijkse leven is luisteren naar de radio gedaald naar 34 procent 'iedere dag', ook voor de onder jongeren populairste zender Radio 538. Meer en meer kiezen ze hun eigen muziek op de computer of mp3-speler.[19]

Tijdschriften voor meisjes zijn populair

Muziek is een centraal onderdeel van het leven van jongeren. Het is ook meer dan een tijdsbesteding.

Waar haal je waarden en idealen vandaan?

In de bovenstaande paragrafen ging het eerst over het 'hoe', over de manier waarop jongeren voor zichzelf waarden, normen en idealen kunnen formuleren. Die manier maakt dus in de adolescentie een ontwikkeling door. Vervolgens was er de vraag naar het 'wat'. Een derde vraag betreft het 'waar'. Waar halen jongeren waarden, normen en idealen vandaan om over na te denken en zich eventueel eigen te maken?

Een globaal antwoord is: ze nemen ze van anderen over tijdens de sociale omgang. Wat in een bepaalde cultuur geldt als goed of verkeerd of als een zinvol ideaal, wordt in een geleidelijk identificatieproces overgedragen. Het probleem van dit antwoord is echter dat de huidige samenleving zo pluriform is, dat een wenselijke levensinvulling niet meer eenduidig in het oog springt. De meeste theorieën over de morele ontwikkeling stammen uit een tijd dat de samenleving veel sterker dan nu verdeeld was in duidelijk van elkaar gescheiden milieus en waar binnen elk milieu het dagelijkse leven en de daarin geldende waarden en idealen betrekkelijk homogeen en voorspelbaar waren. Er was sprake van collectieve waarde- en zingevingssystemen. Nederlandse kinderen en adolescenten groeiden in een tamelijke overzichtelijke omgeving op. In de straat woonden wat betreft maatschappelijke status net zulke mensen als je eigen ouders. In de klas op school zaten kinderen die het thuis ongeveer net zo gewend waren als jijzelf. Zomervakanties bracht men jaarlijks op vrijwel dezelfde wijze door: afhankelijk van het milieu in het eigen buitenhuis, in een vast familiepension of logerend bij familie. En de meesten hadden trouwens geen vakantie die de vaste gang van het leven van alledag doorbrak. Huwelijken tussen mensen van een verschillend geloof waren schaars. Protestante gezinnen kochten niet in roomse winkels. Beroepsmogelijkheden voor jongeren sloten aan bij het binnen het milieu gebruikelijke, vaak van vader op zoon. Zelfs om hogerop te komen stonden slechts enkele zeer bepaalde wegen open. Het vak van dominee en dat van onderwijzer waren bijvoorbeeld de twee geijkte manieren om uit het hogere arbeidersmilieu weg te komen. Zo zijn talrijke voorbeelden te geven van de overzichtelijkheid, voorspelbaarheid en misschien zelfs wel eentonigheid van het milieubepaalde leven in de eerste helft van de vorige eeuw. Het wereldgebeuren was uiteraard allesbehalve overzichtelijk, maar doordat er nog geen wijdvertakte informatiemedia waren, raakte dat weinig aan het eigen bestaan, zolang men niet zelf te midden van de ellende woonde. Het dagelijkse leven ontrolde zich kleinschalig en zonder veel verrassingen. Afhankelijk van hun persoonlijkheid zullen jongeren dat als vanzelfsprekend of als benauwend hebben ervaren, maar in beide gevallen lagen de waarden en idealen duidelijk ter overname

> 'Ik maak me zorgen over het broeikaseffect. We hebben lesstof op school, de film van Al Gore, en veel discussie. Hij vertelt heftige dingen, maar ik moet nog zien of het waar is. Ik vind de informatie leuk, maar ik kan er niet zo veel mee, ik rijd geen auto en zo.' (Jongen, 17 jaar, Jongeren 2007, Qrius)

klaar. Ze hoorden bij het collectief van het milieu waarin je opgroeide. Het is duidelijk dat die wereld niet meer bestaat. De ontkerkelijking heeft de standaard dat 'ons soort mensen zulke dingen niet behoort te doen' ondergraven. De welvaart en de ermee gepaard gaande zowel letterlijke als sociale mobiliteit heeft milieukenmerken door elkaar gegooid, waarbij bovendien in allerléi opzichten niet langer geldt dat 'zulke dingen voor ons soort mensen niet zijn weggelegd'. Wat een adolescent thuis gewend is, hoeft hij helemaal niet aan te treffen in het ouderlijk huis van vrienden. Grote groepen immigranten hebben voor ons onbekende normen meegebracht, waardoor de vanzelfsprekendheid van autochtone normen op z'n minst wordt gerelativeerd. Er wordt soms heel beeldend over een *cafetariasysteem* gesproken. Er is geen homogeen opvoedingsmilieu meer, waarin gezin, kerk, school en kruidenier dezelfde geest ademen. En er gebeurt weinig in de wereld dat niet nog dezelfde dag via de televisie wordt getoond. Dat, zo is dan de conclusie, betekent dat het zich eigen maken van waarden en idealen voor adolescenten een individuele zoektocht is geworden, waarin ze van overal iets kunnen oppikken wat van hun gading is en zo een eigen moreel mengsel kunnen samenstellen.

Over de rol van de ouders in de adolescentie gaat het laatste hoofdstuk van dit boek.

Onderzoek laat echter iets anders zien. In allerlei opzichten mogen adolescenten zich voor keuzen zien gesteld in de moderne maatschappij, wat betreft waarden en idealen zijn hun ouders het oriëntatiepunt.[20]
Hooguit kun je zeggen dat volwassenen gaandeweg hun verdere leven de principes waarnaar ze willen leven, bijstellen door nieuwe contacten met andere levensstijlen, maar als ze kinderen hebben, nemen die in hoge mate op hun beurt weer het ouderlijk voorbeeld over. In ieder geval als startpunt van hun eigen patroon van waarden en idealen. Zeventig procent van de adolescenten is het in moreel opzicht volkomen eens met de ouders.[21]
Ouders zijn nog steeds het belangrijkste oriëntatiepunt en de zo vaak veronderstelde zoektocht speelt zich dus dicht bij huis af. Men zou kunnen veronderstellen dat, juist omdat de keuzemogelijkheden zo groot zijn, jongeren - verward door de veelheid en variatie - althans om te beginnen, terugvallen op het bekende en vertrouwde van thuis.

Een eigen standpunt

Het nadenken over wat zij belangrijk vinden leidt bij sommige adolescenten tot het ontwikkelen van een expliciet standpunt en zelfs tot warmlopen voor een ideaal. Dat zou dan met name in drie levenssferen tot uitdrukking kunnen komen: in *politiek*, in *vrijwilligerswerk* en in *religie*.
In het algemeen neemt politiek in de betekenis van partijkeuze echter geen grote plaats in de belangstellingswereld van jongeren in, het komt daarin zelfs op de laatste plaats. Slechts de helft van de twaalf- tot achttienjarigen zou, zo zij mochten, gaan stemmen. Dat kan mede veroorzaakt worden door politieke desinteresse van de ouders, die immers een belangrijke voorbeeldfunctie hebben ten aanzien van waarden en idealen. Veertig procent

zegt namelijk niet te weten wat de politieke richting van de ouders is en dat zou kunnen komen doordat die ouders ook helemaal geen politieke voorkeur hébben. Slechts drie procent van de zestien- tot negentienjarigen is lid van een politieke partij of een vakbond.[22]

Een duidelijke voorkeur voor een bepaalde politieke partij is er niet. In de jaren zestig van de vorige eeuw was de jeugd linkser dan de gemiddelde burger. Bij de ruk naar rechts in de jaren tachtig in diezelfde eeuw liep de jeugd ook voorop. In de volgende jaren negentig liet de jeugd in versterkte mate de algemene beweging naar het (lauwe) politieke midden zien. Nu de burger in het algemeen in politiek opzicht aan het dwalen is, weten de jongeren het ook niet meer zo goed.

> 'Op mijn dertiende ging het niet goed met mij. Ik had veel slechte vrienden met wie ik niet veel meer deed dan drinken, roken en op straat hangen. Op een keer vertelde een jongerenwerker ons over WhoZnext, een project waarbij jongeren worden gestimuleerd om een sportactiviteit op te starten. Samen met wat vriendinnen besloot ik in ons dorp kickboxlessen te organiseren. En dat is gelukt! Nog steeds komen elke woensdagavond ongeveer acht meiden samen om anderhalf uur lang te trainen. Dat we dat voor elkaar hebben gekregen en het nog steeds goed loopt, daar ben ik supertrots op! Ik heb sindsdien sowieso de smaak te pakken van vrijwilligerswerk: ik ben nog meer gaan ondernemen om jongeren te helpen. Zo zit ik in de Jeugdraad van de gemeente, heb ik voorlichtingsavonden georganiseerd over alcohol en meegedaan aan goededoelenacties zoals Zip Your Lip en Dance4Life. Elke keer als een project slaagt, krijg ik daar onwijs veel energie van!' (Meisje, 16 jaar, Cosmo Girl, oktober, 2008)

Politiek is echter meer dan partijpolitiek. Adolescenten hebben wel degelijk denkbeelden over onderwerpen die met politiek te maken hebben, zoals over bepaalde wetten, over asielzoekers of inkomensverschillen. In de ontwikkeling van die denkbeelden tekent zich ongeveer hetzelfde af als in de morele ontwikkeling. Dit was althans de conclusie uit onderzoek in de jaren zeventig van de vorige eeuw in de Verenigde Staten, Engeland en West-Duitsland.[23] Het is aannemelijk dat die uitkomsten nog steeds van kracht zijn. Aan individuele jongeren werd een ontwerp voor een nieuwe kleine staat voorgelegd en hen werd gevraagd hoe zij het bestuur zouden inrichten. De onderzoeker constateerde drie veranderingen in de loop van de adolescentie. In de *eerste* plaats worden de overwegingen geleidelijk abstracter. Op de vraag waarom er wetten zouden moeten zijn, zal een twaalfjarige nog iets antwoorden in de trant van 'om te zorgen dat dieven en moordenaars worden gestraft', een oudere adolescent zegt het in algemenere termen 'voor de veiligheid van burgers'. In de eerste plaats worden de beschrijvingen van hoe het landsbestuur zou moeten zijn, door twaalfjarigen gekoppeld aan personen. Bijvoorbeeld wat de taak is van een politieagent, dat er een burgemeester moet komen, enzovoort. Oudere adolescenten gebruiken begrippen als 'verkiezingen', 'wetgeving' en 'de rechten van burgers'. In de *tweede* plaats wordt langzaamaan minder in autoritaire termen gedacht, zoals het kinderlijke 'de regering is de baas'. Ook is het pas in de adolescentie dat er begrip komt voor de betekenis van een gekozen parlement en voor de complexiteit van inkomensverschillen. En ten *derde* komt er vooral aan het eind van de adolescentie meer samenhang in afzonderlijke denkbeelden, doordat ze gevoed gaan worden door principes. Er zijn enige aanwijzingen dat onder jongeren wel een besef aan het ontstaan is, meer dan bij volwassenen, dat zij Europese burgers zijn. Onderzoekers van dit thema vinden dan ook dat er meer doelgerichte educatieve programma's moeten komen om dit prille besef te verstevigen.[24]

Politiek actief zijn jongeren nauwelijks en vrijwilligerswerk voor een politieke partij is impopulair. Over ander vrijwilligerswerk van jongeren bestaan

> 'Het leukst aan mijn moeder vind ik dat ze alles zo vanzelf doet. Kleren wassen, koken, het huishouden. En dat het haar geen moeite lijkt te kosten. Daar heb ik respect voor. Dat is m'n taak, zegt ze. Ze vraagt er niets voor terug. Nou ja, dat ik m'n best doe. Zo motiveer ik mezelf ook. Ik doe het ook voor haar. (...) Het geloof speelt voor mij een belangrijke rol. Ik ga niet naar de kerk, maar ik bid wel. Ik praat tegen God. Hij is een steun voor mij. Dan vraag ik mezelf af: hoe kan ik dit het beste doen? Worden mijn ouders hier blij van? Dan denk ik nog even over de dingen na en bedenk: morgen toch nog even aan ze vertellen.' (Jongen, 15 jaar, Het Parool, 11 september, 2008)

Dit verschil tussen autochtone en allochtone jongeren is waarschijnlijk ten dele te verklaren door de sterkere autoritaire verhoudingen in allochtone gezinnen, waardoor het moeilijker is zich te onttrekken aan het door de ouders nog steeds beleden geloof.

slechts onduidelijke cijfers, die variëren van achttien tot 31 procent. Het meeste in verband met sport, gevolgd door activiteiten ten behoeve van school, kerk of moskee. Op wat ze binnen de eigen kring aan werkzaamheden voor familie, buren of vrienden doen, bestaat geen zicht.[25]

Het *geloof* in de betekenis van religieus beleven binnen een kerkelijk verband, lijkt geen grote rol te spelen in het leven van autochtone jongeren. Op internet werd een enquête gehouden onder scholieren. Van de ondervraagde scholieren die min of meer christelijk zijn opgevoed, gelooft 79 procent niet meer, verdiept zich niet in geloofsvragen en wordt thuis daarin ook niet gestimuleerd. Voor de jongeren die islamitisch zijn opgevoed, liggen deze cijfers heel anders. Bijna iedereen leeft nog volgens deze overtuiging, het overgrote deel probeert ook de praktische regels na te leven, denkt over geloofsvragen na en wil een geloofsgenoot als levensgezel.[26]

Dat het geloof geen dagelijks beleden verschijnsel is met een wekelijkse kerkgang, wil niet zeggen dat jongeren geen godsidee hebben. Hier weerspiegelt zich weer de algemene cognitieve verandering. God wordt minder een concrete vaderfiguur en meer een abstracte almachtige kracht. Religie wordt meer een ongrijpbare individuele spirituele beleving dan het samen met anderen doorlopen van een hoorbare en zichtbare liturgie, geloof wordt meer gezien als het zich bewust zijn van een universele geest dan een catechismus voor het dagelijkse doen en laten.

Als de christelijke religie voor jongeren een doorleefd geloof is, speelt getuigenis vaak een belangrijke rol. In dit verband is het begrip 'EO-jongeren' ontstaan.

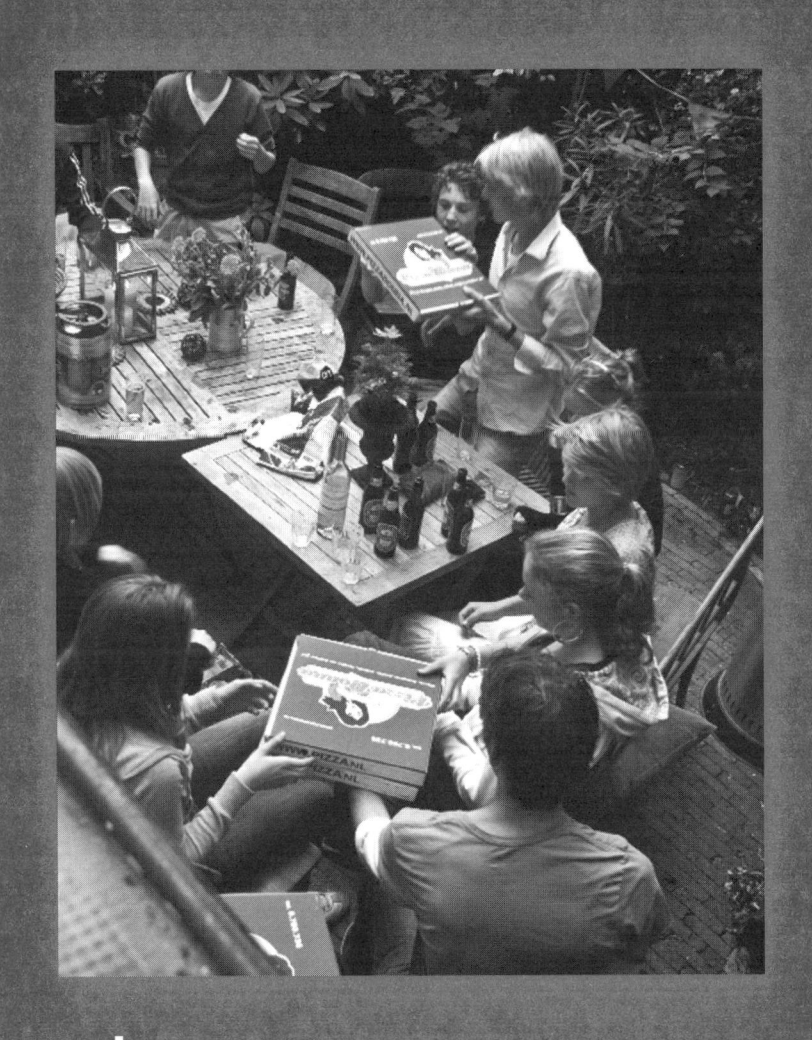

7 | OP ZOEK NAAR AVONTUUR

Er is een opmerkelijk verschil te zien tussen enerzijds het beeld dat uit allerlei jeugdonderzoek naar voren komt van adolescenten die aardig tevreden zijn met hun bestaan en bovendien voor de toekomst zinvolle idealen hebben, en anderzijds de zorgelijke manier waarop over de jeugd van tegenwoordig wordt gesproken. Nu kan men dat laatste afdoen met de opmerking dat dit door de eeuwen heen is gebeurd en dat het dus niets meer is dan een moderne variatie op een oud thema. Maar dat verklaart natuurlijk niets. Integendeel: het vraagt om een verklaring, juist omdát het een stelselmatig weerkerend verschijnsel is. De verklaringen komen van heel verschillende kanten, zoals cultureel, hersenfysiologisch, hormonaal en sociaal.

MODERNE VARIATIE OP OUD THEMA

De makkelijkste verklaring is *jaloezie*. De jeugd is jong, gezond en heeft nog allerlei keuzemogelijkheden voor zich. Wie jong is kan nog alle kanten op en er liggen nog allerlei 'eerste keren' voor hem of haar in het verschiet. En het begrip *thrill of the first moment* is niet voor niets beroemd. Dat is het moment dat het nog van alles kan worden, alleen weet je nog niet wat. Volwassenen kunnen kijkend naar het jonge volk bevangen worden door weemoedigheid en mijmeren hoe heerlijk het zou zijn om nog een keer opnieuw te beginnen, en het dan al of niet anders te doen. Weemoed, gevoed door jaloezie. In het citaat van een vader dat hier in de marge staat zullen veel vaders zich kunnen herkennen.

> 'Als ik denk aan al die mooie vriendinnetjes die die jongen nog zal krijgen, dan word ik even geweldig jaloers. En toch ben ik heel gelukkig met Tanja en met m'n leven. Maar ik kan er niks aan doen, af en toe komt dat in me op. De eerste keer dat ik het me realiseerde, was toen ik Joost waar z'n vriendinnetje bij was op een lullige manier op z'n donder gaf voor een of ander klein vergrijp. Ik schaamde me achteraf dood en vroeg me af waarom ik me zo had laten gaan en toen kwam ik tot de ontdekking dat ik gewoon ordinair jaloers was geweest. Het was allemaal voor dat meisje bedoeld: die vriend van jou is nog maar een klein ventje hoor, dat nog netjes naar z'n vader moet luisteren.' (Johan, 45 jaar, in gesprek met de auteur)

Maar niet alleen ten aanzien van seksualiteit kunnen volwassenen jongeren benijden. Jaloezie kan ook een breder terrein bestrijken. Misschien doordat de eigen adolescentie de leeftijdsperiode is die nog relatief kort geleden is en die men zich daardoor als volwassene vaak zo goed herinnert. Vergelijkingen dringen zich dan op. Bijvoorbeeld wat betreft de grotere welvaart en vrijheid van nu. Adolescenten kunnen ook met meer verschillende dingen bezig zijn vergeleken met volwassenen, van wie de meeste energie en aandacht wordt opgeëist door de drie domeinen relatie, gezin en werk. Voor adolescenten staat alleen de school vast. Daaromheen kunnen ze hun tijd, als ze dat willen, versnipperen over van alles en nog wat.[1]

Omdat jaloezie op eigen kinderen valt onder de verboden gevoelens, nemen ze nogal eens respectabele vermommingen aan. Zoals de vader in het hiernaast genoemde voorbeeld er aanvankelijk van overtuigd was dat zijn reprimande geheel gerechtvaardigd was. Een ander voorbeeld is een moeder die als jong meisje heeft geleden onder haar dikte. Haar zestienjarige eveneens te dikke dochter is serieus aan het lijnen. In plaats van het meisje hierin te steunen, maakt zij voortdurend opmerkingen als: 'Kind, je moet toch eten, je ziet er zo slecht en weggetrokken uit.' Op het eerste gezicht lijkt het bezorgdheid, maar daaronder ligt, waarschijnlijk zonder dat de moeder het in de gaten heeft, de jaloezie: waarom kan zij zich nu wel aan een dieet houden en kon ik daar vroeger thuis niet mee aankomen, omdat ze dat maar flauwekul vonden?

Overigens kunnen die vergelijkingen ook uitmonden in onbegrip als de jongere geen gebruik maakt van mogelijkheden die de volwassenen vroeger maar al te graag zouden hebben gehad. Klassiek zijn de voorbeelden van kinderen die het op school laten afweten, terwijl hun ouders hun maatschappelijke positie met moeizame zelfstudie hebben moeten bereiken.

Behalve jaloezie kan er meer meespelen. Een groep die jaloezie opwekt, leent zich ook uitstekend als *zondebok*. Als je onaangenaamheden in de samenleving aantreft en je ziet niet graag onder ogen dat je daar zelf deel aan hebt, dan laten die zich makkelijk projecteren op een bepaalde groep waar je toch al bepaalde bezwaren tegen hebt. In het algemeen is er een klacht dat de maatschappij harder geworden is, en mensen meer individualistisch raken ingesteld en zich meer en meer terugtrekken binnen een egocentrisch wereldje van eigenbelang. Als dit al waar is, kan men de jeugd hier echter niet op aankijken. In de *eerste* plaats maken jongeren deel uit van diezelfde samenleving en in de *tweede* plaats oriënteren zij zich, zoals we hebben gezien, wat betreft waarden en idealen sterk op de ouders. De jeugd is misschien wel een spiegel waarin is te zien hoe de samenleving ervoor staat.

Dat de jongere in het algemeen wat minder aan mondiale problematiek denkt en zich wat betreft het verbeteren van de wereld wat meer richt op de eigen kleine kring, zou ook te zien kunnen zijn als een vorm van realisme. Wereldomspannende idealen zijn onder hen weinig te vinden. De ambities zijn bijgesteld tot het 'haalbare', maar winnen daarbij ook aan inhoud, omdat ze minder vrijblijvend zijn. Het zijn de waarden en idealen van deze samenleving die jongeren via hun ouders overnemen. Reden tot grote bezorgdheid voor de meerderheid van de jeugd is er dus niet.

> Lees over projectie als het afweermechanisme, waarbij men eigen onacceptabele gevoelens toeschrijft aan een ander in het hoofdstuk *Een eigen persoonlijkheid*.

> In het hoofdstuk *Waarden en idealen* staat dat er wel zorg is om het veranderende klimaat, maar dat de eigen bijdrage aan het bestrijden ervan bescheiden, en dus haalbaar wordt gehouden.

SCHADELIJK EN HINDERLIJK GEDRAG

Dit ter verontschuldiging gezegd zijnde, kan men anderzijds niet ontkennen dat adolescenten door hun gedrag ook een last voor de samenleving kunnen betekenen. Er zijn ruwweg twee noemers te bedenken waaronder zulk gedrag is onder te brengen. In de *eerste* plaats *riskant gedrag*, waarvan de adolescent voornamelijk zelf schade kan ondervinden en dat bij de omgeving leidt tot bezorgdheid. In de *tweede* plaats *kleine criminaliteit*, die voornamelijk voor de omgeving hinderlijk is. Er is ook gedrag dat onder beide noemers valt: zoals roekeloos rijden op een bromfiets of in een auto, al dan niet na te veel gedronken te hebben.

Het begrip 'kleine criminaliteit' dat in dit verband vaak wordt gebruikt, is eigenlijk misleidend, omdat het gedrag daarmee getrokken wordt in een sfeer waarin bijvoorbeeld ook berovingen op straat en vechtpartijen thuishoren en die vallen niet binnen het normale gedragsrepertoire in de doorsnee adolescentie. Daar gaat het om vergrijpen als vandalisme, winkeldiefstal, graffiti, lawaaioverlast en zwartrijden. Ook niet fraai, maar niet

Een heel andere vraag is of de samenleving deze 'normale' vormen van hinderlijk adolescentengedrag moet tolereren. Misschien komen langzamerhand de grenzen van de toegeeflijkheid in zicht.

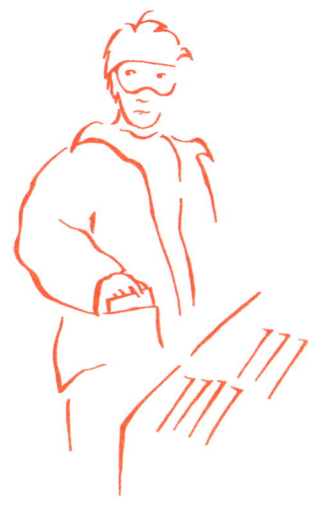

Pikken: een doorsnee adolescentenvergrijp

Bezorgdheid over de kleine minderheid is uiteraard wel op z'n plaats, maar valt buiten het bestek van dit boek.

Fietsendiefstal blijkt een typisch grotestadsdelict te zijn. Landelijk zegt 3,5 procent van de jongeren zich hieraan wel eens schuldig gemaakt te hebben. In de Randstad 11,5 procent.

gewelddadig. Het andere is letterlijk zeer uitgesproken *antisociaal* gedrag. 'Jeugdcriminaliteit is een verzamelterm waaronder zeer uiteenlopende activiteiten worden samengevat, variërend van het incidentele normoverschrijdend experimenteergedrag van opgroeiende jongeren tot systematische verwervingscriminaliteit, racistisch geweld en incidenteel zelfs moord.'[2] Daardoor zeggen de cijfers over contact met de politie ook niet veel, omdat daarin ook nu dit belangrijke onderscheid niet wordt gemaakt.

Uit diverse bronnen kan men de schatting maken dat tweederde van de jongeren zich wel eens schuldig maakt aan het 'normale adolescentendelict' en slechts twee procent aan echte criminaliteit als voorbode van een criminele loopbaan.

Uiteraard verschillen adolescenten in de mate waarin ze zich riskant of antisociaal gedragen en zijn er belangrijke sekseverschillen. Beide vormen behoren echter op een of andere manier bij de adolescentie en de vraag is dan natuurlijk: waarom? Daar zijn geen afdoende noch elkaar uitsluitende verklaringen voor te geven. Het zal hieronder dan ook blijven bij enkele verkenningen.

Uitgangspunt is steeds dat het om een voorbijgaand verschijnsel gaat, dat *fasegebonden* is en een sterke *toename* vertoont rond de leeftijd van *vijftien jaar*. Het moet goed onderscheiden worden van riskant en crimineel gedrag van jongeren dat er ogenschijnlijk hetzelfde uitziet, maar waaraan een verstoorde ontwikkeling ten grondslag ligt. Dan is er geen sprake van een 'het gaat vanzelf wel weer over' en is de prognose voor de volwassenheid reden voor ernstige zorg. Een adolescent die tot deze groep behoort, maakt zich niet alleen relatief vaak schuldig aan riskant en crimineel gedrag, maar ook aan diverse vormen tegelijk. Er wordt dan door een en dezelfde jongere veel gedronken, gevochten, gestolen, geblowd en vernield. Wel is het mogelijk dat wat als gewoon adolescentengedrag begint door ongelukkige omstandigheden resulteert in een blijvende gedragsstoornis.

Onderzoek geeft al heel snel een vertekend beeld in de richting van 'zorgelijk'. Meestal gaat het daarbij om vragenlijsten waarop adolescenten zelf moeten aangeven of ze 'wel eens' en 'hoe vaak dan' in een bepaalde periode iets riskants of antisociaals hebben gedaan. Er bestaat echter geen criterium voor wat veel of weinig is. Dat vrijwel iedere jongere bij diverse vormen van zulk gedrag 'ja' invult, wil niet zeggen dat zij er een groot deel van hun tijd mee bezig zijn. Anders gezegd: de grote meerderheid is niet roekeloos of antisociaal, maar *gedraagt zich wel eens* roekeloos of antisociaal en dat is een belangrijk verschil. Een verschil dat geldt voor zowel autochtone als allochtone jongeren. Een complicerende factor voor de laatste groep is dat de autochtone meerderheid nog moeite heeft met onderscheid maken tussen individuele jongeren en hen als groep ziet, bijvoorbeeld 'Marokkaanse jongeren'. Terwijl het ook onder hen gaat om een kleine groep die crimineel is.

Blijft de vraag: *waarom* gedraagt ook de doorsnee adolescent zich af en toe riskant of antisociaal? Zoals gezegd zijn diverse verklaringen naast elkaar of in combinatie met elkaar mogelijk.

Razende hormonen

Lees over de rol van hormonen in het hoofdstuk Kenmerkende problemen.

In de adolescentie voltrekt zich een belangrijke reorganisatie in de hersenen, die regelmatig 'ruis' veroorzaakt in de informatieverwerking van jongeren. Dat wordt gezien als een van de oorzaken van de onverstandige keuzen die ze soms maken.

Als het om riskante keuzen gaat, blijken hormonen daarbij een essentiële rol te spelen.

Als de reconstructie in de hersenen ongeveer in volle gang is, komen de hormonen in alle hevigheid op. Niet dat die twee gekoppeld zijn, want deze hersenprocessen zijn ook te zien bij vroege en late hormonale rijpers. Maar bij veel adolescenten vallen ze nu eenmaal in de tijd samen.

Lees over de reconstructie in de hersenen in de hoofdstukken Seksualiteit en verlangen en Cognitieve veranderingen.

Los van de hormonale invloed op de seksuele rijping blijkt uit modern onderzoek dat de androgene sekshormonen buitengewoon actief worden in de hersenen, met name in het limbisch systeem, waar emoties worden opgewekt. Ze hechten zich aan de zenuwuiteinden en zorgen voor extra aanmaak van serotonine en andere chemische stoffen, die het stemmingsleven beïnvloeden. Dit leidt tot een 'donderbus vol emotie'.[3] Niet alleen dat er regelmatig heftige gevoelsuitbarstingen zijn, adolescenten zoeken soms ook situaties op waar ze tot ontploffing kúnnen komen. Van tijd tot tijd is er behoefte aan ervaringen die intense emoties oproepen. Het is dus in deze hersenen-hormonenconnectie dat een deel van de behoefte aan spanning en risico moet worden gezocht. De onderzoekers opperen dat het in de evolutie een nuttige neiging is geweest, die de jongen stimuleerde het veilige ouderlijk nest te verlaten. In het huidige bestaan hebben ze echter te maken met de verleidingen van snelle auto's, partydrugs en loverboys. En dan komt het extra slecht uit dat de delen van de hersenen die moeten zorgen voor nadenken en beheersen pas later uitgerijpt zijn. Dit gat in de tijd tussen behoefte aan spanning en het functioneren van het cognitieve controlesysteem maakt adolescenten kwetsbaar in hun avontuurlijkheid.[4]

> 'Hier zijn mijn tips voor een avontuurlijk leven. Creëer een aparte kledingstijl, draag dingen die opvallen en die niemand anders heeft. Doe iets raars, ga shoppen op de mannenafdeling, zing keihard onder de douche, ga op kickboxen. Ga naar het station en stap zomaar op een trein. Loop rond door de stad op zondagochtend. Schrijf je in voor een uitwisselingsprogramma met Denemarken of ga naar het strand op een stormachtige dag. Maak zelf kleding, verhalen of YouTube-filmpjes. Of maak foto's van dingen die je mooi vindt en hang die dan 's nachts stiekem ergens op. (...) Leer een andere taal, verdiep je in de cultuur en spaar voor een reis naar dat land. Schrijf een ouderwetse brief, en stuur hem naar een vriendin of stop hem in een fles en gooi hem in de rivier (aan een ballon hangen kan ook). (...) Zoals je ziet heb ik erg veel ideeën, en ik hoop dat dit je wat inspiratie heeft gegeven om je leven spannender en leuker te maken. Veel plezier!'
> (Meisje, 15 jaar, VPRO Achterwerk, 32, 2008)

Soms wordt het gevaar dus *willens en wetens opgezocht*: roekeloos rijden, aan de tram gaan hangen, op de rails gaan liggen, toeren uithalen tijdens het skiën, enzovoort.

Men is het er nog niet over eens hoe de persoonlijkheidstrek 'sensation seeking' kan worden geplaatst binnen de vijf dimensies uit het hoofdstuk Een eigen persoonlijkheid.

Behalve dat er dus voor alle adolescenten een verhoogde kans is dat ze zich risico's op de hals halen, zijn er natuurlijk grote verschillen in de mate waarin ze dat doen. Die hebben bijvoorbeeld te maken met persoonlijkheidsverschillen ten aanzien van de eigenschap die door Zuckerman *sensation seeking* is genoemd.[5]

Het is een eigenschap die voornamelijk in aanleg is gegeven en waarvan ook in de kindertijd al kenmerkende tekenen zijn te zien. In de literatuur wordt wel gesproken over het *Type-T*, waarbij de T staat voor *thrill-seeking*. Daarbij denkt men voornamelijk aan een biologische basis. Enerzijds de behoefte aan spanning die bepaalde stoffen doet ontstaan waaraan het lichaam in normale doen een zeker tekort heeft. Anderzijds een zenuwstelsel dat door een samenspel van bepaalde stoffen al snel een angstdempende werking heeft. Zo iemand is voor de duvel niet bang. Het is goed voor te stellen dat het tarten van levensbedreigend gevaar de spanning oplevert waaraan sommige jongeren - voornamelijk jongens - lichamelijk behoefte hebben.

Jongens die deze eigenschap al in hoge mate bezitten, zullen wellicht door de hormonaal gestuurde hersenprocessen in de adolescentie extra worden opgezweept. Op de *Sensation Seeking Scale* van Zuckerman wordt door zestienjarige jongens het hoogste gescoord, waarna de scoring met de leeftijd weer geleidelijk daalt. Dit geldt met name voor de twee subschalen die te maken hebben met de behoefte aan het nieuwe, intense en avontuurlijke en met de behoefte aan vrolijk gezelschap, feest en drank. In divers onderzoek is inderdaad een verband vastgesteld tussen de mate van *sensation seeking* en de mate van riskant gedrag.[6] Meisjes kennen zo'n oplopende piek naar zestien jaar niet.

Virtuele sensatie

Lees over de betekenis van sprookjes in deel II in het hoofdstuk *Kinderboeken*.

In plaats van jezelf in reëel gevaar te begeven, kun je er ook naar kijken en meeleven.

Volgens sommige psychologen zijn computergames en zelfs horrorfilms voor jongeren wat sprookjes zijn voor jonge kinderen.[7] Zij baseren zich daarbij op de theorie van Bettelheim, volgens wie de dieperliggende thematiek van klassieke sprookjes vrijwel steeds betrekking heeft op seksualiteit, zelfstandigheid, agressie en dood.[8] De hoofdpersonen worstelen altijd met *problemen van goed en kwaad*. Er gebeuren gruwelijke dingen, maar uiteindelijk wint het goede. Diezelfde strijd speelt zich in opgroeiende kinderen af en daarom kunnen sprookjes hen helpen. Wie bang is dat sommige sprookjes te angstaanjagend zijn, onderschat volgens Bettelheim de hevigheid van de angsten, die in kinderen zelf leven, en de dapperheid die ze daartegenover aan de dag moeten leggen. Ze raken juist vaak gefascineerd door de verhalen en willen steeds dezelfde horen.

Ook horrorfilms kennen een vast stramien van een gevecht tussen goed en kwaad, waarbij angst en agressie prominent zijn. De centrale levenstaak waar jongeren voor staan, is het loskomen van de zeggenschap van en de bescherming door hun ouders. Ze moeten emotioneel op eigen benen kunnen staan en gericht plannen maken voor de toekomst. Dit maakt hen kwetsbaar en ze kunnen op sommige momenten worden overvallen door angst en onzekerheid. Ze voelen zich dan machteloos en eenzaam. Dit kan leiden tot allerlei agressieve gedachten en gedragingen. In sommige horrorfilms is een symbolische weerspiegeling van deze worsteling te zien.

Door successievelijke identificatie met de slechte en goede figuren kan een jongere greep krijgen op zijn eigen tegenstrijdige gevoelens.

In veel computergames is het centrale thema de heldhaftige strijd met het kwaad en moet de wereld gered worden uit de klauwen van kwaadaardige monsters. Ook dat kan via identificatie jongeren helpen eigen angsten te bezweren.

De moderne lichting computergames wordt echter steeds gruwelijker en dan is van een positieve invloed geen sprake, ook niet van een onschuldige uitlaatklep voor agressie. Die conclusie kon nog wel worden getrokken toen de games relatief minder gewelddadig waren. Nu echter zijn er 'waarbij je de opdracht krijgt iemand zijn ledematen af te scheuren. Of hem een zak over het hoofd te trekken en te wurgen totdat het bloed uit de zak sijpelt. Het kan ook zijn dat je een hoertje misbruikt, haar vervolgens vermoordt en daarna je geld terugpakt.'[9]

Je wordt er misschien niet gewelddadig van, maar ze dragen wel bij aan het versterken van toch al agressieve neigingen. In ieder geval leidt het tot afstomping: uit onderzoek in de VS is gebleken dat jongeren die veel van dit soort games spelen, afstompen voor geweld. Ze zijn minder gevoelig als ze een auto-ongeluk zien. Ook blijkt dat ze minder snel iemand te hulp schieten.[10]

> Leerling uit 5 vwo, gamer in hart en nieren die er per dag tussen de twee en vier uur aan besteedt en ongeveer tachtig spellen heeft, ook wrede varianten. 'GTA (Grand Theft Auto) heb ik zo bij Bart Smit kunnen kopen toen ik veertien of vijftien was.'
> Wat vinden zijn ouders ervan? 'Ze zouden het niet eens zijn met het concept: schiet iedereen neer die je niet aanstaat. Ik probeer ze wel eens te interesseren, maar ze zijn druk met hun eigen dingen. Mijn moeder is net een bedrijf begonnen. Maar ik speel niet alleen gewelddadige spellen, het hangt van mijn bui af. Ik vind Guitar Hero ook leuk.'
> (Jongen, 16 jaar, Het Parool, 24 april, 2008)

Zulke games kunnen bovendien aantrekkelijk zijn, niet door het geweld als zodanig, maar door de krachtpatserrol die de speler krijgt toebedeeld: 'Voor laagopgeleiden is het vaak moeilijk ergens in uit te blinken. Zij komen eerder terecht bij voorbeelden in videogames. Daar barst het van de superhelden, die de hele wereld aankunnen.'[11]

Onderzoek naar effecten op lange termijn zijn er nog niet. In een Nederlands onderzoek werd wel gekeken naar het kortetermijneffect onder vmbo-leerlingen. Op het vmbo zitten relatief veel jongeren die vanuit hun achterstandspositie worden aangetrokken door de succesvolle superhelden. Jongens die twintig minuten speelden, gedroegen zich in een gewoon wedstrijdje achteraf agressiever dan leerlingen die een niet-gewelddadig spel hadden gespeeld.[12]

Ouders zijn niet altijd op de hoogte van het karakter van de games. De leeftijdsaanduiding die er als waarschuwing op staat, heeft niet alleen voor jongeren de aantrekkingskracht van een verboden vrucht, ouders zien deze vaak als moeilijkheidsgraad en denken trots: mijn zoon is dertien, maar kan al best een spel voor achttien jaar.[13]

WAT GEEFT DE DOORSLAG?

De verklaring die is gebaseerd op de behoefte aan *sensation seeking* houdt in dat de jongeren weet hebben van de risico en dat juist opzoeken. Psychologen die onderzoeken of het nemen van risico's door adolescenten terug te voeren zou zijn op het nog anders verlopen van *cognitieve beslissingsprocessen*,

gaan er juist van uit dat jongeren het risico dat ze lopen onderschatten.
In het algemeen verlopen beslissingsprocessen via de volgende stappen: denken over de verschillende keuzemogelijkheden, de gevolgen van iedere keuze, de waardering van die gevolgen, en over de waarschijnlijkheid dat de gevolgen zullen optreden. Op basis van deze vier wordt dan de keuze bepaald. Uit onderzoek is gebleken dat deze besluitvormingsprocessen bij adolescenten hetzelfde verlopen als bij volwassenen. Het verschil zit dus niet in de *manier* van denken, maar wellicht wel in datgene *waarover* wordt gedacht. Bij iedere stap kunnen verschillen bestaan tussen adolescenten en volwassenen.[14] Belangrijk zijn vooral de verschillen in de tweede, derde en vierde stap. Adolescenten zien andere *gevolgen*, vinden andere dingen van eminent *belang* en schatten de *waarschijnlijkheid* van sommige gevolgen anders in dan volwassenen. Voor een volwassene is het onbegrijpelijk dat een goed voorgelicht meisje dat de pil niet slikt, met een jongen naar bed gaat die geen condooms wil gebruiken. Wat betreft de gevolgen weegt echter bij het meisje bijvoorbeeld mee dat haar aanzien op school zal stijgen, omdat het een populaire jongen is, en zij nog steeds aansluiting bij klasgenoten mist. Voor haar ouders die geen weet hebben van haar wankele positie op school bestaat zo'n gevolg niet. Wat betreft de waardering weegt voor de ouders de dreiging van zwangerschap het zwaarst, voor het meisje geeft de zalige roes van de verliefdheid de doorslag. En als het gaat om de waarschijnlijkheid van de gevolgen, is zwangerschap iets waar hun dochter zich in concreto waarschijnlijk niet echt iets bij voor kan stellen, terwijl de strelende aandacht van de jongen een reële beleving is. Voor het meisje zelf kan bij de beslissende afweging de angst de jongen te verliezen wel eens zo overheersend zijn dat elke andere waardering daarbij in het niet valt.

Ook is er het niet te onderschatten verschil tussen denken op korte dan wel lange termijn. Jongere adolescenten houden vooral rekening met directe gevolgen en zijn nog weinig gericht op wat de consequenties in de verdere toekomst eventueel zullen kunnen zijn. Het latere nadeel legt het in de adolescentie nogal eens af tegen de onmiddellijke bevrediging. Daarom laten ze ook met een gerust hart keiharde muziek door hun beide oren denderen: de doofheid waartoe dat kan leiden, lijkt mijlen ver buiten het bereik van de huidige beleving.

Ook is veel afhankelijk van de specifieke situatie waarin adolescenten een beslissing nemen. Als er hevige verliefdheid in het spel is, of ze zijn met een groepje leeftijdgenoten, of er moet snel een besluit worden genomen, of het gaat om een volstrekt onbekende omstandigheid. Deze vier situaties én als dan bij afweging blijkt dat er nú profijt is en vervelende gevolgen pas later komen.[15]

ILLUSIE VAN ONKWETSBAARHEID

Uit wat door onderzoek bekend is, is nog steeds niet met zekerheid te zeggen of adolescenten soms bepaald gedrag misschien niet riskant vinden, of

---

Lees over de moeite met vooruitdenken in het hoofdstuk Cognitieve veranderingen.

daar wel weet van hebben, maar het risico op de koop toe nemen. Er is dan ook een cognitief verband met het voor adolescenten kenmerkende egocentrisme. Vooral de *persoonlijke* legende heeft gevolgen voor riskant gedrag, doordat het leidt tot wat de *illusie van onkwetsbaarheid* wordt genoemd.

Doordat zij in staat zijn tot hypothetisch denken, kunnen zij zich een ideale situatie voorstellen en die passen ze op zichzelf toe. Jongeren erkennen theoretisch wel dat het gevaarlijk is om achter het stuur te zitten als je te veel gedronken hebt, of dat je zwanger kunt worden als je vrijt zonder voorbehoedsmiddelen, maar emotioneel is er nogal eens de overtuiging 'mij overkomt dat heus niet'. Juist door dit verschil tussen rationeel wel *weten*, maar in de feitelijke situatie toch om *emotionele* redenen *doen*, is het moeilijk de illusie van onkwetsbaarheid empirisch te toetsen. Desgevraagd schatten jongeren hun eigen risico in diverse gevaarlijke situaties niet lager in dan volwassenen, eerder het omgekeerde. Maar dat is een rationele benadering, die nog niets zegt over het emotiegestuurde handelen als een risicosituatie zich in het echt voordoet.[16]

Optimisme zit als een beschermend schild om jongeren heen. Als zij zich werkelijk zouden realiseren welke ellende het leven hen allemaal nog zou kunnen brengen, zou dat een totale psychische verlamming betekenen. Deze algemene, tamelijk positieve levensinstelling komt in specifieke situaties tot uiting in het idee 'mij zal dat niet gebeuren'. De illusie zou ook iets te maken kunnen hebben met wat het geloof in eigen *specialness* wordt genoemd, een beschermingsmechanisme, vrijwel alle mensen eigen, tegen de dreiging van de onherroepelijk eens komende dood, die hiermee nog een tijdje op afstand wordt gehouden. Omdat veel adolescenten een periode doormaken waarin ze zo op zichzelf zijn gericht dat ze menen uniek te zijn, zou juist ook dit gevoel speciaal te zijn bij hen tijdelijk versterkt kunnen zijn.[17]

Lees over de persoonlijke legende en formele operaties in het hoofdstuk *Cognitieve veranderingen*.

Bovendien zijn voor het begrijpen van waarschijnlijkheid en kans zeer complexe cognitieve processen vereist, die zelfs voor wie het stadium van de formele operaties heeft bereikt nog wel eens boven de macht gaan en makkelijk worden doorkruist door emotionele overwegingen. Er zijn twee verschijnselen die bij kansinschatting een rol spelen: *representativiteit* en *beschikbaarheid*.[18] Het *eerste* betekent dat men wat zich in dit ene geval afspeelt, afzet tegen wat in vergelijkbare gevallen méééstal gebeurt. Doordat een adolescent zich soms speciaal en uniek voelt, vindt hij of zij de eigen situatie nu eenmaal helemaal niet representatief. Het *tweede* betekent het gemak waarmee men zich voorbeelden van consequenties kan voorstellen, doordat men er weet van heeft. Ook hier zijn adolescenten in het nadeel. Door gebrek aan ervaring weten zij nog weinig over wat bepaald riskant gedrag bij anderen daadwerkelijk voor gevolgen heeft gehad. En wat een of twee anderen is overkomen, maar tien bekenden níet, kan juist, via hetzelfde mechanisme van uniekheid, het dit-zal-mij-niet-gebeuren-gevoel versterken. Er zijn in de situatie van de anderen namelijk altijd aspecten die verschillen van die van de jongere zelf en die worden uitvergroot: 'Ja, maar ik ga nooit liften in m'n eentje, want dat is natuurlijk keigevaarlijk, ik doe het alleen maar als ik met iemand anders ben.' Dat die ander een even kwetsbaar meisje is als zijzelf, wordt niet meegerekend. Als een adolescent een of twee keer goed is weggekomen uit een riskante situatie, wordt hij bovendien in zijn uniekheid versterkt. Zoals Winston Churchill zei: 'Nothing in life is so exhilirating as to be shot at without result.'

Vooral een combinatie van tijdelijk verhoogde behoefte aan spanning en tijdelijk gevoel van uniekheid lijkt kansverhogend voor roekeloosheid. De jeugd is optimistisch en dat is maar goed ook, bovendien helpt dat de wereld vooruit. Maar jongeren onderschatten de risico's die ze lopen. Voeg daarbij dat door de hersenontwikkeling in deze fase de impulscontrole het nog vaak laat afweten, het gebrek aan ervaring en als het om jongens gaat, het testosteron dat aanzet tot stoer gedrag en je hebt de kwetsbare jongere op de bromfiets en de jonge brokkenpiloot in de auto. Meest jongens, want driekwart van de 25 jaarlijkse dodelijke bromfietsslachtoffers van zestien en zeventien jaar en de zevenhonderd gewonden van deze leeftijd die in het ziekenhuis belanden zijn jongens.

> 'Fietsen is niet strak genoeg (...) Een brommer gaat gewoon harder. Ik zou het liefst zestig willen rijden, maar dat doe ik maar niet. Krijg je gesodemieter met de politie, en als ze me pakken dan ben ik alles kwijt. Ik geloof wel dat ik het zou kunnen, met zestig door de stad. Maar het is toch maar beter van niet. Ik zou het mezelf nooit vergeven als ik door te hard te gaan, iemand dood zou rijden. Maar met zestig rij je, denk ik, toch niet zomaar iemand dood?' (Jongen, 15 jaar, in gesprek met Caspar Pisters, het Parool, 25 mei, 1996)

Automobilisten tussen achttien en 24 jaar hebben ruim viermaal zo'n groot risico bij een ongeval betrokken te raken dan ervaren automobilisten: jaarlijks tweehonderd doden en zevenhonderd ernstig gewonden in deze leeftijdsgroep. Het risico voor jongens is daarbij zesmaal zo groot, en zij zijn naar verhouding ook veel vaker betrokken bij wat een 'enkelvoudig ongeval' heet. Ze maken maar acht procent van de rijbewijsbezitters uit, maar zijn bij twintig procent van de ongevallen betrokken. Het is volgens onderzoekers een combinatie van overschatting van de eigen rijvaardigheden en onderschatting van de risico's. Deze factoren worden nog eens versterkt door alcohol.[19]

Ook van de risico's op internet zijn jongeren zich niet altijd bewust. Cyberseks is echter een grote boosdoener. Jongeren kennen de gevaren wel, maar ook hier geldt weer het onverwoestbare 'mij overkomt dat heus niet'. Daarom laten meisjes voor de *webcam* hun blote borsten of billen zien en kleden ook jongens zich uit als dat wordt gevraagd. Als dat als vrienden onder elkaar gebeurt, lijkt er misschien niet zo veel aan de hand, maar vrienden blijven niet altijd vrienden. En wie zich als vriend voordoet, is niet altijd een vriend. Als het chatten niet met allerlei veiligheidsmaatregelen wordt omgeven gaan foto's en teksten de wijde wereld in en zijn deze voor iedereen te achterhalen en te herkennen. Om in te kunnen grijpen, moeten ouders en leerkrachten dus in de gaten houden wat er gebeurt. Het probleem is echter dat die dikwijls te weinig van de wereld van surfen, mailen, daten, downloaden en msn'en weten.

Een medewerker van *de Stichting de Kinderconsument* heeft zich maandenlang op het net voorgedaan als tiener en doet verslag van wat hij tegenkwam in een voorlichtingsboekje voor ouders en leerkrachten. Stap voor stap neemt hij de lezer mee aan de hand van wat hij steeds op het beeldscherm te zien kreeg, soms onthutsende kost.[20]

Risico als jeugdige levensstijl

Riskant gedrag is op te vatten als deel uitmakend van de levensstijl van de jongere, van wat hij of zij in de vrije tijd doet. Eerder hebben we gezien dat wat dat betreft leeftijdgenoten het eerste referentiepunt zijn. Het *niet achter willen blijven* bij wat anderen doen, kan een rol spelen. Als de groep waar je bij wilt horen shag draait, ga je natuurlijk meedoen. Zo'n behoefte erbij te willen horen, hangt niet in de lucht. Er zijn meestal diverse aspecten van verwantschap. Het is al op basis van enige gelijkenis dat men elkaar opzoekt. Jongens die behoefte hebben aan spanning zoeken elkaar op. Meisjes die jongensgek zijn eveneens.

Een andere verklaring voor sommige vormen van riskant gedrag is de neiging tot experimenteren, het uittesten van het onbekende, de behoefte om zelf te ontdekken waar de grens ligt. Net zoals de nieuwe denkmogelijkheden die de adolescent door de cognitieve ontwikkeling ten dienste komen te staan, die leiden tot de behoefte aan argumenteren en discussiëren en tot de neiging geen redenering zo maar over te nemen, zo brengt de toenemende zelfstandigheid met zich mee dat de jongere zelf wil ervaren en beslissen, en niet zonder meer naar goede raad wil luisteren. Ouders en voorlichtingsmateriaal kunnen wel waarschuwen voor hasj, maar veel jongeren zullen toch zelf willen ondervinden wat dat dan is. Dat is ook op te maken uit het resultaat van een onderzoek naar het effect van waarschuwingsstickers bij geweldsprogramma's op de televisie. Aan negenhonderd proefpersonen werden beschrijvingen voorgelegd van door de onderzoeker verzonnen televisieprogramma's die zij zouden kunnen gaan zien. Er waren vijf leeftijdsgroepen: 9-11, 12-14, 15-17, 18-21 en ouder dan 21 jaar. Van de programma's had de helft een geweldsthema, de andere helft ging over neutrale onderwerpen. Bij de beschrijvingen van de geweldsfilms zat soms een sticker met 'dit programma bevat geweldsscènes', soms een sticker met 'dit programma bevat geweldsscènes, die niet voor iedereen geschikt zijn' en soms geen sticker. De proefpersonen moesten aangeven hoe graag ze een programma zouden willen zien. Zoals was te voorspellen, wilden jongens en mannen vaker een geweldsfilm zien dan meisjes en vrouwen. Evenals die onder de achttien vaker dan ouderen. Maar voor alle leeftijden gold dat men de films met de extra waarschuwende sticker 'niet voor iedereen geschikt' vaker wilde zien dan die zonder sticker of die met alleen de informatie 'bevat geweldsscènes'. Als jongeren en volwassenen het gevoel hebben dat ze in hun vrije keuze worden beknot - 'niet voor iedereen' -, raken ze juist extra geïnteresseerd om zélf te zien wat er dan aan de hand is. Hoewel er ook wel zoiets aan vast zal zitten als verboden vruchten die het lekkerst smaken.[21]

Het experimenteren met het onbekende heeft ook een tegenhanger: als je juist wél te maken hebt gehad met de gevolgen van risicovolle situaties, neemt de hang naar spanning dan af of toe? Psychologen in Israël wilden weten hoe het is voor jongeren die geweldstrauma's hebben ondervonden. Vermijden ze dan voortaan zo veel mogelijk risico's of juist niet? Het laatste bleek het geval.

Lees over de behoefte aan zelf ervaren in het hoofdstuk Autonomie en verantwoordelijkheid.

Aan het onderzoek deden 409 jongeren mee. Ze werden ondervraagd over eventueel risicovol gedrag in de afgelopen maand. Ze waren tussen vijftien en achttien jaar en woonden in vijf verschillende plaatsen, die voortdurend werden bedreigd door aanvallen. Ze werden verdeeld in drie groepen. Jongeren die persoonlijk een aanval hadden doorstaan of een naaste hadden verloren door een aanval. Jongeren die ontsnapt waren aan een aanval. En degenen die, hoewel wonend in een bedreigd gebied, zelf nog geen aanval hadden meegemaakt. Zij werden allen getest op symptomen van Post Traumatische Stress Stoornis (PTSS). Als maat voor risicovol gedrag gold zeer gevaarlijk auto rijden, met een wapen op zak lopen en gevaarlijke spelletjes spelen zoals Russische roulette.

Jongeren die heel direct bij aanvallen betrokken waren geweest, gedroegen zich vaker risicovol. En van hen degenen die leden aan PTSS het meest. Het verband was rechtlijnig: hoe meer betrokken en hoe groter de angst was geweest, des te meer gevaarlijk gedrag. Er was een duidelijk sekseverschil: hoewel jongens en meisjes in gelijke mate aan gevaarlijke aanvallen blootgesteld waren geweest, was de reactie van risicovol eigen gedrag bij jongens groter dan bij meisjes. Dat sekseverschil bestond ook binnen de groep die last had van PTSS.

De onderzoekers vragen zich af of jongeren op deze manier een zeker evenwicht proberen te herstellen. Tijdens de gevaarlijke aanvallen waren ze machteloos. Bij het gevaar dat ze zelf creëren, hebben ze het gevoel - hoe ten onrechte ook - wel alles onder controle te hebben. Met name voor jongens zou dat een belangrijk motief kunnen zijn.[22]

Als het gaat om roken, drugs en alcohol moet natuurlijk ook de als genot ervaren invloed op het centraal zenuwstelsel worden genoemd. Hoewel het idee van de adolescentie als periode vol *sturm und drang* op basis van onderzoeksgegevens niet langer houdbaar is, is het wel een stemmingsgevoelige levensfase met behoorlijk wat momenten van onzekerheid. Vooral tabak en alcohol liggen en staan overal ter ontspanning voor het grijpen. En ook softdrugs zijn niet moeilijk te verkrijgen.

Als sociale oorzaak van riskant gedrag wordt *verveling* genoemd. Vooral voor drinken, blowen en vandalisme. Daarom is jeugdwerkloosheid in dit verband een risicosituatie.

Tabak en drugs

Roken is slecht voor de gezondheid. Adolescenten weten dat ook, toch beginnen ze eraan en nemen het risico dat ze er niet meer mee op zullen kunnen houden op de koop toe. Terwijl veel volwassenen proberen van het roken af te komen, beginnen veel jongeren er onbekommerd mee. Niet omdat ze niet weten dat het slecht is. Volgens een Amerikaans overzicht is bijna tachtig procent van de rokende jongeren ervan overtuigd dat je het beter niet kunt doen.[23]

Rokende vrienden zijn de belangrijkste aanleiding om zelf ook te gaan ro-

> 'Al mijn vriendinnen roken. Ik wil er niet aan meedoen, alleen doen ze heel stom als ik een sigaret afsla. Dan laten ze me links liggen waardoor ik het gevoel krijg dat ik er niet meer bij hoor.'
> (Meisje, 15 jaar, Cosmo Girl, 11, 2008)

ken, belangrijker dan een rokende vader of moeder. De invloed van de reclame - waarin roken als sexy, stoer en sophisticated wordt voorgesteld - wordt overschat, omdat jongeren sigarettenreclame over het algemeen hypocriet vinden en door de glamour heenkijken.

In Nederland roken in de leeftijd tussen tien en negentien jaar gemiddeld vier op de tien jongeren, van wie een op de tien zwaar, dat wil zeggen: meer dan twintig sigaretten per dag. Met veertien is de grootste toename te zien, daarna gaat de toename langzamer. Zo zijn met veertien jaar de percentages 'Ooit gerookt' 57 procent; 'In de afgelopen vier weken' 32 procent; 'Dagelijks' 19 procent. Met zeventien jaar zijn die percentages respectievelijk 67, 44, 36.[24]

In het algemeen is er een verschuiving te zien, waardoor roken relatief meer een gewoonte wordt binnen laag-sociale milieus.

Er wordt op het vmbo opvallend meer gerookt dan op de havo en het vwo. Bovendien is er een aanzienlijke toename van rokende meisjes, naar men aanneemt als gevolg van emancipatie. Ze beginnen er eerder mee dan jongens en roken ook meer.

Wat het effect zal zijn van het rookverbod in openbare ruimten, zoals cafés en disco's, is niet te overzien. Het zou kunnen zijn dat het verbod juist een extra stimulans is het tóch te (gaan) doen als verboden vrucht, vergelijkbaar met de waarschuwingsstickers voor geweldsfilms. Het al langer bestaand rookverbod in het openbaar vervoer heeft toch ook maar weinig effect gehad op het rookgedrag van jongeren.

Ook *drugsgebruik* levert risico op verslaving op en is bovendien maatschappelijk niet geaccepteerd. Cannabis is het populairst onder de leeftijdsgroep. Het had altijd de naam een tamelijk onschuldige softdrug te zijn, maar sinds het gehalte van de werkzame stof erin is toegenomen - zoals bij nederwiet -, schuift het gevaarlijk op richting harddrug. Tussen 2005 en 2007 nam het aantal adolescenten dat voor een verslaving moest worden behandeld met een kwart toe tot 1267 en meer dan de helft van hen had een wietverslaving.[25] In tegenstelling tot wat men misschien op het eerste gezicht zou denken, was de toename niet het hoogst in de Randstad, maar in midden- en oost Nederland. Ook het gebruik van harddrugs is geen randstadaangelegenheid meer, maar heeft zich over het hele land verspreid.

Lees over ADHD in het hoofdstuk Van probleem naar stoornis.

Er bestaat enig vermoeden dat softdrugs aantrekkelijk zijn voor jongeren die als kind hyperactief waren en last hadden van wat tegenwoordig ADHD wordt genoemd - attention-deficit with hyperactivity disorder. Zij kennen zichzelf als iemand die door druk gedrag altijd de ergernis van anderen oproept. Het roken van softdrugs heeft een kalmerende werking. Zo kunnen zij zichzelf als een ander, prettiger mens ervaren.

Drugsgebruik is onder Turkse en Marokkaanse jongeren relatief laag, maar harddrugs worden relatief vaker gebruikt door Surinaamse en Antilliaanse jongeren.

Cijfers over het algemene drugsgebruik van jongeren zijn moeilijk te achterhalen. Onderzoeksresultaten zijn niet eenduidig. De meeste komen neer op schattingen, omdat er geen controle is op hoeveel er wordt verkocht. Dat geldt ook voor *partydrugs*, zoals XTC en GHB. Jongeren slikken zo'n pilletje een keer, omdat het spannend is, want het is immers illegaal. En omdat het een lekker gevoel geeft doen ze het nog eens. Maar hoe vaak daarna blijft raden. Bovendien vraagt de omgeving waarin het gebeurt er als het ware om: 'Je trekt het anders niet,' zegt een jongen van vijftien in een televisieprogramma. Je moet op een houseparty kunnen doorgaan tot zeven uur in de ochtend. Het wordt vooral gevaarlijk als in combinatie met een partydrug alcohol wordt gedronken.

Alcohol

Drinken op jonge leeftijd is steeds gewoner aan het worden. Het begint al tussen elf en dertien jaar. Het eerste drankje krijgen ze overigens vaak van hun ouders. Die zijn zelf vergeleken met ouders van een generatie terug ook meer gaan drinken. Eén op de vijf van de twaalf- tot zestienjarigen gaf in onderzoek toe wel eens alcohol te hebben gekocht, ondanks dat verkoop aan die leeftijdsgroep is verboden. Groepsdruk in gezelschap van leeftijdgenoten lijkt een belangrijk motief om mee te gaan drinken.

Ruim 57 procent van de twaalf- en dertienjarigen had in 2003 naar eigen zeggen ooit 'meer dan een beetje' gedronken. Een kwart dronk min of meer regelmatig en ongeveer een op de zes was zelfs wel eens dronken geweest.

Sommigen waren al met drinken in groep acht van de basisschool begonnen, al bleef het vaak bij een of twee keer (35 procent). Op veertienjarige leeftijd zijn er niet veel pubers meer te vinden die nooit een glas naar binnen hebben gewerkt. Iets meer dan driekwart heeft dan wel eens wat gedronken, en ruim veertig procent heeft ervaren wat een kater is. Een kleine groep (9 procent) besteedt een deel van zijn zakgeld aan alcohol: de brugklassers onder hen geven er gemiddeld zo'n veertien tot twintig euro per maand aan uit.[26]

Vooral meisjes tussen twaalf en veertien jaar blijken meer te zijn gaan drinken. De boosdoeners zijn vooral de zoete, alcoholhoudende mixdrankjes. Van 2001 tot 2006 verdubbelde het aantal jongeren dat wegens alcoholvergiftiging, soms in coma, in het ziekenhuis terecht kwam van 263 naar 482.[27]

Onderzoekers proberen te achterhalen waardoor nu juist adolescenten zo gevoelig zijn voor ethanol, de zuivere alcohol die in drankjes zit. Eén zo'n onderzoek werd gedaan met ratten. Mensen zijn geen ratten. Daarom zijn wetenschappers het erover eens dat je de resultaten van rattenonderzoek niet zomaar op mensen van toepassing kunt verklaren. Ze kunnen je echter op het spoor zetten van onderzoek dat wél geldig is voor mensen. Ratjes werden ingespoten met een hoeveelheid ethanol die te vergelijken is met wat iemand tijdens een stevig avondje stappen naar binnen krijgt, uiteraard in verhouding tot het lichaamsgewicht. Een even grote groep ratjes werd

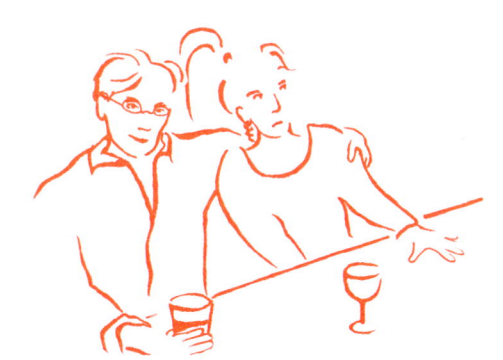

Drinken van alcohol is gewoner geworden

ingespoten met een zoutoplossing. Er waren twee groepen: ratjes aan het begin van hun puberteit en jongvolwassen ratjes. Vijf minuten na de injectie werden ze in een kooi gezet met een onbekende, even oude rat van dezelfde sekse. Normaal gaan ratjes elkaar dan besnuffelen en een beetje dollen. De zoutratjes deden dat ook, maar de alcoholratjes niet, ongeacht hun leeftijd. Maar na een halfuur was dit effect bij de jonge puberteitsratjes weg. Niet omdat de alcohol bij hen al uit het lichaam was verdwenen. De concentratie in het bloed en in de hersenen was bij hen even hoog als bij de jongvolwassen ratjes. Toch was de remmende invloed daarvan weg. Ratjes in de vroege puberteit kunnen kennelijk meer alcohol verdragen zonder dat hun sociaal functioneren wordt verstoord. Omdat adolescenten steeds vroeger beginnen met drinken, is het volgens de onderzoekers belangrijk of deze snelle terugkeer naar gewoon sociaal gedrag ook voor hen geldt. Want, zo zeggen zij, juist dat wegvallen van het normale sociaal functioneren is in het algemeen een teken dat iemand meer dan genoeg heeft gedronken. Dit signaal zou bij jongeren wel eens kunnen ontbreken.[28]

Alcohol kan mede daardoor ook leiden tot roekeloos gedrag, waarvan de jongere zich niet bewust is. Zo werd in 1996 in een onderzoek in Emmen bij 102 jongeren die te veel hadden gedronken een rijproef afgelegd die op de video werd opgenomen. Tijdens de proef waren ze ervan overtuigd uitstekend te rijden. Toen ze eenmaal ontnuchterd naar de videobeelden keken, schrokken ze van hun eigen rijgedrag.[29]

Een ander bijkomend probleem is dat alcohol een ontremmende invloed heeft en daardoor versterkend werkt bij vandalisme en vechtpartijen.

Een negatief effect van alcoholgebruik door jongeren is bovendien dat het de zo belangrijke hersenontwikkeling en -reorganisatie verstoort die bij deze leeftijdsfase hoort.

Uit tweelingonderzoek blijkt dat ook *aanleg* meespeelt bij het gaan drinken in de adolescentie.[30] Het is niet zozeer de gedeelde 'alcoholomgeving' die ouders die zelf alcohol drinken aan hun kinderen meegeven, als wel de genetische aanleg daartoe. Omgevingsinvloeden komen in dit verband vooral van leeftijdgenoten. Waar die twee factoren samenkomen - en dat gebeurt in de adolescentie, omdat jongeren zich dan sterk op elkaar richten - is de kans op het gaan drinken het grootst. Interessant is een Australisch tweelingonderzoek waaruit bovenstaand verband vooral bleek op te gaan voor jongens, terwijl voor meisjes vooral de met de ouders gedeelde omgeving - wel of geen alcoholgewoonten - van belang was. Dat zou weer wijzen op de aanpassing en socialisatie die in sterkere mate bij opgroeiende meisjes dan jongens voorkomt.[31]

De helft van de niet-drinkers blijkt alcohol gewoon niet lekker te vinden en twintig procent drinkt niet omdat het slecht is voor de gezondheid. Het aantal glazen ligt tussen een en acht per week, voornamelijk bier, en daarvan het meeste in het weekend.

Uit onderzoek komt tegen de algemene beeldvorming in als opvallend gegeven naar voren dat Turkse en Marokkaanse jongeren relatief weinig drinken, Surinaamse en Antilliaanse jongeren iets minder dan autochtone jongeren.

Gokken

Speciale aandacht verdient tegenwoordig het *gokken op automaten*, omdat het vaak zo onschuldig begint. Er staan momenteel in Nederland ruim 46.000 kansspelautomaten, de zogenaamde fruitautomaten, in openbare gelegenheden als cafés en snackbars, waar jongeren nu eenmaal veel komen. Hoeveel jongeren gokken is niet bekend, wel het aantal dat zich wegens verslaving meldt bij hulpverlening. Dat zijn er jaarlijks ongeveer zeshonderd onder de twintig jaar, voor het merendeel jongens. Hoewel Turkse en Marokkaanse jongeren opvallend weinig gokken, zijn ze wel oververtegenwoordigd in de groep probleemgokkers. Het verleidelijke element zit vooral in het *short odd*, de heel korte tijd tussen inzet en uitslag, die inspeelt op het kortetermijndenken van jongeren. En bovendien in de illusie die wordt gegeven dat je door ervaring behendiger wordt aan de knoppen en dus de uitslag ten gunste van jezelf kunt beïnvloeden. Als de speler af en toe iets wint gaat hij theorietjes opbouwen over wat in zijn eigen gedrag tot die winst heeft geleid. Speelde hij misschien juist dan altijd met zijn linkerhand? Was het niet altijd op zondag?

Er bevinden zich ook piekautomaten tussen de machines, die niet vaak uitkeren, maar als ze het doen met een groot bedrag komen, wat de speler verleidt tot doorspelen met hogere inzet. De psychosociale gevolgen kunnen voor de jeugdige gokker groot zijn. Zijn geld raakt op, hij moet lenen, kan het geleende niet teruggeven, verzint allerlei smoesjes en hij wordt steeds behendiger in het vertellen van verzonnen verhalen. Daardoor duurt het soms vrij lang voor de naaste omgeving in de gaten heeft wat er werkelijk speelt.

Behalve dat het gokken zelf veel tijd in beslag neemt, moet hij ook bijbaantjes zoeken om aan geld te komen en heeft daardoor geen tijd meer voor activiteiten met vrienden. Door het niet-nakomen van afspraken raakt de speler geïsoleerd en door dat alleen komen staan, trekt het gokken nog meer. Het pikken van geld thuis leidt, zeker in het begin, tot schuldgevoel. Gokkers zijn van nature meestal niet communicatief en zullen uit zichzelf niet snel hulp vragen om van het gokken af te komen. Gokproblemen laten zich als de waarheid aan het licht is gekomen, wel goed behandelen.[33]

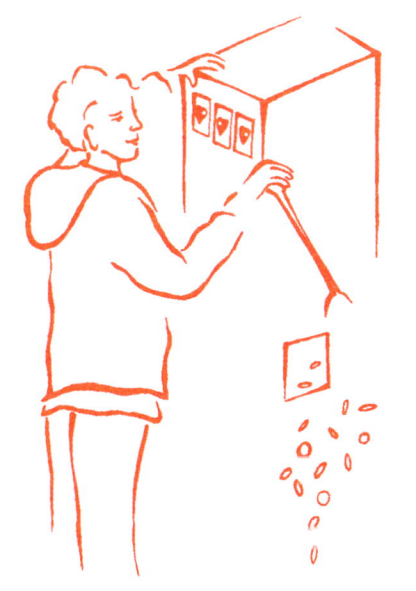

Gokken speelt in op het kortetermijndenken

Kleine criminaliteit

Voor zover het inderdaad om het fasegebonden asociale gedrag gaat, zijn ten dele dezelfde verklaringen te geven als bij riskant gedrag. Ook hier kan de behoefte aan spanning een rol spelen, zoals bij zwartrijden. Ook al zou je heus wel kunnen betalen, het geeft een kick om controleurs in het openbaar vervoer te omzeilen. Verder ook hier het niet achter willen blijven, zoals bij winkeldiefstal - waar trouwens ook de spanning een belangrijk element is; ongezien wegkomen met een flesje nagellak is opwindend. Als een meisje uit een vriendinnengroepje regelmatig ongemerkt iets uit de Hema pikt, werkt dat voor de anderen aanstekelijk.

Twee andere verklaringen zijn specifieker voor de kleine criminaliteit. In de eerste plaats de biologische verklaring: de snelle toename van testosteron geeft jongens behalve seksuele verlangens ook agressieve impulsen. Vroeger gingen ze daarmee de oorlog in. Nu moeten die impulsen een andere uitweg zoeken, met vechtpartijen en vandalisme als gevolg. Meisjes zijn hier niet of nauwelijks te vinden, maar dragen wel belangrijk bij aan het ophouden ervan, want jongens die vaste verkering krijgen, stoppen meestal; de hormonen krijgen iets anders te doen.

Wel moet worden gezegd dat lichamelijk geweld onder meisjes aan het toenemen is, al heeft het nog lang niet het niveau van dat van jongens bereikt. Waarschijnlijk is de verklaring dat het ideaalbeeld voor meisjes niet langer uit alleen maar het lieve en zachte bestaat. Meisjes mogen ook een beetje stoer zijn en dus hun agressie in plaats van alleen verbaal ook uiten via slaan en schoppen.

Volgens het Sociaal en Cultureel rapport 1996 staan voor elk meisje dat met de politie in aanraking komt zeven jongens. In 1980 was dat nog een op negen. Interessant in dit verband is de constatering dat de toename van het aandeel van meisjes in kleine criminaliteit vooral Surinaamse meisjes betreft, en wellicht in verband kan worden gebracht met het in de Surinaamse cultuur heersende matriarchaat. Turkse en Marokkaanse meisjes zijn juist ondervertegenwoordigd.

Ten tweede is er een sociaalmaatschappelijke verklaring die berust op frustratie. Zoals ooit de frustratie van de seksuele verlangens door gedwongen onthouding in de adolescentie leidde tot emotionele labiliteit, zou nu de frustratie van verantwoordelijkheid voor het eigen bestaan wel eens kunnen leiden tot onverantwoordelijk gedrag ten aanzien van de samenleving. Rotzooi trappen, graffiti, vandalisme, enzovoort. Een ongericht protest, een diffuse uiting tot het dóen van iets dat leidt tot zichtbaar resultaat, al is het een negatief resultaat. Het bevredigen van de behoefte om effect te hebben, al is het maar een in elkaar geramd bushokje of een straat waar huis-aan-huis je *tags* op de muren staan. Het meisje dat haar raam wijd open zet zodat ze haar muziek door de straat kan laten loeien tot ongenoegen van de buren, heeft een geweldig effect. De voetbalvandalen die onder politie-escorte door de stad geloodst worden en zichzelf later op het *Journaal* terugzien ook. Soms heeft een jongere dat kennelijk nodig.

Enige ondersteuning voor dit idee is te vinden in wat de Engelse kinderpsychiater Rutter heeft geschreven over het in Engeland steeds later komen te liggen van de leeftijdspiek van vandalisme. In 1938 op dertien, in 1961 op veertien en in 1983 op vijftien jaar, gelijk oplopend met de steeds langer wordende leerplicht, waarbij de jongeren zijn vrijgesteld van verplichtingen tegenover zichzelf en de samenleving.

Van school afkomen en een baan krijgen, levert wat betreft deze 'gewone' jeugdcriminaliteit het sterkste verband op met een plotselinge daling ervan. Bij schoolverlaters die geen vaste baan krijgen is zo'n daling niet te zien.[34]

Het is duidelijk dat men bij de eerste 'normale' vorm van antisociaal gedrag in de adolescentie moet oppassen voor stigmatisering en moet voorkómen dat wat in feite niet meer is dan een voorbijgaand antisociaal gedrag door behandeling en bestraffing in de werkelijk criminele hoek terechtkomt.

Deze gewone jeugdcriminaliteit is niet te voorspellen uit eigenschappen en omstandigheden uit de kindertijd. Alle - vooral mannelijke - jongeren doen er enigermate aan mee, zodat het is op te vatten als een extreme vorm van een normale gedragsfase. Een vorm die als de omstandigheden veranderen - een baan, vaste verkering, dat wil zeggen: verantwoordelijkheid krijgen - verdwijnt.

> Vergelijk hiermee de theorie van Skinner over de genetische bagage die nog steeds is ingesteld op zorg voor eigen levensonderhoud, zoals besproken in het hoofdstuk *Autonomie en verantwoordelijkheid*.

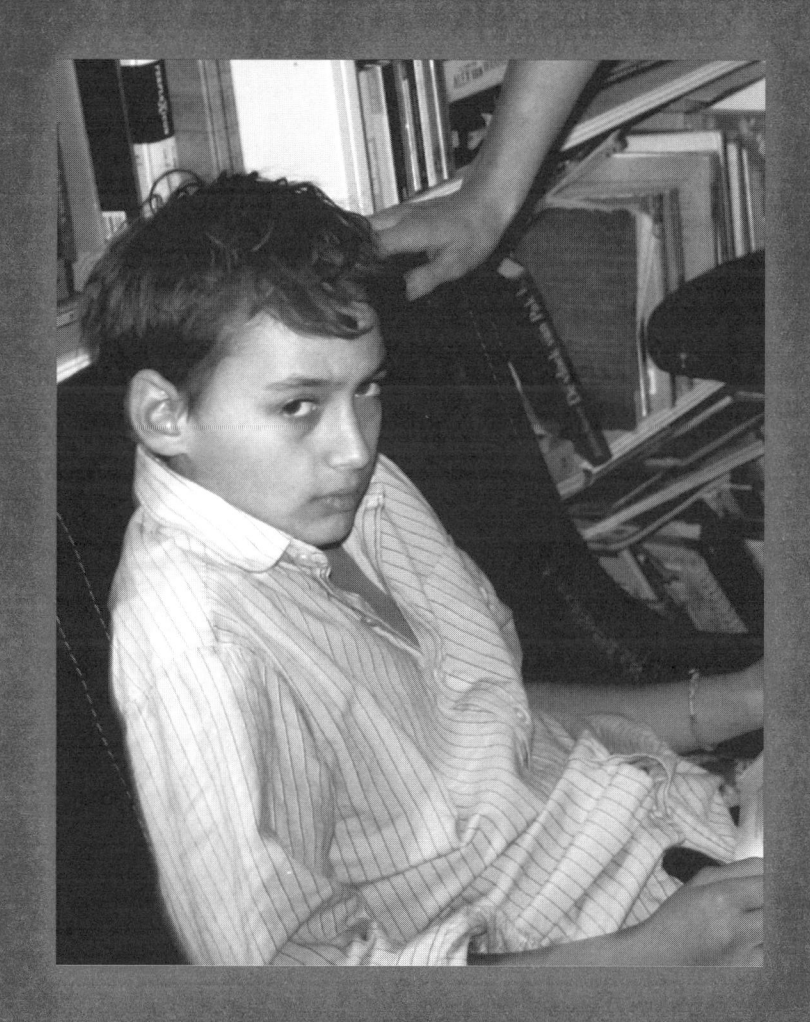

8 | KENMERKENDE PROBLEMEN

In de vorige hoofdstukken is er meerdere keren op gewezen dat uit onderzoek blijkt dat het beeld van de puber die voortdurend met zichzelf en zijn ouders overhoop ligt, meer berust op een hardnekkig stereotype dan op de werkelijkheid. Althans het overgrote deel van de Nederlandse jongeren is tevreden met het leven dat het leidt, heeft respect voor de ouders en voelt zich door hen gesteund. Dat wil uiteraard niet zeggen dat het dagelijkse leven voor hen bestaat uit een aaneenschakeling van vreugde en geluk. Zo is het menselijk bestaan nu eenmaal niet en de jeugd deelt in de narigheid van alledag.

Vanuit ontwikkelingspsychologisch gezichtspunt is het echter interessant na te gaan of er zich in een normaal verlopende adolescentie *specifieke* problemen voordoen. En uiteraard is het belangrijk om de oorzaken daarvan op te sporen om te voorkomen dat die ertoe kunnen leiden dat voor een kleine groep de problemen uitgroeien tot meer of minder ernstige stoornissen.

VAN VOORBIJGAANDE AARD

Een andere beperking van dergelijk onderzoek is dat het plaatsvindt door middel van schriftelijke vragen in groepsverband, vooral klasgewijs. Hoe betrouwbaar de antwoorden zijn en in hoeverre klasgenoten elkaar bij het invullen beïnvloeden, is onbekend.

Uit researchgegevens is niet op te maken hoe intens en langdurig problemen zijn in een doorsnee adolescentieperiode. Dat bijvoorbeeld in diverse onderzoeken jongeren aangeven zich eenzaam te voelen of een lage dunk van zichzelf te hebben, zegt niets over hoe *aanhoudend* zulke gevoelens zijn. Dergelijk onderzoek is namelijk altijd *cross sectional*. Dat wil zeggen dat men jongeren van verschillende leeftijden ondervraagt. En een andere keer weer andere jongeren van verschillende leeftijden. Er zal bij iedere ondervraagde groep altijd een aanzienlijk deel zijn dat *op dat moment* in een negatieve stemming is - ongelukkig verliefd, vlak voor de menstruatie, net thuis ruzie gehad, een dreigend zittenblijven - en daardoor somberheid en zelftwijfel rapporteert. Als de conclusie van zo'n onderzoek dan bijvoorbeeld is dat 35 procent van de jongeren met negatieve gevoelens kampt, zegt dat nog heel weinig. De ernst zit niet in het gegeven dát jongeren nu en dan zulke gevoelens hebben - het zou eerder vreemd zijn als dat niet zo was - maar hoe duurzaam ze blijven hangen. En dat laatste is alleen met longitudinaal onderzoek op te sporen, waarbij jongeren langdurig in hun ontwikkeling worden gevolgd. Dergelijk onderzoek is er niet. Om dezelfde reden is onderzoek waarin gevraagd wordt of jongeren zich wel eens ongelukkig, neerslachtig of eenzaam voelen, weinig zeggend.

Slechts indirect - via de uitgesproken algemene tevredenheid met het bestaan die uit grootschalig jongerenonderzoek naar voren komt - kan men concluderen dat het waarschijnlijk om een periodiek opvlammende problematiek gaat. Dan weer een tijdje wel, dan weer niet en op den duur trekt het weg. Maar steeds komt weer naar voren dat de meerderheid van de jongeren tevreden is over hun leven en over zichzelf. Het eigen leven werd in een recent onderzoek door 78 procent beoordeeld met een rapportcijfer zeven of hoger. Slechts negen procent gaf een onvoldoende.[1]

In het algemeen worden twee groepen oorzaken onderscheiden die kunnen leiden tot voor de adolescentie kenmerkende, tijdelijke problemen: de *hormonale* en de *psychosociale* oorzaken. Deze kunnen natuurlijk ook in combinatie voorkomen en psychologen verschillen er voornamelijk in op welke van de twee zij de nadruk leggen.

Vier vormen van hormonale invloed

> Lees over de hormonale veranderingen in de puberteit in het hoofdstuk *Seksualiteit en verlangen*.

Hormonale invloeden zijn er op zowel het stemmingsleven als op het gedrag. Dat verband is er gedurende het hele leven, maar de adolescentie is bij uitstek de levensfase waarin men tussen beide een directe relatie veronderstelt, omdat er zo véél hormonale veranderingen zijn.

Enerzijds is er de afscheiding van *gonadotrope hormonen*, die specifiek inwerken op de geslachtsklieren - eierstokken en zaadballen - en de afscheiding van de *geslachtshormonen* - oestrogenen en androgenen. Anderzijds het van tijd tot tijd de kop op kunnen steken van de snelle geïrriteerdheid, het dwarsliggen, de stemmingswisselingen, de hevigheid van gemoedsbewegingen, de rusteloosheid en de hangerige moeheid, die allemaal zo kenmerkend zijn voor deze leeftijdsfase. Die twee verschijnselen moeten dus iets met elkaar te maken hebben, temeer omdat uit onderzoek is komen vast te staan dat hormonen hun invloed hebben op menselijk gedrag en gevoel in het algemeen, niet alleen bij jongeren. Een versterking van die invloed zou vooral te zien zijn in de prepuberteit en vroege adolescentie, zo tussen tien en vijftien jaar, omdat dan de grote hormoonveranderingen plaatsvinden. Gecombineerd geven de resultaten van een zeer groot aantal onderzoeken een beeld van die samenhang in het algemeen en in de adolescentie in het bijzonder.[2]

> 'De ene dag ben ik vrolijk, de andere dag straalt er geen lachje van mijn gezicht. Eerst was de lucht blauw, maar nu is de lucht donker en grauw. Soms zie ik geen positieve dingen. Niks is meer leuk. Ik moet me er overheen zetten, zeggen de mensen om me heen. Dan voel ik me alleen. Het is soms zwaar om een puber te zijn.' (Meisje, VPRO Achterwerk, 27, 2008)

Twee specifieke variaties op de hormonale invloed zijn interessant. De vrouwelijke oestrogenen en de mannelijke androgenen komen zowel in een mannen- als vrouwenlichaam voor, alleen in totaal andere verhoudingen. Dit wordt in verband gebracht met het gegeven dat de ene sekse sneller reageert op boodschappen van het ene type hormoon, en de andere sneller op het andere type hormoon. In een mannelijk lichaam komen meer androgenen voor, omdat het mannelijk gestel trager op dit hormoon reageert dan een vrouwelijk gestel en er dus meer van nodig is om een reactie teweeg te brengen. Hetzelfde geldt voor oestrogenen bij vrouwen.

In de eerste plaats werken hormonen in op het zenuwstelsel, de bloedsomloop en de stofwisseling, op een zodanige wijze dat het soms leidt tot een toename van energie en vitaliteit, en op een ander moment juist tot afname of zelfs tot totale lichamelijke lamlendigheid. Nu blijkt het zo te zijn dat een verandering in de verhouding tussen oestrogeen en androgeen ten nadele van oestrogeen een verlaging van energie en activiteit geeft en een verandering ten gunste van oestrogeen een verhoging. Meisjes hebben na de ovulatie een daling van oestrogeen en voelen zich dan soms slap en lusteloos. Na de menstruatie stijgt het oestrogeengehalte weer en dan kunnen zij opeens weer veel meer aan.

> In deze paragraaf gaat het uitsluitend over tijdelijke hormooneffecten. Hormonen kunnen echter ook een permanent effect hebben. Zo hebben geslachtshormonen invloed op de vroege ontwikkeling van de hersenen en een niet terug te draaien structuur die daar ontstaat.

In de tweede plaats kunnen hormoonconcentraties heel direct bepaalde organen beïnvloeden die nodig zijn voor specifiek gedrag. Zo leiden hormonen bij mannelijke kikkers in het broedseizoen ertoe dat de stembanden groter worden, zodat ze harder kunnen kwaken om een vrouwtje te lokken. Op eenzelfde manier leveren hormonen bij een jongen in een voor hem bedreigende situatie een versterking van de spieren op, waardoor hij de opkomende behoefte zich te verdedigen of te vluchten ook kan omzetten in gedrag.

Een verhoging van testosteron, het belangrijkste androgene hormoon, leidt tot grotere ontremming en agressie. Dat het ook hierbij vooral om de verhouding tussen mannelijke en vrouwelijke hormonen gaat, zou kunnen blijken uit het feit dat ook extreem lage hoeveelheden oestrogenen bij vrouwen gepaard gaan met geïrriteerde uitbarstingen en agressie.

Ten derde geven hormonen veranderingen in de gevoeligheid voor zintuiglijke indrukken. Er kan een tijdelijke overgevoeligheid zijn voor smaak, geur, gehoor, gezicht, tast en temperatuur. Dat kan maken dat iemand op bepaalde momenten meer openstaat voor mooie belevingen, maar kan ook leiden tot geïrriteerdheid: door de grotere gevoeligheid voor de prikkels zijn die al snel te veel. Sommige meisjes en vrouwen kunnen vlak voordat ze ongesteld worden bijvoorbeeld bepaalde geuren niet verdragen, die hen anders niet opvallen. Bekend zijn wat dit betreft ook de gevoeligheidswisselingen en ermee gepaard gaande opvliegerigheid in de menstruatiecyclus. Ze zouden omgekeerd ook van invloed kunnen zijn op het verschijnsel dat adolescenten zich soms zo intens kunnen verliezen in een zintuiglijke ervaring, zoals bij bepaalde muziek, de ritmiek van rap en het dansen in de disco.

EMOTIONELE HERSENEN

Ten vierde zijn gonadotrope en geslachtshormonen zoals we eerder hebben gezien werkzaam in de hersenen en zijn bepaalde hersengebieden sturend voor het stemmings- en gevoelsleven.

Interessante resultaten werden in dit verband gevonden in een serie onderzoeken waarbij jongeren tussen de tien en achttien jaar werden vergeleken met volwassenen. Zij kregen foto's te zien van gezichten van volwassenen met een duidelijk emotionele uitdrukking. Hen werd gevraagd om welke emotie het steeds ging. Tegelijkertijd werden hun hersenprocessen geregistreerd met een scan. De onderzoekers werden verrast door twee verschijnselen. De volwassenen beoordeelden de bange gezichtsuitdrukkingen inderdaad allemaal met 'angst'. De jongeren tot veertien, vijftien jaar noemden diezelfde uitdrukkingen vaak 'kwaad'. Uit de hersenregistraties bleek dat bij volwassenen tijdens het kijken en oordelen voornamelijk de frontale schors actief was, die het rationele reguleert. Bij de jongeren echter werd voornamelijk veel activiteit van de amygdala geregistreerd, dat instinctieve reacties reguleert, vooral die te maken hebben met reacties op bedreiging.

Amygdala is de amandelvormige kern van neuronen diep in de hersenen, onderdeel van het limbisch systeem dat betrokken is bij emoties.

Door dit onderzoek van tijd tot tijd te herhalen kon men vaststellen dat de jongeren met het ouder worden ook steeds meer de frontale schors gingen gebruiken en beter subtiele verschillen konden zien in de gezichtsuitdrukkingen.[3]

Jongeren vatten emotionele signalen dus nogal eens op het eerste gezicht verkeerd op en zien vooral kwaadheid en vijandigheid waar die niet bestaan. Behalve dat dit een neurologische oorzaak heeft, leggen de onderzoekers ook een verband met de in deze leeftijdsfase toenemende mogelijkheid om veronderstellenderwijs te denken en zich te verplaatsen in een ander. Dat betekent dat de adolescent zich ook een voorstelling kan maken van hoe een ander misschien wel over hem of haar denkt. Bron van sociale onzekerheid en angst. Om die te bezweren, bijt de adolescent soms bij voorbaat van zich af, want hij wil niet sociaal kwetsbaar zijn. Vandaar dat hij kwade bedoelingen bij iemand ziet die slechts milde kritiek of goede raad wil geven. 'Dat mens heeft gewoon de pest aan me' is dan de reactie op een lerares die tijdens een nablijfgesprek zegt dat ze het niet zo prettig vindt dat hij altijd sloom onderuitgezakt in de bank hangt alsof niets in de les hem interesseert.[4]

Vanwege deze toch al op emoties afgestelde hersenen is het misschien ook beter om adolescenten niet in de emotionaliteit te stijven. Zo is het bekend dat het volwassenen kan helpen om op te schrijven wat hen aan verdrietigs is overkomen. Het is soms ook onderdeel van een therapeutisch proces. Het is echter maar de vraag of dit voor kinderen en jongeren ook geldt. In een onderzoek in Engeland onder negen- tot dertienjarigen leek het antwoord negatief uit te vallen.

Nadat hun algemeen gevoel van welbevinden was vastgesteld met een test, schreven zij op drie achtereenvolgende dagen aan een opstel. De helft van de 112 leerlingen werd gevraagd te schrijven over wat hen 'heel diep in hun gevoelens had geraakt'. De anderen moesten over zomaar allerlei activiteiten schrijven.

Na twee maanden werd hun welbevinden weer getoetst. De leerlingen die eerder al enigszins neerslachtig en angstig waren en die in de gevoelsopdracht over dingen hadden geschreven als 'Soms denk ik dat iedereen een hekel aan me heeft' of 'Soms denk ik dat ik er niet echt bij hoor', zaten na twee maanden alleen nog maar dieper in de put. Ook kinderen en jongeren die in hun opstel over dagelijkse activiteiten moesten schrijven en die daarin toch ook hun gevoelens hadden betrokken, scoorden na twee maanden hoger op de sociale-angsttest. De enigen die van het opstel profiteerden waren de leerlingen die schreven over manieren waarop ze probeerden akelige ervaringen de baas te worden. Zij gebruikten dus al een beetje hun schors! De onderzoekers denken dat het van zich af schrijven voor de meeste jongeren in de vroege adolescentie nog niet functioneel is doordat bij hen het al schrijvend herleven van de ellende sterker is dan het kunnen nadenken over oplossingen. Men kan daar beter mee wachten tot de tweede helft van de adolescentie.[5]

Lees over dit aspect van veronderstellenderwijs denken in het hoofdstuk Cognitieve veranderingen.

Individuele verschillen bij hormonale invloed

Voor alle hormonen geldt dat men denkt dat bij de mate van invloed die zij op een individuele persoon kunnen hebben, niet alleen rekening moet worden gehouden met de gevoeligheid van de sekse voor het betreffende hormoon, maar ook met de gevoeligheid van het individuele gestel als zodanig. Dit laatste is van allerlei biologische factoren afhankelijk en maakt dat een bepaalde drempelwaarde moet worden bereikt, wil van invloed sprake kunnen zijn.[6] De werking van hormonen is niet los te zien van bijvoorbeeld slaap-, eet- en drinkgewoonten. In perioden van late feestjes, veel alcohol en junkfood is de invloed anders dan bij een gezonde regelmaat en leefwijze.

Specifieke effecten zijn niet los te zien van de algemene lichamelijke conditie. Dat zou bijvoorbeeld een verklaring kunnen zijn voor het feit dat in de vroege adolescentie - als het lichaam in zijn totaliteit wat van slag is door alle veranderingen - een sterke verhoging van oestrogenen neerslachtige gevoelens kan opleveren, terwijl als later in de adolescentie het lichaam een evenwicht hervonden heeft, het juist activerend werkt!

Hormonen werken bovendien niet geïsoleerd ten opzichte van elkaar en het is vaak een combinatie op een bepaald moment in een bepaalde fase die een verhoogd effect geeft. Het is ook zo dat hormonen verschillen in de termijn waarop ze effect hebben: sommige werken onmiddellijk, andere pas na een dag of maand. Daarnaast hebben hormonen niet op alle momenten binnen een etmaal hetzelfde effect. Sommige zijn vooral overdag, andere 's nachts actief, sommige in de vroege ochtend, andere in de namiddag.

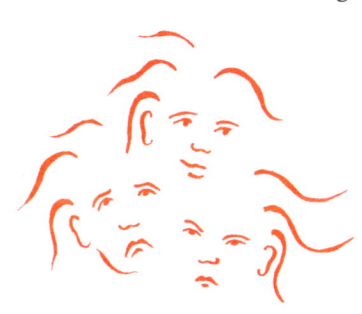

De zo kenmerkende stemmingswisselingen

Niet alleen de concentratie van de hoeveelheid hormonen is van invloed, maar ook en misschien nog wel meer de *onregelmatigheid* van die concentratie. De fluctuaties, zoals die met name in de vroege adolescentie wel voorkomen, zouden verantwoordelijk kunnen zijn voor de wisselingen in humeur en prikkelbaarheid.

Door het bovenstaande is het duidelijk dat onderzoek naar de hormonale invloed in de adolescentie heel moeilijk is en dat er dan ook nog heel veel niet bekend is.

Men kan wel zeggen dat de adolescentie niet, zoals het stereotype wil, wordt gekenmerkt door een algehele, voortdurende, hormonaal veroorzaakte gedeprimeerdheid en lamlendigheid - *moodiness* in het Engels -, maar door de schommelingen in de stemming en in de soms verhevigde intensiteit ervan, en dan vooral in de vroege adolescentie. Vooral de op sommige momenten hormonaal verhoogde gevoeligheid voor prikkels van buitenaf zou verantwoordelijk zijn voor de intensiteit: snibbig uitvallen bij het minste geringste dat niet bevalt en het volgende moment uitgelaten lachen bij de meligste grap. Het heeft het gezegde *Himmelhoch jauchzend, zum Tode betrübt* in omloop gebracht. Daarnaast zijn ook de hormonaal veroorzaakte periodiek verminderde energie en de rusteloosheid systematisch in onderzoek teruggevonden.

Maar als daarna de hormoonspiegel weer terugschommelt naar een gemiddeld niveau, zijn de prikkelbaarheid en het energieniveau ook weer normaal.

Het idee dat men uit bovenstaand overzicht krijgt, is dat als men het humeur systematisch zou bijhouden, zou blijken dat het beeld niet noemenswaardig afwijkt van dat van de gemiddelde volwassene, die ook wel eens niet in de stemming is. Met als enig, zij het belangrijk verschil de periodieke, heftige uitschieters bij veel adolescenten. Juist doordat die zo'n contrast vormen met het doorsnee stemmingsleven van de betreffende jongere vallen zij op, en leveren zij een typerend stempel op. Het gevaar daarbij is uiteraard dat de volwassenen die met de adolescent samenleven, gaan generaliseren en hem of haar ten onrechte behandelen als iemand die nu eenmaal altijd dwars, lastig en chagrijnig is.

> In het Engels worden dergelijke voorspellingen selffulfilling prophecies genoemd. Doordat men reageert alsof het gedrag van de ander al heeft plaatsgevonden, gaat de ander zich in overeenstemming met die reactie gedragen.

Je moet ook oppassen dat het stereotype van de altijd en eeuwig dwarsliggende puber kan werken als een *voorspelling die zichzelf waarmaakt*. Ouders gaan er bij voorbaat al vanuit dat hun puberkind lastig zal worden en overreageren bij de minste geringste, eerste tekenen van het verlangen naar autonomie. Daar reageert de jongere weer heftig op en een vicieuze cirkel van constant geharrewar zet zich in gang.

Omgevingsinvloed op hormonale effecten

Het is duidelijk dat hormonale invloeden zich niet in het luchtledige afspelen. Er zijn niet-biologische factoren die een dempend of juist versterkend effect kunnen hebben op de invloed van hormonen.[7] Daarbij is een onderscheid te maken tussen persoonlijke en omgevingsfactoren. Jongeren met een over het algemeen stabiel temperament zullen na hormonale schommelingen en na verhoogde prikkelbaarheid makkelijker hun evenwicht terugvinden dan jongeren met een labiele aard. Ouders die rustig en laconiek op de periodieke prikkelbaarheid reageren, maken het hun kinderen makkelijker dan wanneer er ook al zo veel andere gezinsconflicten zijn, die een algehele verhoging van snelle geïrriteerdheid bij de gezinsleden veroorzaken. Bij jongens en meisjes die geen vrede hebben met hun sekserol, zullen de af en toe opspelende hormonen een verwarrender effect sorteren. Bij jongeren die al een redelijk gevoel van eigenwaarde hebben ontwikkeld, krijgen ze daarentegen een minder ontregelende kans. Goede relaties met leeftijdgenoten hebben een matigend effect op eventuele humeurigheid, enzovoort.

> Lees over de invloed van leeftijdgenoten onder elkaar in het hoofdstuk *Leeftijdgenoten en vrienden* en over die van ouders in het hoofdstuk *Ouders en thuis*.
>
> Lees over de problematiek van vroege en late rijpers in het hoofdstuk *Seksualiteit en verlangen* en over ernstige depressies in het hoofdstuk *Van probleem naar stoornis*.

Het inzetten van de lichamelijke puberteit op een *heel vroeg moment* ziet men als leidend tot zowel een persoonlijke als contextuele versterking van eventueel negatieve gevolgen: zowel de adolescent als de omgeving raakt onthand door het nog niet passende verschijnsel. De eventuele ontregelende invloed van hormonen krijgt dan een extra effect. Bij jongeren die later in de adolescentie buitengewoon veel angst, agressie of depressie vertonen, is het dan ook belangrijk om na te gaan of zij misschien tot de zeer vroege rijpers behoren, want dáár zou dan een oorzaak kunnen liggen en niet zozeer in de lichamelijke puberteitsverschijnselen als zodanig.[8]

Een sprekend voorbeeld van de dempende invloed die een bepaalde omgevingsfactor kan hebben op het effect van hormonen: in het algemeen zijn meisjes tussen twaalf en zestien jaar met een naar verhouding hoge testosteronconcentratie vaker seksueel actief dan leeftijdgenoten zonder die verhoging. Maar dit verband gaat niet op als zulke meisjes veel aan sport doen of een vader hebben die veel met hen optrekt.

Een slechte relatie tussen de ouders en het ontbreken van een vaderfiguur zijn van invloed op de ontwikkeling van kind tot volwassene. Hoewel het belangrijk is voor ogen te houden dat verschillen in onderzoek altijd worden geconstateerd als groepen worden vergeleken, terwijl de conclusies helemaal niet opgaan voor alle individuele kinderen en jongeren. Velen van hen groeien gelukkig ondanks problematische gezinssituaties heel aardig op. Een recent Engels onderzoek werpt nieuw licht op hoe de negatieve invloed echter voor sommigen in zijn werk zou kunnen gaan. En dan met name hoe het zou komen dat zij als volwassenen zelf ook problemen hebben in hun relaties. De resultaten laten zien dat er misschien ook een biologische oorzaak zou kunnen zijn, in ieder geval bij meisjes. Jonge vrouwen werden in drie groepen verdeeld: ouders gescheiden vóór de dochter in de puberteit raakte; ouders met een gelukkig huwelijk; ouders bij elkaar gebleven maar met altijd ruzie. Van alle jonge vrouwen werd een portret gemaakt en via computerbewerking werd per groep een compositie samengesteld van het 'gemiddelde gezicht'. Die drie foto's werden vervolgens voorgelegd aan zowel mannen als vrouwen, die moesten beoordelen hoe aantrekkelijk de gezichten waren. Daarnaast werden van alle jonge vrouwen ook foto's van het lichaam gemaakt, die moesten worden beoordeeld.

De resultaten waren verrassend. Het gecomponeerde gezicht van de dochters van gelukkig getrouwde ouders werd aantrekkelijker, vrouwelijker en gezonder gevonden dan dat van de dochters van altijd ruziënde ouders, aan wie men mannelijker gezichtstrekken toeschreef. Hetzelfde bleek bij vergelijking van lichaamsvormen. Van dochters van gelukkige ouders werd vaker gezegd dat ze een echt vrouwelijk figuur hadden, zonder te dik te zijn. Het figuur van dochters van ruziënde ouders vond men echter vaker ofwel te dik ofwel mannelijker, en ook weer minder gezond. De dochters van gescheiden ouders, die dus weinig of geen contact met hun vader hadden, zaten er een beetje tussenin: men vond hen er wel gezond uitzien, maar ook mannelijker en minder aantrekkelijk dan de dochters van gelukkige ouders.

De auteurs denken dat de oorzaak zou kunnen liggen in het hormoon cortisol, dat wordt aangemaakt in stressvolle situaties die angst oproepen. Het is bekend dat dit is verhoogd in ongelukkige gezinssituaties. Een hoge concentratie van cortisol staat in verband met meer vet, bredere taille en mannelijke gezichtstrekken. Bovendien verzwakt het de werking van het

immuunsysteem, zodat het risico op gezondheidsklachten toeneemt.
Nu is er natuurlijk geen rechtlijnig verband tussen er minder aantrekkelijk en vrouwelijk uitzien aan de ene kant en problemen hebben met relaties aan de andere kant. Maar voor de groep zou er wel een risicofactor in kunnen zitten, want sommige jonge vrouwen kunnen onzeker zijn, doordat ze voelen dat ze minder aantrekkelijk worden gevonden.[19]

ALGEMENE PSYCHOSOCIALE INVLOEDEN

Naast de hormonale factoren is er een tweede groep oorzaken - die van psychosociale factoren - die men kan samenvatten onder de noemer 'overgangen' - in de Engelse literatuur *transitions* genoemd. De adolescentie is een overgangsperiode met in allerlei opzichten soms zelfs vrij abrupte veranderingen, die daarmee ontregelingen teweegbrengen. Zonder daar dramatisch over te doen, kan men in het algemeen wel zeggen dat er in ieder geval een nieuw psychisch evenwicht moet worden gezocht. Maar ook wat de psychosociale oorzaken betreft, kan men op basis van een overzicht van adolescentenresearch niet anders concluderen dan dat voor de groep geldt dat men in de adolescentie niet significant *vaker* door psychische problemen geplaagd wordt dan in andere leeftijdsfasen.[20]

Dat neemt echter niet weg dat de problemen wel *anders* kunnen zijn dan in andere perioden van het leven. In iedere levensfase krijgt een mens immers te maken met specifiek bij die fase behorende *stressoren*, zoals dit in modern, maar lelijk vakjargon heet. Nieuwe situaties en taken die een beroep doen op de weerbaarheid en vooral op de *copingstrategieën* van de persoon. Deze strategieën zijn manieren die iemand tot zijn beschikking heeft om opgewassen te zijn tegen de eisen die de buitenwereld aan hem stelt. Er wordt een nieuw aanpassingsproces gevraagd. Als dat lukt, is er geen sprake meer van stress. Als iemand in dit opzicht wordt overvraagd, trekken de stressoren echter niet weg en staat hij of zij permanent bloot aan stress.

> Lees over betekenis van het begrip copingstijl en de bijbehorende strategieën in het hoofdstuk *Een eigen persoonlijkheid*.

In de adolescentie dienen zich enkele kenmerkende veranderingen aan, die tijdelijk enige stress kunnen veroorzaken. Het *uiterlijk* verandert drastisch, waardoor het vertrouwde lichaamsgevoel weg is en een jongere zichzelf voortdurend bewust 'voelt'; voelt hoe hij of zij staat, loopt en zit. De bewegingen gaan niet altijd meer gedachteloos en vanzelfsprekend, worden slungelig. Jongeren krijgen pukkels op het moment dat het juist zo belangrijk wordt dat ze er aantrekkelijk uitzien. Hoe heerlijk om dan te ontdekken dat dit voor degene op wie je verliefd bent niets uitmaakt. Evenmin als een beugel om je tanden. De stress verdwijnt.

Seksuele verlangens dringen zich op. Tijdschriften en internetsites voor jongeren zijn voor een belangrijk deel gevuld met seks. Wat het is, wat je doet, hoe het voelt, wanneer wel, wanneer niet, in eindeloze herhaling. Want de redacties weten dat dát bij uitstek onderwerpen zijn die de lezers in onwetendheid en onervarenheid bezighoudt. Tussen de bravoureachtige regels door worden 'gewone' vragen gesteld en beantwoord zoals hoe

> Al deze psychosociale veranderingen worden in voorgaande hoofdstukken besproken.

je de beha losmaakt van het meisje met wie je wilt vrijen. En het is opvallend hoe veel jongens en meisjes tegenwoordig aan hun ouders vragen of hun vriendje of vriendinnetje mag blijven slapen. Kennelijk voelt dat voor hen toch geruststellender dan stiekem ergens samen voor het eerst vrijen.

Er moet een kloof zijn tussen wat jongeren nu in de media als voorbeelden te zien krijgen - doe maar wat je wilt, wat je lekker vindt, niks is te dol: 'Neuken doe je zó' - en de eigen onvervulde verlangens, onbegrepen fantasieën, onbeheerste heftigheid en hopeloze verliefdheden. Want die zijn er nog steeds.

> 'Ik heb wat vraagjes: Is te vaak masturberen (dus ook klaarkomen) slecht? Hoe doe je een condoom precies om? Ik heb het wel eens gelezen, alleen snap ik het nog niet helemaal. Ook niet met dat gaatje dat je moet dichtknijpen. Waar kun je testen of je een soa hebt? (Niet dat ik dat hoef te testen hoor, maar ik wil het gewoon weten.)'
> (Meisje, Girlz!, 12, 2008)

Die seksuele openheid en banaliteit van nu maakt ze misschien zelfs wel moeilijker te verdragen dan vroeger, toen seksualiteit nu eenmaal sowieso als iets geheimzinnigs, half begrepens voor de jeugd verborgen werd gehouden. Niemand had het er toen gemakkelijk mee. Jonge mensen die toch al de neiging hebben zichzelf soms vooral in het negatieve als uniek te ervaren - niemand is zo lelijk als ik, zo dik als ik, zo eenzaam als ik - worden tegenwoordig door de media misschien gemakkelijk slachtoffer van de gedachte 'iedereen heeft iemand op wie ie verliefd is en mee naar bed gaat en gelukkig is, behalve ik'.

De omgeving verwacht een grotere *zelfstandigheid*. Je mag meer dingen zelf uitmaken, maar dat betekent tegelijkertijd dat je ook zelf moet beslissen. De vakken op school liggen opeens niet meer vast en het kiezen van een pakket of een profiel heeft belangrijke consequenties voor je verdere loopbaan. Anderen kunnen een leerling adviseren, maar hij of zij moet uiteindelijk zelf achter de keuze staan. Blijf je veel tijd besteden aan de band waarin je speelt, of gaat dat ten koste van schoolwerk en dreigt zittenblijven?

In het *denken over zichzelf* komen nieuwe aspecten aan het licht. Doordat een adolescent beter kritisch afstand kan nemen, kan hij bijvoorbeeld ontdekken dat hij met zijn bedachtzame aard zo heel anders is dan zijn ouders en broers. Het argeloze en kinderlijke gevoel van bij elkaar te horen kan dan wegvallen.

Een deel van de *rol van de ouders* wordt door leeftijdgenoten overgenomen. De jongere moet soms kiezen tegen zijn ouders om bij de vriendenkring te kunnen blijven horen. Een schoolkind wil evenmin buiten de groep vallen, maar heeft veel minder zelf in de hand om dat te voorkomen. Een adolescent kan beslissen wat wel en wat geen conflict met de ouders waard is.

In het algemeen hoeven stressoren als zodanig in een mensenleven niet negatief te zijn in hun uitwerking, maar kunnen ook als een positieve uitdaging worden beleefd. Dat geldt zeker ook voor de adolescentie. Van wie een ster is in *breakdance* wordt verwacht dat hij zijn klas zal vertegenwoordigen in een muziek-en-danstoernooi.

Ondanks de zenuwen wordt het letterlijk een doorbraak in zelfvertrouwen. Sommige jongeren worden door de nieuwe eisen enigszins over-

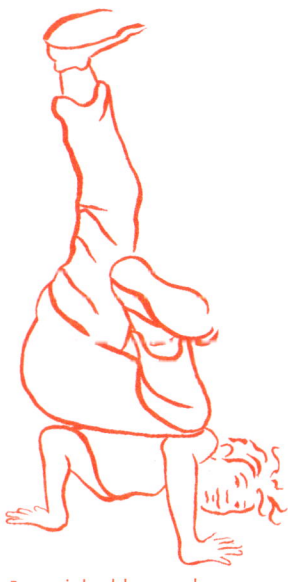

Een ster in breakdance: goed voor het zelfvertrouwen!

> 'Ik vind het hartstikke goed dat ik nu in die oudere groep moet uitkomen. Ik won altijd alles, vooral bij rugslag en daar is niks meer aan. Nou ben ik natuurlijk niet meer de snelste, maar dat vind ik veel spannender. En als ik goed train, win ik op den duur wel weer. Ik ga nu eerst werken aan m'n persoonlijk record, daarvoor is het natuurlijk ook juist goed dat de anderen nu allemaal harder gaan dan ik. Maar mijn vriend wil ophouden. Dat vind ik wel jammer, want we gingen altijd samen. Die grote jongens, dat durft ie niet of zo. Maar ik wel.' (Sybold, 14 jaar, in gesprek met de auteur)

weldigd en althans tijdelijk uit hun evenwicht gebracht, anderen ervaren ze als spannend en stimulerend. Het oudste van twee zusjes kan niet wachten tot ze naar een hoger hockeyteam zal worden gepromoveerd. De jongste, die eigenlijk veel beter speelt, ziet daar tegenop.

Jongeren van Turkse en Marokkaanse afkomst kampen naar verhouding vaker met een wankel zelfbeeld. Dat zou te verklaren zijn doordat voor hen de sociale verwachtingen vanuit de maatschappij en culturele verwachtingen vanuit het milieu niet altijd eenduidig zijn. De school verwacht hard werken. De vriendenkring verwacht snel succes. Surinaamse en Antilliaanse jongeren hebben hier minder last van.

Specifieke psychosociale invloeden

Normatieve overgangsproblemen hebben onder meer te maken met de veranderingen in maatschappelijke status die in het hoofdstuk Autonomie en verantwoordelijkheid worden besproken.

Het is belangrijk onderscheid te maken tussen *normatieve* en *niet-normatieve* veranderingen waarmee een jongere geconfronteerd kan worden.[21] Normatieve veranderingen worden gevormd door wat ongeveer iedere adolescent in een bepaald cultureel milieu nu eenmaal meemaakt: het uiterlijk, de seksualiteit, enzovoort. De niet-normatieve veranderingen worden gevormd door specifiek in zijn of haar levensomstandigheden voorkomende eisen, zoals wegens het werk van een van de ouders moeten verhuizen en dus verlies van vrienden, of het moeten zoeken van een weekendbaantje om voldoende geld te hebben om met schoolkamp mee te kunnen.

Normatieve overgangen veroorzaken niet alleen veranderingen in de verwachtingen die anderen van hem of haar hebben, maar óók in de eisen die een adolescent aan zichzelf gaat stellen. Een jongen van zestien vindt dat het tijd wordt dat hij alleen met zijn vriendin op vakantie gaat, maar tegelijkertijd kan hij daar ook wel over in de zenuwen zitten en dus stress ervaren. Als diezelfde jongen kort daarop voor het eerst voor onderzoek naar een oogarts moet, en zijn moeder zegt dat hij eigenlijk te oud is om daar aan de hand van mamma naar toe te gaan, weet hij wel dat zij gelijk heeft, maar vervelend vindt hij het wel. Alweer een beetje stress.

Lees over echtscheiding van ouders tijdens de adolescentie in het hoofdstuk Ouders en thuis.

Als een niet-normatieve gebeurtenis samenvalt met een fase waarin van iemand toch al aanpassing gevraagd wordt door normatieve veranderingen, kan zoiets harder aankomen dan op momenten in de ontwikkeling dat er sprake is van een hervonden evenwicht. Ouders die als hun dochter vlak voor haar eindexamen zit aankondigen dat ze gaan scheiden, overvragen hun kind. Daar komt in een dergelijke situatie nog bij dat een adolescent het in overgangsperioden niet alleen moet hebben van de eigen copingstrategieën, maar ook van steun van ouders en leeftijdgenoten. Het is bekend dat ouders vaak zó in beslag worden genomen door hun eigen scheidingsproblemen dat zij tijdelijk minder aandacht hebben voor hun kinderen.

Twee normatieve overgangen tegelijkertijd kunnen soms ook te veel van het goede zijn, zoals de overgang naar de middelbare school midden in de beginnende puberteit.

INDIVIDUELE VERSCHILLEN BIJ PSYCHOSOCIALE VERANDERINGEN

Lees over deze ongelukkige combinatie die vooral voor meisjes blijkt voor te komen in het hoofdstuk Seksualiteit en verlangen.

Vooral het ongelukkig samenvallen van diverse stressveroorzakende veranderingen is verantwoordelijk voor conflicten - *hassles* - in huis. Die gaan in volgorde van de mate waarin ze voorkomen over huishoudelijke karweitjes en het niet opruimen van rommel, de manier waarop de adolescent zich ten opzichte van andere gezinsleden gedraagt, het overtreden van 'huisregels' en ten slotte karaktertrekken.[22]

Maar wat of hoelang iets als stress wordt ervaren door de adolescent, is afhankelijk van hoe het hem of haar eerder in de ontwikkeling is gelukt aan nieuwe eisen te voldoen. Met andere woorden: hoe succesvol zijn of haar *copingstijl* in het verleden is gebleken en zelfvertrouwen heeft opgeleverd. Daarnaast kunnen steun en begrip van ouders en leeftijdgenoten als buffer dienen tegen het al te stressvol worden van veranderingen. De samenhang is ongeveer zo dat in de eerste plaats geen verandering als zodanig leidt tot stress, maar het aantal samenvallende veranderingen. Dat in de *tweede* plaats de eventuele stress vervolgens afhankelijk is van de eigen copingstijl en het begrip van buiten. Dat vooral waar die tekortschieten, huiselijke ruzies een kans krijgen, doordat de emoties toch ergens moeten worden geuit. Dat ten *derde* zulke *hassles* op hun beurt zowel het geloof in eigen kracht als in steun van anderen ondermijnen, vooral als ouders in zulke situaties roepen: 'Het is ook altijd hetzelfde gedonder met jou!' En dat ten slotte in de *vierde* plaats bij volgende veranderingen nog weer minder tegengas kan worden gegeven. Zo ontstaat soms een vicieuze cirkel.

Uit de hiervoor geschetste samenhang wordt duidelijk dat wat zich in de adolescentie als persoonlijke problematiek afspeelt en zich als conflicten aandient, niet is los te zien van de *voorafgaande ontwikkeling*. Als de jongere in de kinderjaren een redelijk gevoel van zelfvertrouwen heeft kunnen ontwikkelen en op de ouders heeft leren vertrouwen, zet zich dat in de adolescentie door. Wat dat betreft is er continuïteit: aanhoudende conflicten tussen ouders en kinderen hebben niet zo veel met de leeftijd te maken, maar met de aard van hun relatie. Goede relaties zijn 'conservatief' en bestand tegen nieuwe eisen.[23] Dat is een mogelijke verklaring voor het feit dat de adolescentie meestal niet zo dramatisch verloopt als het stereotype wil doen geloven, want de meeste ouders hebben op z'n minst redelijke en zorgzame relaties met hun kinderen. Bovendien is het met ouders tamelijk 'veilig vechten'; er is immers als het goed is een onverbrekelijke loyaliteit die door *hassles* niet in gevaar wordt gebracht. Ongenoegen botvieren met leeftijdgenoten is veel gevaarlijker. Uit diverse onderzoeken blijkt dat als jongeren hun ouders, broers of zusters als emotionele steun beleven, die steun bescherming kan bieden tegen neerslachtigheid die op grond van ri-

> 'Ik heb een vriendin en die is altijd heel erg negatief over zichzelf. Als we een toets gaan maken, zegt ze: "Oh, hier haal ik natuurlijk weer een 1 voor." En ze vindt zichzelf te dik (ze is stevig ja, maar niet dik). Ik heb al een paar keer gezegd dat het helemaal niet zo is, maar het helpt niet. Maar waarom ik er nou mee zit: ik erger me er mateloos aan. Ik heb geen idee wat ik ermee moet. Ze is altijd zo. Meestal negeer ik haar gewoon, maar ik voel me er niet beter op. Volgens mij heeft ze heel erg gebrek aan zelfvertrouwen.' (Meisje, 13 jaar, VPRO Achterwerk, 30, 2008)

sicofactoren zou kunnen ontstaan. Zelfs jongeren die veel tegenslagen te verduren krijgen, komen daar beter uit tevoorschijn als zij een hechte band met de ouders hebben dan jongeren die weinig tegenslag kennen, maar een slechte relatie hebben met vader en moeder.[24] Evenwichtige ouders en stabiele en warme gezinsrelaties vormen een bescherming, doordat ze structuur en overzichtelijkheid bieden waartoe de jongere zelf niet altijd in staat is door de periodieke turbulentie in het hoofd. Ook wat dat betreft is er continuïteit met vroegere kinderjaren.[25] Onder psychologen is dan ook recent het inzicht gegroeid dat om kinderen weerbaar te maken ten opzichte van de tegenslagen die ieder leven nu eenmaal meebrengt, niet iets heel speciaals nodig is. Pas als er niets is overgebleven van de zo gewone dingen, zoals lieve ouders, aardige vrienden en prettige schoolomgeving, loopt de jongere het risico niet tegen problemen opgewassen te zijn. Een artikel over deze opvatting kreeg dan ook de veelzeggende titel *Ordinary Magic*. Het gewone bewerkstelligt het wonder van het menselijk aanpassingsvermogen, ook in moeilijke omstandigheden.[26] Ook ten aanzien van persoonlijkheid en gedrag is er meer consistentie tussen de kinderjaren en adolescentie dan dramatische verschuivingen: 'The behavioral characteristics exhibited by children during the so-called adolescent stage are lawfully related to, and consistent with, pre-adolescent social behavior.'[27] Een lastig schoolkind loopt de kans een lastige puber te worden.

Onzekere gevoelens en uitdagend gedrag

Het feit ligt er dus dat adolescenten zo nu en dan enkele nieuwe eisen op hun pad vinden en daardoor af en toe stress ervaren die een aanpassingsproces vereist. Vooral door de opkomende seksualiteit raken zij uit balans. Tot het nieuwe evenwicht is bereikt, ligt een adolescent van tijd tot tijd even met zichzelf en de omgeving overhoop.
Wat is van tijd tot tijd dan typerend? Daarbij wordt onderscheid gemaakt tussen uit evenwicht zijn dat leidt tot negatieve gevoelens en uit evenwicht zijn dat zich uit in *gedrag*. Waarbij de twee elkaar niet uitsluiten. Wel is het zo dat meisjes over het algemeen meer met emotionele problemen kampen, terwijl jongens hun innerlijke onvrede vaker uiten via storend gedrag. Adolescente meisjes tobben bijvoorbeeld significant meer dan jongens en op de lijst van dingen waarover ze tobben, staat 'verwarrende gevoelens' bij meisjes op de vierde plaats en bij jongens op de achtste.[28]
Adolescenten ontwikkelen zich meestal evenwichtig. De enige symptomen die samengaan met een normale ontwikkeling zijn angst en neerslachtigheid, en dan nadrukkelijk de milde, wisselende en voorbijgaande vormen.[29] Neerslachtige gevoelens uiten zich meestal op *vier manieren tegelijk*. *Emotioneel* is sprake van een gedrukte stemming, *motivationeel* heeft de jongere nergens zin in, *cognitief* ziet hij of zij niet hoe een bepaald probleem is op te lossen en *fysiek* voelt hij of zij zich moe.
Het ligt allemaal ook tamelijk voor de hand. Nieuwe eisen maken een mens

tijdelijk onzeker of men er wel aan kan voldoen. Wie nog niet aan een nieuwe eis kan voldoen, kan soms gedeprimeerd raken en zo'n stemming maakt eenzaam. Momenten van mislukking doordat de jongere (nog) niet aan een ideaalbeeld voldoet, kunnen tot complete twijfel aan de eigen competentie leiden. Op zulke ogenblikken heeft het zelfbeeld het even zwaar te verduren. Liefdesverdriet kan een toch al sluimerende eenzaamheid doen opleven. De gemeenplaats 'het hoort bij de leeftijd en het gaat wel weer over ook' heeft dus waarschijnlijk veel waarheid in zich.

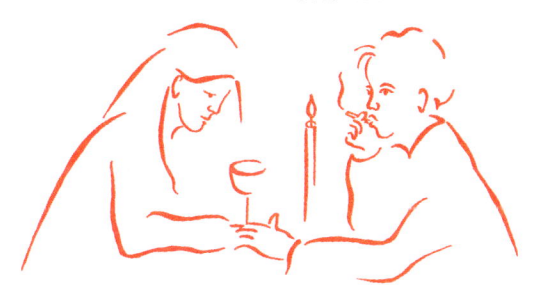

Vrij algemeen is de opvatting dat gedeprimeerde adolescenten vaker gaan roken. Inmiddels is men tot de conclusie gekomen dat het wel eens andersom kan liggen. Juist op deze leeftijd zou roken neerslachtigheid opwekken, via de werking van nicotine op het zenuwstelsel.[30]

Zo'n kwestie van wat is oorzaak, wat is gevolg, speelt ook in discussies over de rol van popmuziek, met name ook van de popteksten. Sommige muziek heeft agressieve ritmes met niet-harmonische akkoorden. In sommige genres overheerst een algemene toon van fatalisme en hopeloosheid. Roept het luisteren ernaar bij adolescenten angst en depressie op? Of, als zij meer neigen naar externaliseren, agressie en delinquentie?

Roken kan pubers neerslachtig maken

Langzamerhand is men ervan overtuigd geraakt dat het verband andersom ligt. Het is niet de muziek die adolescenten in een bepaalde richting beïnvloedt, maar sommige adolescenten worden door hun aard of door hun levensomstandigheden aangetrokken tot bepaalde muziek. Zoals neerslachtige meisjes tot *heavy metal*. Achterstandsjeugd tot *rap*. Genres als zodanig zijn niet gevaarlijk.[31] Wat niet wegneemt dat een bepaald soort muziek op een gegeven moment een stemming of gedragsneiging die er al is zou kunnen versterken. Maar dat is moeilijk vast te stellen.

Het leren aanvoelen van het verschil tussen rationele en irrationele gedachten en angsten is het kernthema van de cognitieve gedragstherapie, die ook in de behandeling van adolescenten steeds vaker wordt toegepast.

Bij de angst moet men een verschil maken tussen de rationele en irrationele kanten ervan.[32] Het *rationele* houdt in dat het heel vanzelfsprekend is dat een jongere onzeker is of hij of zij een nieuwe taak of verantwoordelijkheid wel aankan en dat hij of zij verwacht daarin ook zeker af en toe te zullen mislukken. De *irrationele* kant is dat jongeren bang zijn voor allerlei vermeende gevolgen van zo'n mislukking. Wat eigenlijk alleen maar vervelend zou zijn, is dan in hun ogen meteen een verschrikking. Het duurt soms enige tijd voordat een jongere dergelijke emotionele nuances kan aanbrengen. Neem het herkenbare voorbeeld van het houden van een spreekbeurt. De rationele angst is dat de adolescent op een gegeven moment niet meer precies weet wat hij wilde zeggen of dat zij een blaadje mist uit haar aantekeningen. Het irrationele is dat zo'n jongere dan denkt dat iedereen hem of haar stom zal vinden.

Jongeren noemen in allerlei onderzoek bij ondervraging *angst* en *onzekerheid*, *neerslachtigheid* en *eenzaamheid* en een *negatief zelfbeeld*.

KIJKEN NAAR JEZELF

Voorbijgaande vormen van treurigheid. Vooral meisjes hebben er af en toe last van. Dat sekseverschil komt pas rond vijftienjarige leeftijd naar voren. Meisjes voelen zich - gemiddeld - niet alleen meer onder stress staan, maar zijn ook vaker neerslachtig en hebben vaker een negatiever zelfbeeld. Bovendien voelen zij zich vergeleken met jongens vaker lichamelijk ongezond. Het is echter de vraag of de conclusie dat het leven in de loop van de adolescentie voor meisjes moeilijker wordt, juist is.[33] Zoals we aan het begin van dit hoofdstuk zagen, kan men met behulp van incidentele vragenlijsten niet opsporen hoe 'voortdurend' de adolescententreurnis is. Op een vraag 'Heb je je de afgelopen vier weken ongelukkig en gespannen gevoeld?', waarbij vier antwoordmogelijkheden zijn, lopend van 'helemaal niet' tot 'veel meer dan gewoonlijk', zullen altijd jongeren moeten erkennen dat zij in die periode ongelukkig waren. Maar dat zegt niets over hun gevoel van welbevinden door de bank genomen. De conclusie mag wel luiden dat meisjes in de loop van de adolescentie vaker *momenten* hebben waarop ze zich ongelukkig voelen.

De wederzijdse zestienjarige zusjes van bruid en bruidegom zijn bruidsmeisjes. De een beweegt zich al zelfverzekerd en straalt in die rol, de ander voelt zich met haar vergeleken opeens nog zo kinderlijk onhandig en daardoor kritisch bekeken door de bruiloftsgasten. De deuk in het zelfvertrouwen die deze ervaring veroorzaakt, is pas na een paar weken helemaal weggetrokken. Als zij in die periode was ondervraagd over haar gevoelsleven, zou dat zeker een negatief beeld hebben opgeleverd.

Men mag uit het bovenstaande dus niet de conclusie trekken dat meisjes *vaak* ongelukkig zijn, alleen dat ze zich vaker ongelukkig voelen dan jongens, zonder dat dit vaak hoeft te zijn! Voor de hele groep van leeftijdgenoten geldt dat 97 procent zich *meestal* tevreden voelt.

MEISJES HEBBEN HET MOEILIJKER

Dat de adolescentieproblematiek bij meisjes wat harder aankomt dan bij jongens, zou *vier* oorzaken kunnen hebben. De door hun aard en opvoeding veroorzaakte neiging problemen te *verinnerlijken* en op zichzelf te betrekken, maakt meisjes emotioneel kwetsbaarder. Iemand die oorzaken van problemen buiten zichzelf zoekt en zijn onvrede bovendien uit, heeft het in dit opzicht makkelijker. De Engelse jeugdpsychiater Herbert heeft het verschil bondig weergegeven: wie problemen verinnerlijkt, lijdt zelf. Wie problemen naar buiten gooit, laat anderen lijden.[34]

Daar komt bij dat meisjes in het algemeen meer dan jongens hun gevoel van *eigenwaarde* ontlenen aan hoe anderen hen vinden, aan hun sociale bindingen. Voor jongens daarentegen wegen in het algemeen hun eigen prestaties zwaarder als het gaat om eigenwaarde. Anders gezegd: meisjes wordt geleerd dat ze aardig moeten zijn! Zij gaan dus hun best doen om 'aardig over te komen', ook als dat niet in overeenstemming is met wat ze werkelijk vinden of voelen. Ze stoppen delen van wat ze als 'zichzelf' ervaren weg.

Het verschil tussen verinnerlijking en naar buiten presenteren, heeft onder meer te maken met het verschil tussen introversie en extraversie, zoals wordt behandeld in het hoofdstuk Een eigen persoonlijkheid.

8 | Kenmerkende problemen

In een onderzoek werd 148 twaalfjarige meisjes gevraagd in hoeverre zij het gevoel hadden dat zij werkelijk zichzelf konden zijn. Ze moesten van allerlei uitspraken aangeven in welke mate dat op hen van toepassing was. Zoals: 'Ik zou willen dat ik vaker kon zeggen wat ik werkelijk vind'. Bij meisjes die sterk het gevoel hadden dat ze om 'vrouwelijk' te zijn conflicten moesten vermijden, boosheid moesten inhouden, kortom, aardig moesten blijven, bleek dat samen te gaan met een laag gevoel van eigenwaarde, soms leidend tot neerslachtigheid.[35]

Lees over het grote belang van het uiterlijk voor meisjes in de hoofdstukken Seksualiteit en verlangen en Van probleem naar stoornis.

De derde oorzaak van vaker ongelukkige gevoelens bij meisjes is de sterkere nadruk die bij hen ligt op het *uiterlijk*. In hetzelfde onderzoek werd ook de invloed van het aantrekkelijkheidsideaal bevestigd. Hoe sterker een meisje dacht had zij daarin te kort schoot, des te lager het gevoel van eigenwaarde en des te hoger het risico op neerslachtige momenten. Interessant was echter dat dit verband niet opging voor gelovige meisjes. Meisjes die zeiden dat religie voor hen belangrijk was, bleken zich er minder druk over te maken of hun uiterlijk wel aan het ideaal voldeed.

Maar het is niet eens zo irrationeel dat meisjes in het algemeen hier zo op gespitst zijn. Uit Amerikaans onderzoek bleek bijvoorbeeld dat dikke meisjes, blank en zwart, beduidend minder vaak afspraken met jongens hadden - *dates*. Ook als ze helemaal niet héél dik waren, maar alleen door de puberteit wat meer extra vetlaagjes hadden gekregen.[36]

'Ik heb sinds vorig jaar een beugel, want mijn tanden stonden acht millimeter naar voren. Het is nu wel minder geworden, maar ik ben bang dat als ik met iemand wil zoenen, onze tanden tegen elkaar aankomen. Gebeurt dat dan ook? Wat moet of kan ik doen als ik met een jongen wil zoenen?' (Meisje, Girlz!, 11, 2008)

Bij neerslachtigheid kan men bovendien als oorzaak denken aan hormonaal verstoorde stemmingen. Vooral meisjes in de dagen voor de menstruatie kunnen daar last van hebben.

Dat een probleem naar binnen slaat en leidt tot bepaalde gevoelens, wil niet zeggen dat er aan het gedrag niets is te merken. Dit kan net als bepaalde hormonen een verhoogde prikkelbaarheid veroorzaken, die te merken is aan onredelijke uitvallen of zomaar dwars gedrag.

Uiteraard kan de invloed van de eigen persoonlijkheid niet ongenoemd blijven. De een zal door een melancholieke inslag vaker of intenser neerslachtigheid ervaren dan iemand met een uitgesproken opgewekt karakter. Op eenzelfde manier zal een opvliegerig type snel zijn ongenoegen uiten, waarmee de zaak is afgelopen, en een bedachtzaam type zal voortdurend lopen broeden. Ouders zien dan soms ook tot hun verbazing grote verschillen tussen hun kinderen, waarbij de een bijna ongemerkt de adolescentie doorzeilt en de ander zoals dat heet 'hevig pubert'.

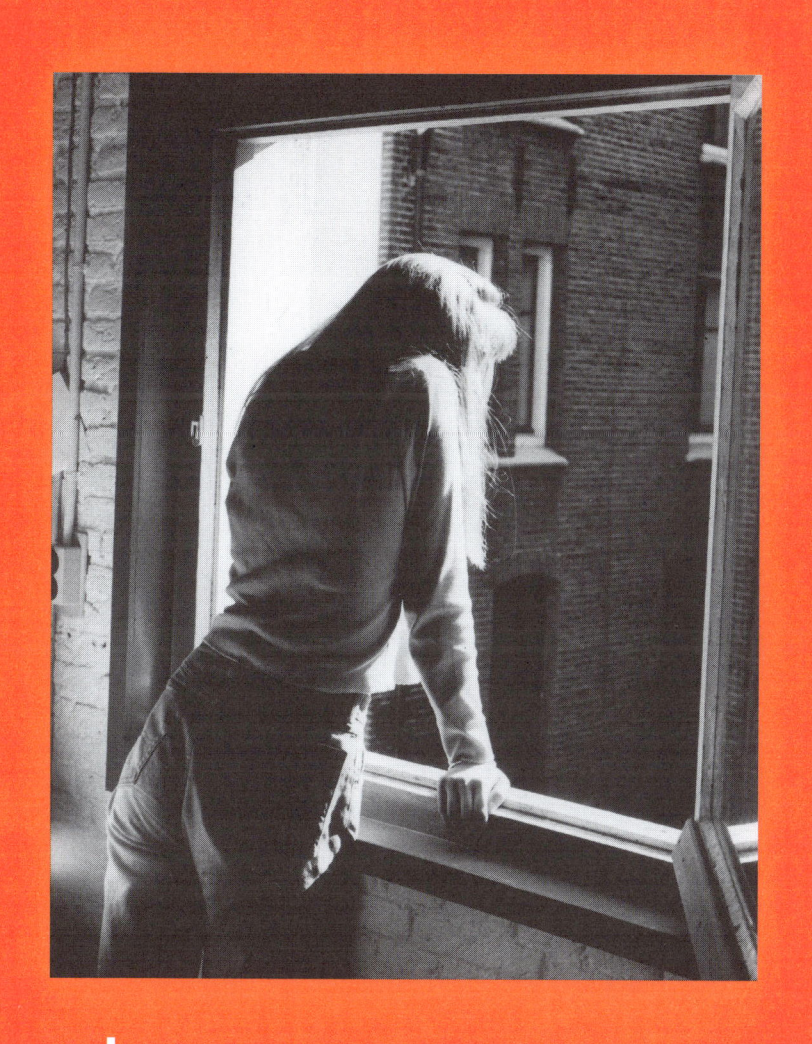

9 | VAN PROBLEEM NAAR STOORNIS

Als emotionele of gedragsproblemen diepere oorzaken hebben dan de gewone, af en toe optredende onevenwichtigheid van adolescenten, geldt in het algemeen dat *gedrags*problemen juist in het begin van de adolescentie hevig kunnen zijn en een piek laten zien rond vijftien jaar. *Emotionele* problemen lijken zich daarentegen vooral met het ouder worden van de adolescenten te verdiepen. Als men dit gegeven combineert met de in eerdere hoofdstukken genoemde sekseverschillen, zijn het vooral sommige jongere jongens en sommige oudere meisjes die hulp nodig hebben. Op veel scholen worden dan ook *counselors* aangesteld bij wie leerlingen met problemen terechtkunnen als zij met veel niet-normatieve levensgebeurtenissen worden geconfronteerd, thuis onvoldoende worden gesteund en/of ook hun eigen copingstrategieën slecht zijn ontwikkeld. Met name dit laatste is een essentieel punt. En sommigen hebben therapeutische hulp nodig.

WEERBAAR OF KWETSBAAR?

Zoals in het vorige hoofdstuk staat dat een lastig kind de kans loopt een lastige puber te worden, zo kan men ook zeggen dat een ongelukkig, labiel kind de kans loopt in de puberteit meer dan normaal ongelukkig te zijn en uit evenwicht te raken.
Tobben over je uiterlijk is gewoon, maar *anorexia* of *boulimia* niet. Een neerslachtige bui trekt weg, maar een *depressie* niet. Bij een vechtpartij betrokken raken kan iedere adolescent overkomen, maar een *agressieve delinquent* wordt lang niet iedereen. Woedend de voordeur dichtsmijten en pas na uren terugkomen, blijft binnen normale perken, *weglopen* en gaan *zwerven* niet.
Dit zijn de vier meest voorkomende ernstige stoornissen onder jongeren, die niet vanzelfsprekend bij deze leeftijdsfase horen, niet vanzelf weer overgaan en hun oorzaak vinden in factoren die buiten de adolescentie liggen, ook al doen de symptomen zich in die levensfase voor. Er wordt vanuit de normale ontregeling van de adolescentie een grens overschreden naar pathologie, vanwaar de jongere niet zonder hulp kan terugkeren. Waarbij de stoornis ook wel weer moet worden gezien als een vorm van aanpassing aan een probleemsituatie, een poging om op een of andere manier toch het hoofd eraan te kunnen bieden. Daarom zijn er, hoe vreemd het ook mag klinken, ook overeenkomsten met competent gedrag. Om gestoorde adolescenten te helpen, is het dan ook belangrijk te weten wat bij hen eventueel de mechanismen zijn die op zichzelf goed zijn, maar alleen verkeerd worden ingezet.[1]
Bij alle vier bovengenoemde stoornissen is sprake van een erdoorheen spelende verhevigde angst en onzekerheid. En met name een depressie komt bij adolescenten zelden voor zonder angst.

ANOREXIA EN BOULIMIA

Meisjes tobben meer over hun uiterlijk dan jongens. Ook eetproblemen komen bij meisjes vaker voor, omdat zij willen lijnen, maar zich niet aan het dieet kunnen houden en zichzelf daarover verwijten maken. Dit blijft echter allemaal nog binnen de grenzen van een normaal patroon van onzekerheid. Bij *anorexia nervosa* en *boulimia nervosa* wordt die grens overschreden, al begint het meestal wel met gewoon lijnen.

Anorexia betekent dat een meisje zichzelf uithongert, bij boulimia eet zij juist overmatig en wekt kunstmatig braken op. Omdat in het laatste geval toch altijd wel iets van de voedingsstoffen in het lichaam terechtkomt, wordt het meisje niet zo broodmager als bij anorexia en kan boulimia langer verborgen blijven.

Er worden diverse oorzaken genoemd waardoor de grensoverschrijding kan optreden. De klassieke verklaring is het *niet volwassen willen worden*, kind willen blijven, geen vrouw willen worden. Het meisje gaat hongeren om haar meisjesachtige lijfje en daarmee haar onschuld te behouden. Of, eenmaal volwassen geworden, verlangt ze ernaar het meisjeslichaam weer terug te krijgen. Zo hoopt zij beschermd te zijn tegen mannen. De motieven, waaróm zij dat wil, kunnen heel divers zijn. Maar uiteindelijk gaat het erom dat zij de seksualiteit buiten de deur wil houden. Heel lang geleden was het een wens uit vroomheid. Later uit angst vanwege de totale onwetendheid waarin meisjes werden gehouden over wat hen te wachten stond in het huwelijk.

De waaier aan motieven is tegenwoordig groter, want die is gebaseerd op de persoonlijke levensgeschiedenis. Soms zijn er diepliggende oorzaken, soms liggen ze aan de oppervlakte voor het grijpen. Een dertienjarig meisje woont na de scheiding van haar ouders met haar jongere zusje bij haar vader. Zij is het zonnetje in zijn leven. Hij heeft af en toe een vriendin, maar zijn dochtertje is de constante factor. Ook het meisje voelt het unieke van hun relatie: niet zomaar een vriendin voor een tijdje. Maar dan moet ze ook wel een klein meisje blijven! Ze eet niet meer, maar kookt voor haar vader de lekkerste hapjes.

Misschien doet zich ook wel de invloed van de *verseksualiseerde samenleving* gelden. Hoewel ter ondersteuning hiervan geen harde onderzoeksresultaten bestaan, kan de veronderstelling toch worden genoemd. 'Sexy' is een algemeen erkend en positief bedoeld bijvoeglijk naamwoord. Of een politicus zegt dat hij een bepaald wetsvoorstel juist 'niet sexy' vindt als hij het niet met de strekking eens is. Seks is alomtegenwoordig. In het straatbeeld, op het werk, in televisieprogramma's, waar eigenlijk niet? En dan vrouwelijke seks waarin iedere verwijzing naar moederlijke vruchtbaarheid, waar het van origine toch voor was bedoeld, ontbreekt. Opgroeiende meisjes worden omringd door billboards met wilde meiden in bikini, de meest serieuze kranten tonen in hun weekendbijlage de verleidelijkste lingerie, meisjes in showprogramma's wervelen met kruis en billen, het liefst met een beetje open mond en zichtbare tong. Kortom, de klassiek pornografische symbolen zijn de dagelijkse leefwereld binnengesiepeld. Sommige meisjes en jonge vrouwen wordt dat een beetje te veel, misschien

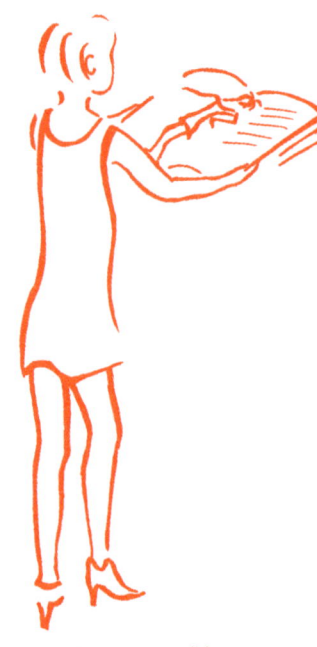

Geen volwassen vrouwenlichaam willen

> 'Ik heb een groot probleem. Ik ben 14 jaar, 1,67 m lang en ik weeg 70 kilo. Ik ben te dik. Ik zit er heel erg mee. Ik heb geen vriendje en mensen die ik tegenkom, roepen naar me dat ik lelijk ben en dik. Kleren die ik leuk vind, pas ik voor een groot deel niet. Ik wil graag lijnen en heb dit al geprobeerd, maar het lukt me niet. Ik ben eraan gewend om heel veel te eten en vooral veel te snoepen. Ik kan gewoon niet van het eten afblijven. (...) Ik weet niet hoe het verder moet. Ik ben gewoon heel erg onzeker omdat ik dus te dik ben. Ik kan er gewoon niet meer tegen. Ik ben gewoon jaloers op mijn vrienden en vriendinnen. Ze hebben soms een vriend of vriendin, zijn slank en ook knap, ik ben geen van alle.' (Meisje, 14 jaar, VPRO Achterwerk, 1, 2002)

is het zelfs bedreigend. Zij trekken zich terug in de veiligheid van hun seksloze, magere kinderlijfje.

Een andere oorzaak is een grondige *afkeer van het eigen lichaam*. Een zwaargebouwd meisje is altijd door haar twee broers minachtend 'dikke koe' genoemd. Ze is zelf ook haar eigen lichaam gaan verafschuwen. Op haar veertiende gaat zij naar dezelfde scholengemeenschap als haar broers en merkt dat haar reputatie van lelijke dikzak haar is voorgegaan. Ze weet maar één oplossing: niet meer eten. Omdat de maaltijden in het gezin een belangrijke plaats innemen, eet ze mee, maar spuugt ze na afloop stiekem zo veel mogelijk uit. Haar ouders zien wel dat ze afslankt, maar denken dat ze 'gezond lijnt'. Het komt niet in hen op om aan boulimia te denken.

Ook meisjes met een *incest*verleden kunnen een grote afkeer van hun lichaam ontwikkelen door alles wat ermee is gebeurd. Het moet weg, of in ieder geval klein, ingekrompen blijven, niet gaan bloeien met mooie vormen. Bovendien is seksualiteit voor hen soms zo enorm bedreigend geworden dat het veiliger is zo onaantrekkelijk mogelijk te zijn voor mannen.

Vervolgens kan een *verstoord lichaamsbeeld* de oorzaak zijn. Door eventueel snelle veranderingen in de lichaamsvorm is het vertrouwde lijfelijke gevoel weg. Kijkend in de spiegel ziet het meisje een 'uitgedijd' lichaam, omdat het uitgedijd *voelt*: er zit nu eenmaal meer vet aan dan voorheen. Zintuiglijke waarnemingen zijn onderling niet totaal gescheiden; in dit geval gaat het dan om de zogenaamde proprioceptieve waarneming - prikkels over de toestand van het eigen lichaam - en visuele waarneming.

En ten slotte is er nog het moderne zich opdringende *slankheidsideaal*, met de glamourvoorbeelden van sprietdunne fotomodellen. Er komen echter steeds meer aanwijzingen dat een lichaam zich in ieder geval wat het figuur betreft niet naar een ideaalbeeld láát vormen, doordat er een in aanleg gegeven omvang blijkt te zijn waarnaar het lichaam streeft.

Het lichaam is niet kneedbaar. Het lichaamsgewicht wordt voor het grootste gedeelte bepaald door aangeboren factoren als lichaamslengte, lichaamsbouw en tempo van de stofwisseling. De hypothalamus regelt lichaamsprocessen zodanig dat het 'natuurlijke' gewicht dat bij de lengte, bouw en stofwisseling hoort, constant blijft. Wie minder gaat eten valt eerst even af, maar dan gaat het lichaam via een tragere stofwisseling zuiniger omspringen met de brandstof die in het voedsel zit. Zoveel mogelijk vet wordt vastgehouden en zodra men weer gewoon gaat eten, probeert het lichaam weer naar het natuurlijke gewicht terug te keren. Dit wordt dan ook wel het 'jo-jo-effect' van lijnen genoemd. Sommige meisjes die om welke reden dan ook wanhopig zijn, omdat zij vinden dat ze te dik zijn en dan gaan lijnen, kunnen van dit effect mismoedig worden. Ze besluiten dan maar helemaal niet meer te eten.

Lees over de vettoename en de daarbij soms optredende vervreemding van het eigen lichaam in het hoofdstuk *Seksualiteit en verlangen*.

De hypothalamus is een deel van de tussenhersenen dat het autonome zenuwstelsel en de werking van de hypofyse regelt. De hypofyse speelt vervolgens een centrale rol bij de stofwisseling. Lees hierover in het hoofdstuk *Seksualiteit en verlangen*.

Depressie en angststoornissen

Ook depressie komt vaker bij meisjes voor dan bij jongens en dat hangt waarschijnlijk samen met het eerdergenoemde gegeven dat meisjes hun problemen in het algemeen meer verinnerlijken. Deze neiging levert hen een grotere kans op depressie op als zij door levensgebeurtenissen worden overvraagd wat betreft hun stressbestendigheid.

Er zijn drie persoonskenmerken van meisjes in de schoolleeftijd die de kans op latere depressie verhogen. Dat wil zeggen: kenmerken die op zich positief zijn, maar bij hen bovenmatig aanwezig zijn. Empathie, zich kunnen inleven en kunnen meeleven met anderen. Meegaandheid, toegeven aan wensen van anderen, ook als het gaat om onredelijke gehoorzaamheid. En emotieregulatie, met name het verwerken van negatieve emoties. Bij schoolmeisjes waar deze drie persoonskenmerken al jong in overdreven mate aanwezig zijn, bestaat een grotere kans op depressie in de adolescentie. Ze trekken zich de problemen van anderen intens aan. Ze schikken zich extreem naar de wensen van anderen en slikken veel van hun eigen verlangens in. Ze laten het zo min mogelijk aan anderen merken als iets hen dwarszit. Het is dus belangrijk er al vroeg op te letten of een meisje deze neiging om zichzelf weg te cijferen heeft en te proberen hen iets meer voor zichzelf te laten opkomen. Om latere problemen in de adolescentie te voorkomen.[2]

'Melancholie in de betekenis van weemoed. En weemoed is ook een prettig gevoel, niet te vergelijken met het gevoel van uitzichtloosheid en zinloosheid dat de depressieve patiënt heeft. Integendeel, de weemoed is bij uitstek het gevoel waarin de zin van het leven niet betwijfeld wordt, maar juist ervaren. Als je op het strand bij zonsondergang een weemoedig gevoel krijgt door al die kortstondigheid, ervaar je toch iets als: dit is de essentie van het bestaan. Een depressieve patiënt kent dat gevoel niet.' (Psychiater Van den Hoofdakker in een interview in de Volkskrant, 13 oktober 2003)

Vrijwel altijd gaat een depressie gepaard met angststoornissen. Waar de angsten over gaan is niet zo belangrijk, want het zijn uitvergrotingen van de onzekerheden die normaal bij deze leeftijdsfase horen. Zich bekeken voelen en hechten aan het oordeel van anderen. Bang zijn anders te zijn dan anderen, voor gek te staan, afgewezen te worden, enzovoort. Depressieve adolescenten delen ze met vele leeftijdgenoten. Sommigen kunnen daar uit zichzelf al beter een oplossing voor vinden dan anderen.

Depressieve jongeren weten er echter helemaal geen raad mee. In de hulpverlening is het dan ook een betere invalshoek om hen dáárbij te helpen dan de inhoud van die angsten als het probleem te zien en die therapeutisch aan te pakken.[3]

Overigens moet depressie niet worden vereenzelvigd met de weemoedige gevoelens waardoor een adolescent van tijd tot tijd kan worden overvallen. De depressieve stoornis waar twee tot drie procent van de adolescenten aan lijdt, kan wel min of meer verstopt zitten in de normaal voorkomende neerslachtige buien van dertig tot veertig procent.[4] Aanvankelijk is het verschil niet zo makkelijk te zien. In het algemeen blijft een 'echte' depressie echter veel langer hangen. Toch is een depressie niet stabiel, want zij trekt ook wel weer weg. De kans dat de depressie na verloop van tijd langduriger terugkomt, is echter groot. Als angst de belangrijkste voedingsbodem van depressie is, gaat zij in de adolescentie nogal eens schuil achter zeer lastig acting-outgedrag.

Als belangrijkste risicofactoren kunnen een zeer sterke *hormonale ontregeling*

Lees over dit verschil in het toeschrijven van succes en falen, dat wordt verklaard binnen de zogeheten attributietheorie in deel II in het hoofdstuk Variaties in persoonlijkheid.

worden genoemd, samen met een *negatief zelfbeeld*, een *uitzichtloze toekomst*, een *ontoereikende copingstijl* in stresssituaties en een negatieve manier om *succes en falen* te verklaren. Met dit laatste wordt gedoeld op de neiging bij succes de oorzaak buiten zichzelf te leggen en bij falen de schuld bij zichzelf te zoeken. Je doet het dan voor je eigen gevoel dus zelf nooit goed.

Waar enkele van de genoemde risicofactoren samenkomen, neemt de kans op een depressieve stoornis toe. Ook kan een *genetische factor* een rol spelen: een sluimerende depressieve aanleg krijgt door een ongelukkige samenloop van voor de adolescentie kenmerkende stresssituaties juist in die leeftijdsfase de kans zich te openbaren.

AGRESSIE EN DELINQUENTIE

Lees over de werking van cortisol bij meisjes in het hoofdstuk Kenmerkende problemen.

Dat agressieve stoornissen veel meer voorkomen bij jongens dan bij meisjes, wordt voornamelijk verklaard door een onevenredig hoog testosterongehalte in het bloed. In het algemeen is het ongeveer zo dat in stressvolle, angstveroorzakende situaties het hart sneller gaat kloppen en het hormoon *cortisol* wordt aangemaakt, dat een dempende werking heeft op de hersenen. Daardoor neemt de angstaanjagende prikkeling af, kan het hart weer langzamer gaan kloppen en kan men proberen de situatie iets rustiger onder ogen te zien.

Ruim honderd probleemjongens tussen twaalf en veertien jaar werden vergeleken met leeftijdgenoten die nog nooit met de politie in aanraking waren geweest. Ze werden in mild stressvolle situaties gebracht. Zoals onverwacht een spreekbeurt moeten houden voor vreemde mensen of in een computerspel voortdurend worden gehinderd door een vervelende virtuele tegenstander. Bovendien werd van hen op zes tijdstippen van de dag via speekselmonsters het cortisolniveau gemeten. De delinquente jongens bleken gemiddeld lage cortisolconcentraties en een lage hartslag te hebben en te houden. Dat wijst er dus op dat zij die situaties niet als stressvol beleefden. Misschien moet men zelfs zeggen: niet konden beleven. Hun lichaam gaf geen signalen in die richting, in de zin van 'dit is iets om zenuwachtig van te worden'. Hun niet-delinquente leeftijdgenoten kregen deze signalen normalerwijze wel.

Lees over de 'normale' voorbijgaande vorm van agressie in de hoofdstukken Op zoek naar avontuur en Kenmerkende problemen.

Ook werd vastgesteld dat een door angst veroorzaakte hoge cortisolconcentratie openlijke agressie tegenhoudt. Maar een lage concentratie cortisol gaat daarentegen vaak samen met een hoog testosterongehalte, waarvan bekend is dat het agressief gedrag stimuleert.

Hiermee is dus voor een deel verklaard waarom antisociale jongeren niet afgeschrikt worden door de onaangename consequenties die zij zich door hun agressieve gedrag op de hals halen. Om het nog ingewikkelder te maken wordt zelfs wel verondersteld dat zij risicovolle situaties juist opzoeken vanuit de lichamelijke behoefte het lage cortisolniveau wat omhoog te brengen![5]

Nu is het niet zo dat hiermee sociale invloeden terzijde kunnen worden geschoven. Integendeel. De samenhang blijkt wederkerig te zijn. Zo zijn er aanwijzingen dat negatieve ervaringen in de vroege jeugd, zoals mishandeling en verwaarlozing, het hormonale mechanisme waarin testosteron en cortisol een rol spelen, blijvend negatief beïnvloeden.

In een ander onderzoek bleek dat het testosterongehalte door onvermoede oorzaken kan worden verhoogd. Bij dertig jonge mannelijke studenten werd het testosteronniveau vastgesteld. Daarna waren ze een kwartier bezig met het bestuderen van een bepaald voorwerp en met het opschrijven van aanwijzingen hoe je het ding uit elkaar kon halen en weer in elkaar kon zetten. Voor de ene helft was dat een echt lijkend pistool, voor de andere helft een mechanisch stuk speelgoed. Na dat kwartier was voor de speelgoedgroep het testosteronniveau vrijwel hetzelfde gebleven, dat van de pistoolgroep was aanzienlijk hoger geworden. En dat terwijl ze dus op een niet-agressieve manier met het pistool bezig waren geweest.

De volgende vraag die de onderzoekers zich stelden was of dat verhoogde testosteron ook agressiever maakte. Daarom vroegen ze iedere proefpersoon een drankje te mixen dat bestemd was voor een andere proefpersoon. Daarvoor kregen ze water en een fles zeer scherpe saus. Ze werden in de waan gelaten dat niemand zou weten hoeveel saus ze in het drankje zouden doen. De studenten die met het onechte pistool in de weer waren geweest, deden gemiddeld drie keer zoveel scherp spul in het glas dat voor een van de anderen was bestemd dan de speelgoedstudenten. De onderzoekers vinden dit een vorm van agressie en zien een oorzaak-gevolgverband: hanteren van een echt lijkend wapen verhoogt het testosteron en leidt tot agressie.[6]

Vervolgens kan men zich afvragen of ook het zien van ongebreidelde hoeveelheden wapens in films en games testosteronverhogend werkt, met eventuele agressieve gevolgen.

Verder wordt de mate van agressiviteit beïnvloed door de mate van alcoholconsumptie en jongens drinken nu eenmaal méér. Een avond zuipen verhoogt de kans op ernstige vechtpartijen. Nu is dat zuipen weer niet los te zien van sociale factoren en persoonlijke eigenschappen. Het zal veel jongeren wel eens overkomen dat ze een keer behoorlijk dronken zijn, maar achter een stelselmatig te veel drinkende en daardoor agressieve adolescent gaan problemen schuil van milieu, karakter en intelligentie. In wisselwerking kan het agressieve gedrag vervolgens leiden tot afkeer bij leeftijdgenoten. De adolescent raakt geïsoleerd en gaat vaker en meer drinken.[7]

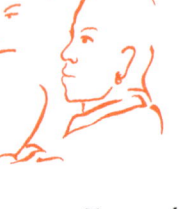

Antisociale jongeren trekken naar elkaar

Tussen *drugs*gebruik en agressie bestaat echter geen rechtstreeks verband. Dat wil zeggen: niet met de drugs als zodanig. Wel voor zover voor harddrugs geld nodig is dat met geweld wordt verkregen door diefstal, roof of afpersing.

In het overzicht dat Rutter geeft, worden twee lijnen van delinquent gedrag onderscheiden.[8] De normale tijdelijke oprisping bij veel mannelijke adolescenten is duidelijk anders dan de vorm, waaraan een lange voorgeschiedenis in de kindertijd en ook een andere basis ten grondslag ligt. Een combinatie van *hyperactiviteit, impulsiviteit, aandachtsstoornissen* en *agressie* die al vanaf heel jeugdige leeftijd in het kind is te zien, samen met ongunstige gezinsomstandigheden, zijn belangrijke voorspellers voor delinquentie in de adolescentie, in een vorm die zo hardnekkig is dat hij meestal verglijdt naar de echte criminaliteit.

De genoemde aangeboren eigenschappen worden tegenwoordig wel aangeduid met de diagnose ADHD. Risicoverhogende omgevingsfactoren zijn opvoedingsonmacht bij ouders, die of te streng of te toegeeflijk zijn, ouders die zelf ook delinquent zijn, lage sociaaleconomische levensomstandigheden, het niet mee kunnen komen op school of al jong verzeild raken in een crimineel milieu door de buurt waarin het gezin woont.

Waar aanleg en milieu op zo'n negatieve manier op elkaar in kunnen werken, wordt de kans op 'oppositioneel en opstandig gedrag' in de vroege adolescentie en op een latere criminele levensloop vergroot.

Die kans slaat overigens op de groep van kinderen die met zulke risicofactoren opgroeien. Voor een *individueel* kind kan men geen voorspellingen doen. Er zijn in de loop van de ontwikkeling, bijvoorbeeld in de adolescentie, gunstige wendingen mogelijk. Een begrijpende leraar bijvoorbeeld, of het warme gezin van het vriendinnetje dat de adolescent krijgt.

Wel kan men natuurlijk het zekere voor het onzekere nemen en proberen de risicofactoren te verkleinen. Zo wordt gepleit voor een behandeling van ADHD met medicijnen op jeugdige leeftijd, om een delinquentieontwikkeling te voorkómen.[9] Jongeren met ADHD zijn ongeremd, kunnen niet stil blijven zitten. Als niet onderkend wordt dat dit het gevolg is van een stoornis in de hersenen die behandeld kan worden, wordt het kind te vaak gestraft of zelfs geslagen, terwijl hij er eigenlijk niets aan kan doen dat hij zo druk is. Behandeling is des te belangrijker, daar ook gunstige gezinsomstandigheden niet altijd voldoende tegenwicht kunnen bieden aan de genoemde aangeboren eigenschappen. Bovendien zijn er aanwijzingen dat door behandeling de leerresultaten verbeteren, wat het zelfvertrouwen ten goede komt.[10]

Het verdient volgens diverse onderzoekers aanbeveling om, als er wel sprake is van risicovolle omstandigheden, al in een vroeg stadium de behandeling van het individuele kind te verbreden naar het gezin en de directe omgeving. Steun voor de ouders, hen leren hoe ze structuur in het kinderleven kunnen aanbrengen, begeleiding op school, enzovoort. Vanuit verschillende invalshoeken worden interventieprogramma's opgezet, zonder dat men nog zicht heeft op wat het beste werkt.[11]

Een van de verklaringen van agressie legt de nadruk op de ouders en noemt dat 'het kind door vijanden is grootgebracht'.[12] Zo'n kind heeft niet geleerd dat je bij mislukking door anderen - je ouders - getroost kunt worden. Bij iedere teleurstelling blijft het letterlijk alleen staan. Een dergelijke opvoeding levert narcistische mensen op die geen kritiek, geen afwijzing, geen beperking en geen mislukking kunnen verdragen, omdat die in het verle-

'Ik zou zo graag willen dat toen ik klein was
ik al besoft had dat alles zo fijn was
Dat ik toen nog leuk was, en aardig en lief
Nu ben ik een vandalist en een dief
Ik schreeuw tegen alles en heb geen gevoel
Ik heb geen emoties en ook geen doel
Vroeger straalden mijn ogen altijd
Ik genoot nog van elk moment tijd
De wereld stond toen nog voor mij open
Waarom heb ik mijn leven zo laten verlopen?
Was ik maar nog een keer zeven
Ik heb geleerd hoe een mens goed moet leven
Maar ik heb nu alles vergooid en verpest
Niet alleen voor mijzelf, maar ook voor de rest
En als dat mij nu nog rest is spijt
Spijt van al die vergooide tijd.'
(Meisje, 17 jaar, VPRO Achterwerk, 40, 2008)

Lees over het opzoeken van gelijkgestemden in het hoofdstuk *Leeftijdgenoten en vrienden*.

Buiten het bestek van dit boek valt de specifieke problematiek van bijvoorbeeld Marokkaanse jeugdcriminelen, die door hun culturele achtergrond extra in verwarring raken door het humane strafsysteem in Nederland, soms leidend tot minachting voor de in hun ogen slappe bestraffing.

den allemaal leidden tot de troosteloze eenzaamheid. Ze moeten als het ware ter compensatie zichzelf heel hoog houden, omdat niemand anders hen ooit waardeerde. Er kan dan ook geen geweten worden gevormd, doordat er geen volwassenen zijn aan wie het kind zich kan spiegelen. Het is goed voor te stellen dat een dergelijke levenshouding zich in de adolescentie openbaart. Want dan krijgt een jongere kritiek, kan nog niet alles wat hij wil realiseren en er mislukt regelmatig nog het een en ander. Wie als kind door een liefdeloze opvoeding niet geleerd heeft dat anderen troost kunnen bieden en tot steun kunnen zijn, krijgt de neiging alles rücksichtslos naar zijn hand te zetten, desnoods met geweld, om de troosteloosheid vóór te zijn. Ook andere mensen, die als vijand worden gezien bij het minste of geringste dat zij hem in de weg leggen.

Jongeren raken niet zomaar op het criminele pad onder invloed van slechte vrienden. Maar als zij door welke oorzaak dan ook neigen dat pad op te gaan, gaat van die vrienden wel een aanmoedigende werking uit. Verhulde vormen van antisociaal gedrag kunnen door gelijkgestemde leeftijdgenoten tot bloei komen. Er gaat nu eenmaal aantrekkingskracht uit van mensen bij wie je bespeurt dat zij net zo zijn als jij. Binnen de kring van delinquente jongeren versterkt men elkaar in het antisociale. Daarom is het een ironisch gegeven dat programma's om jongeren weer op het rechte pad te krijgen vrijwel altijd groepsprogramma's zijn waarbij zij geen contact hebben met doorsnee leeftijdgenoten, maar juist afgezonderd, samen met andere antisociale jongeren worden behandeld.[13]

Dat het hier veel vaker jongens betreft zou kunnen worden verklaard door de in hen zonder meer al sterker aanwezige neiging tot lijfelijke agressie. Bij meisjes zou het wellicht de vorm kunnen aannemen van stille, maar niet minder vijandige bejegening.

Buitensporig agressief en antisociaal gedrag komt bij meisjes minder vaak voor, maar indien wel, dan is de prognose voor de volwassenheid slecht. Zij hebben grote kans in de criminaliteit terecht te komen, psychiatrisch patiënt te worden en relatief jong te overlijden.[14]

ZEDENMISDRIJVEN

Adolescenten die liefdeloos zijn grootgebracht en geen geweten hebben kunnen ontwikkelen, reduceren andere mensen vaak tot voorwerpen. Zo is het misschien te verklaren dat sommige jongens al in de adolescentie meisjes verkrachten.

De aandacht voor de jeugdige *zedendelinquent* is betrekkelijk nieuw. In Nederland worden jaarlijks ongeveer zeshonderd minderjarigen gearresteerd wegens seksuele geweldsdelicten. Waarschijnlijk is de aangiftebereidheid onder de jeugdige slachtoffers echter laag wegens schaamte en komen zedenmisdrijven onder hen veel vaker voor. Er wordt onderscheid gemaakt tussen *solodaders* en *groepsdaders*. Binnen de eerste groep lijkt een belangrijk verschil of zij zich vergrijpen aan een leeftijdgenoot of aan een kind, dat wil zeggen dat hun slachtoffer vijf jaar of meer jonger is dan de dader zelf. Over het algemeen is de totale groep die bekend is nog te klein om al bepaalde patronen te kunnen onderkennen in persoonlijkheidskenmerken en sociale achtergrond. Wel zijn solodaders vaker zelf slachtoffer geweest.[15]

Ook nieuw zijn de *loverboys*. Dit zijn jongens die meisjes aan zich binden door hen te verwennen met aandacht die zij op een normale manier niet krijgen. Liefkozingen, complimenten, cadeautjes en uiteindelijk seks. Als de binding compleet is, wordt het meisje gedwongen zich te prostitueren. Soms verandert de loverboy in een hardhandige pooier, soms blijft hij 'lief', waardoor het meisje ondanks het misbruik en de vernedering aan hem blijft gehecht.

Jaarlijks komen in Nederland ongeveer 1500 minderjarige meisjes in de prostitutie terecht, het merendeel via een loverboy. Deze jongens die vaak al in het criminele circuit zitten, hebben een antenne voor meisjes die labiel en ongelukkig zijn. In de eerste plaats meisjes die door wat voor oorzaak dan ook emotioneel verwaarloosd zijn. Maar ook dochters van liefdevolle ouders kunnen slachtoffer worden. In de adolescentie maken ook zulke meisjes wel eens een periode door waarin ze zich onbegrepen voelen, onzeker zijn over hun uiterlijk en daardoor emotioneel kwetsbaar zijn. Als op zo'n moment een loverboy in haar leven komt, is dat een risicosituatie.

Als het om een meisje gaat met een tijdelijke labiliteit, maar dat verder redelijk stabiel is, en als zij goed wordt opgevangen door haar omgeving, is het mogelijk haar los te weken uit de loverboyrelatie. Zij het dat het om een zeer traumatische ervaring gaat vanwege niet alleen de prostitutie, maar ook het geweld en het geschonden vertrouwen. De verwerking duurt lang. De schaamte is groot en het besef dat zij nooit meer 'de oude' zal worden brengt verdriet.

Nog moeilijker is het voor een meisje dat ondanks het seksuele, lichamelijke en emotionele misbruik de loverboy als haar enige steunpunt en beschermer blijft zien. Een meisje dat misschien verstandelijk niet zo begaafd is. Of dat thuis niet wordt opgevangen, soms zelfs wordt afgewezen omdat ze prostituee is geweest. Binnen de Jeugdhulpverlening wil men deze meisjes het liefst ter bescherming van zichzelf in een inrichting plaatsen. Dat zou dan echter wel een gespecialiseerde instelling moeten zijn met lotgenoten onder elkaar. Die is er echter nog niet.[16]

BUITENGESLOTEN

Het negatieve zelfbeeld, de uitzichtloosheid en machteloosheid in stresssituaties hebben soms te maken met een isolement te midden van leeftijdgenoten.

'Ik werd verlost door de politie. Hoe de politie is gekomen weet ik niet. (...) De politie vertelde mij op het bureau dat het gevaarlijke jongens waren, die als loverboys te werk gingen en uiteindelijk meisjes tegen betaling seks lieten hebben met andere mannen. Ik herkende alles wat de politie mij vertelde over J., over de cadeautjes, over de alcohol, over de seks. Alles herkende ik. En toch durfde ik deze avond nog niets te zeggen tegen de politie, want oh wat schaamde ik me... en ik heb enkele dagen hier niets over durven te zeggen, tegen niemand.

Na drie dagen rust, kwam J. op msn. Hij vroeg mij wat ik tegen de politie had gezegd. Ik gaf aan dat ik niets had gezegd. Hij geloofde me niet. En werd boos. Hij zei dat hij me nog wel zou terugpakken. Hij bedreigde me mijn moeder te vermoorden. Ik werd bedreigd met de dood. Hij bleef en blijft me lastigvallen. En vertelt keer op keer dat ik van hem ben en dat ik van hem afhankelijk blijf. Dat ik toch zijn vriendin ben en dat seks met andere vrienden van hem maar gewoon een kleinigheidje is. Dat ik niet zo moeilijk moet doen.

Ik zie hem nog regelmatig. En ondanks dat ik in de tussentijd aangifte heb gedaan, kan de politie niets doen.' (Meisje op www.meidensite.info/weglopen-van-huis/)

Er zijn daarbij twee vormen te onderscheiden: jongeren die - passief - worden genegeerd en jongeren die - actief - worden afgewezen. In het Engels *neglected* tegenover *rejected*. Er horen twee verschillende persoonlijkheidsbeelden bij. De passieve jongeren zijn meestal in zichzelf gekeerd en verlegen. Ze weten niet meteen te reageren en tegen de tijd dat ze dat wel zouden weten, is het juiste moment al weer voorbij. Niemand heeft eigenlijk een hekel aan hen, maar ze worden eenvoudigweg niet gezien. Soms wordt zo'n jongen of meisje toch nog wel min of meer op sleeptouw genomen door een leeftijdgenoot, maar als dat niet het geval is, kan de eenzaamheid groot zijn.

Lees over het proces van zowel buitengesloten worden als dat van gepest worden in deel II in het hoofdstuk Kinderzorgen.

De jongeren die door leeftijdgenoten daarentegen actief worden buitengesloten, zijn jongeren die door hun gedrag veel irritatie oproepen. Ze zijn tactloos en sociaal onhandig. Ze zeggen altijd de verkeerde dingen, bemoeien zich overal mee, verstoren voortdurend bezigheden van anderen en verknoeien door dat alles de sfeer. Uit longitudinaal onderzoek valt op te maken dat dergelijke eigenschappen een lange voorgeschiedenis hebben. De betreffende jongeren werden ook in de schoolleeftijd al door hun leeftijdgenoten zo beschreven en bejegend.[17]

'Ik heb geen vrienden op school en dat vind ik heel vervelend. Daardoor ga ik bijvoorbeeld niet graag naar schoolfeesten, want iedereen gaat met elkaar en dan heb ik niemand om er mee heen te gaan en dan sta ik daar een beetje alleen. (...) Ik hoor altijd na een schoolfeest verhalen over dat mensen met elkaar hebben gezoend. Ik ben bang dat ik nooit met iemand zal zoenen. Geen enkele jongen toont namelijk ooit interesse in mij. Ik snap niet waarom ze me niet mogen. Ik probeer er net zo uit te zien als de meisjes die wel vriendinnen/aandacht van jongens hebben, bijvoorbeeld met coole glittervestjes en roze shirtjes en zo.' (Meisje, 15 jaar, VPRO Achterwerk, 37, 2008)

Beide groepen komen makkelijk in een neerwaartse spiraal terecht. De *neglected* kruipen steeds verder in hun schulp, de *rejected* worden steeds onuitstaanbaarder. De prognose voor de eerste groep is beter dan de prognose voor de tweede. De eersten zijn immers niet openlijk en concreet aan voortdurende kritiek onderhevig. Hun zelfbeeld heeft wel te lijden, maar wordt niet totaal ondermijnd. Bovendien is er altijd de kans dat ergens op school een leeftijdgenoot een verwante ziel in hen voelt en ze alsnog aansluiting met iemand krijgen. Ook is het mogelijk dat ze buiten schoolverband contact kunnen leggen in een of andere club. Het risico dat zij lopen is dat van de selffulfilling prophecy, de voorspelling die zichzelf waarmaakt: doordat ze denken dat ze er toch wel weer niet bij zullen horen, staan ze niet open voor signalen van anderen die hen ergens bij willen betrekken.

Voor de tweede groep is de kans veel kleiner dat ze ergens bij worden betrokken, want altijd zullen ze weer ergernis oproepen door hun manier van doen. Afhankelijk van hun aard zijn op den duur twee reactiestijlen mogelijk. Sommigen laten zich gelden door openlijke agressieve acties, anderen trekken zich uit ieder contact terug en raken totaal geïsoleerd, met een wrokkige, maar niet minder agressieve levenshouding als gevolg.

Tegenwoordig worden voor deze beide groepen van afgewezen jongeren steeds vaker trainingen in sociale vaardigheid gegeven. Zij leren zich in anderen in te leven, zodat zij ook inzicht kunnen krijgen in hoe hun eigen gedrag bepaalde reacties in de omgeving opwekt. Het nieuwe verschijnsel van het digitaal pesten is moeilijker te bestrijden. Wel zijn er allerlei sites waar jongeren raad kunnen krijgen over wat ze wel en niet moeten doen als ze slachtoffer zijn.

> 'Ik zit in een klas (3 gymnasium) die onder docenten bekendstaat als de 'horrorklas'. Ongeveer een derde van de mensen doet niets. Het is nooit stil. Een poging te debatteren tijdens Nederlands leidde tot een drama. (...) Ik haat school hierom, maar de belangrijkste reden is dat ik word gepest. De meeste mensen lijken niet eens door te hebben hoe erg ik het vind. Het varieert van heel hard 'gatver' roepen als ik ze alleen maar aankijk tot dingen als: Jij moet de doodstraf krijgen omdat je zo lelijk bent, en je ouders ook omdat ze je verwekt hebben. (...) Verder pakken mensen altijd mijn spullen af: als ik me drie seconden omdraai, ben ik in het minst erge geval mijn broodtrommel en mijn etui kwijt. Vandaag pakte iemand weer wat van me af: ik werd boos. De halve klas in koor: Huilen! Huilen! Huilen! En toen ik uiteindelijk zat te huilen, riep er nog iemand: Kijk, hij heeft eindelijk door hoe lelijk hij is. (...) Toen we op fietsexcursie gingen werd er van tevoren al geroepen dat ze mij onderweg een zetje zouden geven. Dat deden ze gelukkig niet, maar ik vind het nou ook niet echt leuk om te horen. Tijdens het fietsen zeiden ze ook dingen als: Waarom ga je niet onder een auto liggen? Dan zijn we van je af! En zo gaat het maar door.' (Jongen, 15 jaar, VPRO Achterwerk, 28, 2008)

Trainingen worden ook gegeven aan jongeren die worden gepest, een verschijnsel dat de laatste jaren steeds meer aandacht heeft gekregen. De indruk bestaat dat het slachtoffer vaak bij toeval wordt gekozen en als het succesvol blijkt te zijn, gaan de pestkoppen door.

Het hopeloze is dan ook dat de slachtoffers vaak niet begrijpen waarom men het op hen heeft gemunt. Wat doen ze dan fout? Wat is er dan mis met hen? Toch richten trainingen zich op hen, omdat is gebleken dat pestkoppen eigenlijk niet te veranderen zijn. Maar als slachtoffers leren hoe ze zich zo kunnen gaan gedragen dat de pestkoppen geen vat meer op hen hebben, is voor de pestkoppen de aardigheid eraf.

Suïcide

In zeer zeldzame gevallen pleegt de jongere suïcide of doet een serieuze poging daartoe. Jaarlijks sterven gemiddeld 45 jongeren jonger dan twintig jaar door zelfdoding, in een verhouding van 32 jongens en dertien meisjes. Onder de vijftien jaar zijn het gemiddeld vijf jongens en twee meisjes. Over eventuele mislukte pogingen zijn geen betrouwbare cijfers beschikbaar, wel schattingen, maar die gaan over 'niet-dodelijke zelfbeschadigingen'. Bij hoeveel daarvan men inderdaad moet denken aan zelfdodingspogingen is niet te zeggen. Veelal zal het gaan om een Cry for Help, het mobiliseren van anderen om aan een als ondraaglijk ervaren situatie een eind te maken. Dit ter onderscheiding van een Cry of Pain bij een duidelijke poging het bewustzijn te stoppen om de psychische pijn niet meer te hoeven voelen.[18] Een bijkomend probleem bij suïcideonderzoek is dat jongeren bij de pogingen die tot een medische behandeling leiden en dus geregistreerd kunnen worden, de ernst van de aanleidingen kunnen overdrijven om hun daad te rechtvaardigen.

Jongeren die suïcide plegen zijn dikwijls stille, teruggetrokken, eenzame jongens of meisjes. Misschien zelfs wel jongeren die voor anderen nooit een probleem vormen, omdat ze niet worden opgemerkt, waardoor niemand ook merkt dat hun zelfvertrouwen al heel lang en onherstelbaar is beschadigd. Ook gepeste jongeren lopen een verhoogd risico. Zelfbeschadigingen komen veel voor bij incestslachtoffers.

Daartegenover worden ouders en leeftijdgenoten een enkele keer overrompeld door de suïcide van een jongen of meisje dat juist succesvol en populair is, zowel goed is op school als in sport. De verklaring die hiervoor wel wordt gegeven, heeft als basis een buitensporig *perfectionisme*. Zo'n jongere heeft een heel hoog Ik-Ideaal ontwikkeld, een zelf opgelegd eisenpakket, waaraan hij of zij moet voldoen. Door de uitmuntende verstandelijke en sociale vaardigheden van deze jongeren kunnen zij het ideaal ook realiseren. Zij zijn in alle opzichten geslaagd. Maar dan gebeurt er iets waardoor afbreuk wordt

Lees over het Ik-Ideaal, het beeld dat iemand heeft van hoe hij of zij in allerlei opzichten zou willen zijn, in het hoofdstuk Een eigen persoonlijkheid. En over het geweten, dat betrekking heeft op de regels van goed en kwaad, waarvan iemand vindt dat hij of zij zich eraan zou moeten houden, in het hoofdstuk Waarden en idealen.

> 'Ik zit al een tijdje niet zo lekker in mijn vel, en tot voor kort was ik vaak depri. Ik heb toen veel over zelfmoord gedacht, vond mezelf te dik (wat ik soms nog steeds wel vind) en heb mezelf ook een paar keer gesneden. Ik wist eigenlijk niet echt waarom ik het deed. Dat laatste heb ik mijn ouders uiteindelijk verteld, en ik moest ermee naar de huisarts. Die heeft me laten inzien dat ik verkeerd bezig was, en ik heb er veel spijt van.'
> (Meisje, 15 jaar, VPRO Achterwerk, 33, 2008)

gedaan aan dat beeld. Iets dat objectief bezien niet eens zo ingrijpend hoeft te zijn, maar dat zij door hun hoge maatstaven niettemin als een niet te verdragen mislukking ervaren. Een misschien niet eens zo hevige verliefdheid wordt niet beantwoord of ze veroorzaken een niet ernstig verkeersongeval. Het leidt bij hen niet zozeer tot verdriet, als wel tot intense schaamte, een gevoel hopeloos tekort te zijn geschoten ten opzichte van het perfectionistische zelfbeeld. Het blijkt dat zich vaak iets dergelijks kort voor de suïcide van dit type jongeren heeft voorgedaan. De beschadiging van het gevoel van eigenwaarde is niet chronisch, zoals bij de eerstgenoemde groep, maar acuut en hevig.[19]

Dat veel jongeren op onderzoeksvragenlijsten invullen dat zij 'wel eens aan zelfmoord denken' is uiteraard niet op te vatten als een signaal dat wijst op ernstige problematiek. Het is een belangrijk onderwerp dat tegenwoordig bovendien in de media veel aandacht krijgt. Het is begrijpelijk dat bij jongeren die over van alles en nog wat in het leven nadenken, van tijd tot tijd gedachten opkomen als 'zou ik dat in zo'n geval ook doen?', 'zou ik dat ook durven?' of zelfs 'is wat ik nou voel, wat mensen voelen die zelfmoord plegen?'

Omdat jongeren een groot deel van de dag op school doorbrengen, is het belangrijk dat docenten en leerlingbegeleiders signalen kunnen opvangen dat het met een leerling niet goed gaat. Het uitbannen van pesterijen is daarbij essentieel.

Weglopen en zwerven

Het spreekt vanzelf dat jongeren niet zomaar van huis weglopen. Het gezin waaruit ze komen wordt gekenmerkt door een combinatie van emotionele risicofactoren: huiselijk geweld is de belangrijkste oorzaak, daarnaast verslaafde, psychisch gestoorde of delinquente ouders, dan wel ouders die zelf een slechte jeugd hebben gehad. Mogelijk nog versterkt door sociale factoren, zoals een hoge werkloosheid en financiële problemen in het gezin.

Jongeren die van huis weglopen, komen meestal via de hulpverlening in een tehuis terecht. Maar ook daaruit probeert een kwart een of meer keren toch weer weg te komen. Recent (2008) is de schatting dat er zo'n 30.000 weglopers zijn. Hoeveel jongeren daarvan hun toevlucht zoeken bij familie, vrienden of kennissen is niet te zeggen, maar een niet onaanzienlijk aandeel zal zich voegen bij de groep jeugdige zwervers. Maar hoeveel dat er zijn, weet men niet, want door het afwisselend wel en niet zwerven, blijft de groep slecht zichtbaar. De schattingen van diverse instanties lopen uiteen tussen vijf- en tienduizend zwerfkinderen en -jongeren.[20]

Deze groep bestaat voor ongeveer 75 procent uit jongens en 25 procent uit meisjes, steeds vaker zwangere meisjes die op straat worden gezet. De meeste jongeren zijn rond de achttien jaar. De verhouding autochtoon, allochtoon is ongeveer half om half, zodat allochtone jongeren - Marokkaans,

Turks, Antilliaans of Surinaams - zijn oververtegenwoordigd. Meer dan de helft komt uit gebroken gezinnen, driekwart gebruikt softdrugs. De leeftijd van deze groep zwervers wordt steeds lager.[21]

Weglopen kán een positieve actie zijn, want een jongere neemt op deze manier het initiatief om aan een bedreigende situatie thuis te ontkomen. De jongeren die rechtstreeks of via een tehuis het zwerfcircuit ingaan, lopen echter uiteraard het risico in nieuwe bedreigende situaties terecht te komen, zoals prostitutie, drugsgebruik en criminaliteit. Daarom is het ook belangrijk dat er tegenwoordig voorlichtingssites op internet zijn voor jongeren die met de gedachte rondlopen dat ze thuis weg moeten. Daarop worden heel praktische adviezen gegeven, zoals wat je mee moet nemen en hoe je goede opvang kunt vinden.

In verband met weglopen en zwerven wordt ook het begrip *drop-outs* wel gebruikt. Dit geeft enige verwarring, omdat dit ook wordt gebruikt om jongeren aan te duiden die het *onderwijs* verlaten zonder diploma of startkwalificatie, de zogeheten *schooluitval*. Het gaat hier echter om twee verschillende groepen jongeren.

Van alle autochtone leerlingen verlaat ongeveer een kwart het onderwijs zonder startkwalificatie, van de allochtone leerlingen de helft. Deze schooluitval komt vooral veel voor onder Turkse en Marokkaanse leerlingen, maar er is wel sprake van een dalende tendens, vooral bij meisjes. Turkse meisjes gaan nu niet langer vaker dan Turkse jongens zonder startkwalificatie van school en Marokkaanse meisjes zelfs veel minder vaak dan Marokkaanse jongens. Onder Surinaamse en Antilliaanse jongeren is de schooluitval niet afgenomen.[22]

De grote meerderheid is echter na enige tijd redelijk tevreden: zij werken - zij het meestal in tijdelijke banen, maar dat geldt voor veel schoolverlaters mét diploma tegenwoordig ook - of volgen een specifieke vorm van scholing. De kleine groep die in ongunstige omstandigheden verkeert, had meestal ook al vóór het schoolverlaten grote problemen.[23]

Het begrip drop-out moet men dan ook niet langer vereenzelvigen met de oorspronkelijke betekenis van buiten de maatschappij vallen. De voorzichtige conclusie luidt dat het ongediplomeerd verlaten van school geen oorzaak is van bijvoorbeeld jeugdcriminaliteit. De oorzaak dat jongeren in de criminaliteit terechtkomen, moet ergens anders worden gezocht. Weliswaar hebben de meeste jeugdige delinquenten een mislukte schoolcarrière, maar men mag de redenering niet omkeren. Jongeren met een mislukte schoolcarrière worden zelden delinquent.

Soms is weglopen dus een teken van veerkracht, weerbaarheid en krachtige copingmechanismen zoals die worden besproken in deel II in de hoofdstukken Zelfstandig worden en Kinderzorgen.

Vergelijk dit voortijdig verlaten van het onderwijs met de in het hoofdstuk Autonomie en verantwoordelijkheid genoemde behoefte aan concreet en praktisch bezig zijn voor het eigen levensonderhoud.

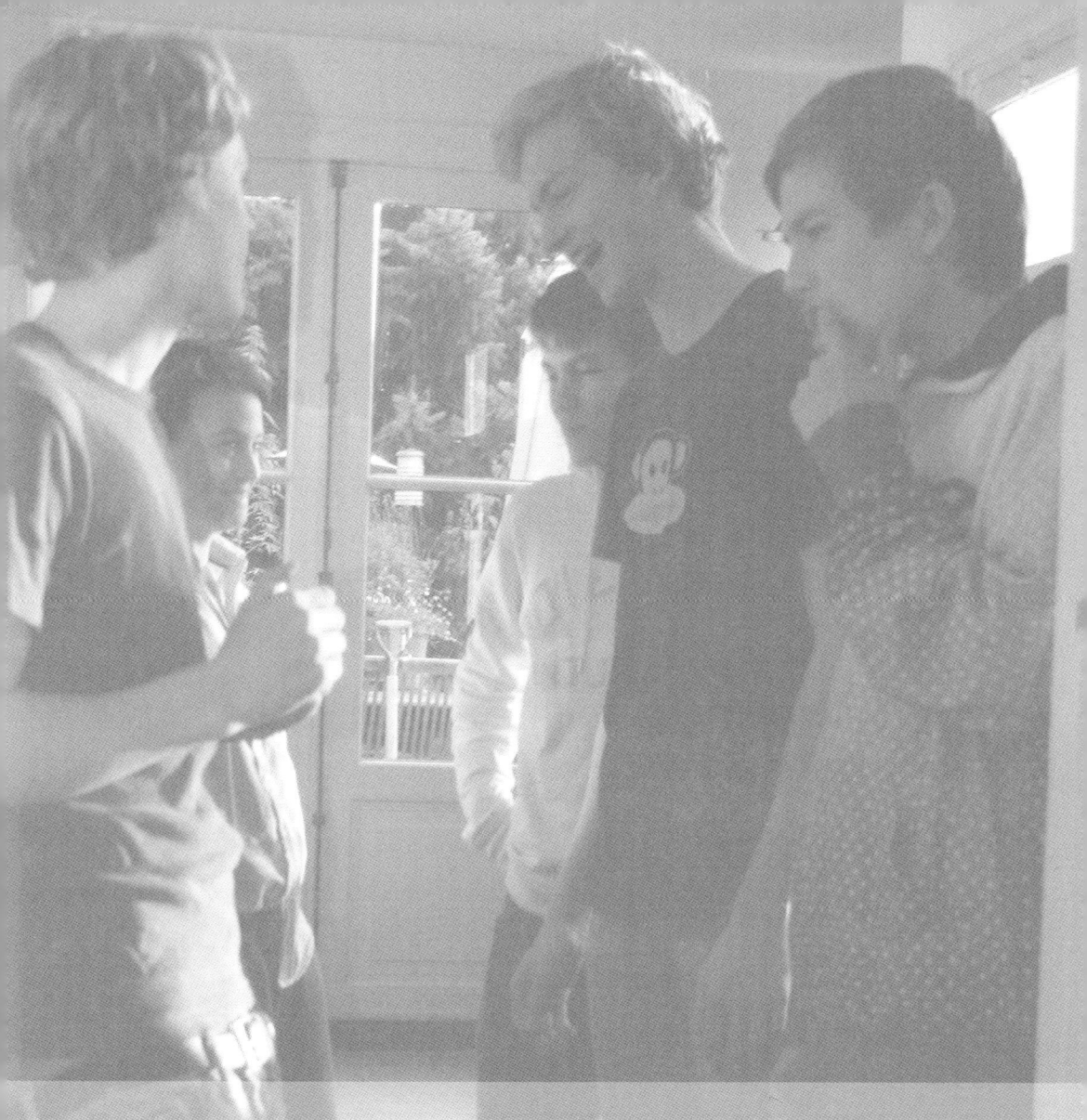

Ik en de anderen

10 | LEEFTIJDGENOTEN EN VRIENDEN
11 | OUDERS EN THUIS

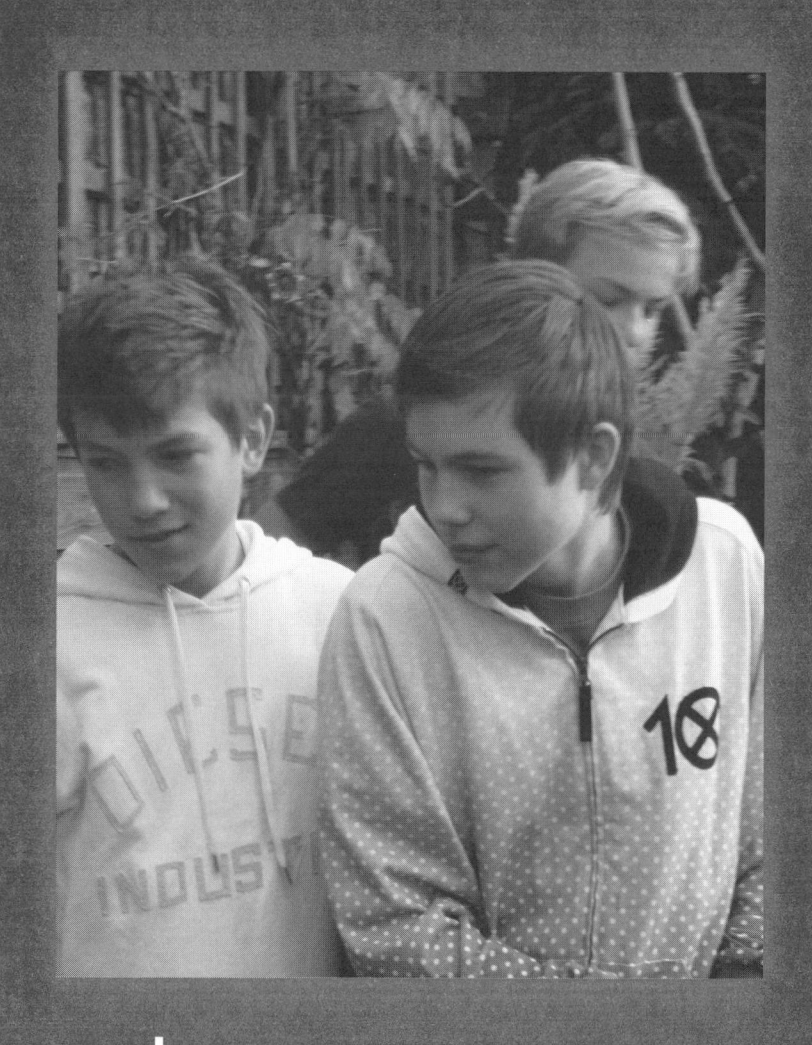

10 | LEEFTIJDGENOTEN EN VRIENDEN

Adolescenten moeten loskomen van hun ouders en zich meer en meer gaan richten op generatiegenoten. Dat is de natuurlijke gang van het leven. Daar, in die nieuwe groep - in het Engels *peergroup* - zullen ze immers hun levensgezel moeten vinden. Meisjes die iemand trouwen 'die hun vader had kunnen zijn' blijven uitzonderingen. Evolutionair gezien is slechts buiten het gezin van herkomst succesvolle, want biologisch gezonde voortplanting te realiseren en ook vanuit psychosociaal oogpunt zijn generatiegenoten voor de verder weg gelegen toekomst meer op elkaar aangewezen dan op de oudere generatie.

> Bij voortplanting door paring van nauw verwante personen - inteelt - ontstaan nakomelingen met allerlei afwijkingen.

Dat leeftijdgenoten voor elkaar een grotere rol zijn gaan spelen dan bijvoorbeeld een eeuw geleden, wordt toegeschreven aan de al in eerdere hoofdstukken genoemde langere voorbereidingstijd op de volwassenheid. Adolescenten blijven jarenlang in het onderwijs in elkaars gezelschap. In het huidige internettijdperk krijgt dat nog een extra dimensie doordat zij in principe 24 uur per dag met elkaar verbonden kunnen zijn.

> Lees over het verschil in invloedsferen van ouders en leeftijdgenoten in het hoofdstuk *Autonomie en verantwoordelijkheid*.

In het algemeen kan men zeggen dat leeftijdgenoten niet volledig in de plaats komen van ouders, maar er meer en meer bij komen. Een proces dat al op de leeftijd van de basisschool begint en in de adolescentie verder doorzet. De tijd die leeftijdgenoten onder elkaar doorbrengen, wordt - vergeleken met die in ouderlijk gezelschap - weliswaar steeds langer en de peergroups bevinden zich ook steeds meer buiten het gezichtsveld en invloedssfeer van ouders. Maar dat zijn *kwantitatieve* gegevens die niet veel zeggen over de *kwaliteit* van de invloed.

Verschillende typen peergroup

Jongeren trekken naar elkaar en groepsvorming is in de adolescentie een belangrijk verschijnsel, waarvoor binnen de psychologie een indeling in vieren is bedacht.[1] De groepen verschillen in de mate waarin ze *formeel* of *informeel* zijn en in de mate waarin ze zich op enigerlei wijze - met name ook in de ogen van ouders - voorbereiden op de volwassenheid, of dat ze alleen maar op het jeugdleven hier en nu zijn gericht. Met andere woorden: is er sprake van *continuïteit of discontinuïteit*? In combinatie worden dan vier typen onderscheiden.

Een informele groep wordt gevoelsmatig bijeengehouden door de emotionele betrokkenheid van de leden; er zijn geen officieel vastgelegde regels waaraan een ieder geacht wordt zich te houden en besluiten om dit of dat te gaan doen, worden veelal spontaan genomen. Een formele groep heeft daarentegen een programma, gedragsregels en een afgesproken, gestructureerde rolverdeling. Je hoort erbij, omdat je de doelstellingen onderschrijft.

Formele continuïteit is van het viertal het duidelijkst te onderkennen. Het zijn bijvoorbeeld de sportclub, het schoolparlement of jeugdorkest. Dat wil zeggen dat alles gereglementeerd is georganiseerd. Weliswaar bedoeld voor plezier en ontspanning, maar daarnaast toch ook een leerschool in verplichtingen voor later. Wat dat laatste betreft zou ook de school in de rol als formeel onderwijsinstituut hierin onder te brengen zijn, zij het dat plezier en ontspanning dan even geen criterium meer zijn.

Een voorbeeld van *formele discontinuïteit* is de fanclub, die bijeen wordt gehouden door de gezamenlijke emotioneel geladen verering van een favoriete zanger of band, sportheld of -team, ook wel van een televisieprogramma. Er is een zekere formele structuur met contributie, een clubblad, een website en er worden soms bijeenkomsten georganiseerd. Als dertigers of oudere personen lid zijn van een fanclub, wordt dit als onvolwassen beschouwd, vandaar dat dit gezien wordt als voorbeeld van een 'discontinue' groep.

De aanbidding van een popster bijvoorbeeld moet voorbij zijn als je geen jongere meer bent. Bewondering komt ervoor in de plaats. Maar zolang je nog in de adolescentie zit, is het belangrijk je eigen extatische gevoelens bij anderen te herkennen en zo een vorm aangeboden te krijgen om ze te uiten. Het is niet toevallig dat het zich vaak afspeelt binnen de muziek. Muziek is voor jongeren een essentiële manier om emotioneel bewogen te worden, die emoties te delen en zich opgenomen te voelen in een groter geheel.

Tot de informele discontinue groepen werden aanvankelijk binnen deze theoretische indeling met name de negatieve contacten gerekend, zoals bendes die een buurt terroriseren en de in groepjes opererende delinquente Marokkaanse jongeren. Er gaat geen enkele op de volwassenheid gerichte socialisatie van uit, tenzij men het als voorbereiding wil beschouwen op latere criminaliteit. Jongeren die zich hiertoe aangetrokken voelen, missen veelal een hechte en warme band met de ouders. Maar er zijn in die groep ook jongeren die dat wel hebben, maar die door toeval in een groep verzeild raken en er dan niet meer los van kunnen komen, bijvoorbeeld omdat ze worden bedreigd als ze zich willen terugtrekken.

Binnen dit soort bendes worden nog wel enkele ongeschreven regels gehanteerd en er is meestal ook sprake van leiderschap. De informele discontinue groepen kenmerken zich echter in het algemeen door een losse, wisselende samenstelling, zoals bij sommige groepen hangjongeren het geval is. Ze treffen elkaar op bepaalde plaatsen zonder vaste afspraak. Er is geen vastgelegde doelstelling, maar de jongeren worden bij elkaar gehouden door de ideeën die zij over zichzelf hebben in relatie tot de maatschappij. Ze voelen zich exclusief of juist afgewezen. Hun doen en laten is veelal gericht tegen volwassenen, tegen 'gewone burgers'.[2]

Uit dit negatieve beeld dat van informele discontinue groepen wordt gegeven, blijkt een zekere gedateerdheid van deze traditionele indeling. Jongeren van nu hebben zo veel meer bewegingsvrijheid en levensruimte dan in de tijd toen deze theorie werd geformuleerd, dat er voor hen ook mogelijkheden zijn voor losse verbanden die helemaal niet negatief hoeven te zijn. 'Zitten die bij je op school?' vraagt een moeder als haar dochter naar een groepje meisjes zwaait. Het antwoord is: 'Nee, maar die zitten vrijdags ook

---

Het dwepen met idolen wordt in het hoofdstuk *Autonomie en verantwoordelijkheid* beschreven als een tijdelijke nieuwe binding in het losmakingsproces van de ouders.

'Markoeska, Elisa, Tisa en Anna zijn buitenschoolse vriendinnen die ik in de loop der jaren heb verzameld. Op school heb ik wel een clubje, zeg maar, aangename klasgenoten, maar met deze meiden heb ik echt een band. (...) Ze zijn allemaal anders, maar dat mixt goed samen. Ze halen allemaal een andere kant in mij naar boven. Met Tisa ga ik stappen en Markoeska haalt me soms over de streep. Met Anna heb ik vooral slaapfeesten, echt van die nichtjesnachten: lachen en praten over het leven. En Elisa is weer heel erg bezig met de natuur. Dat is in haar weer bijzonder.' (Meisje, 18 jaar, in een interview met Hans van der Beek, het Parool, 4 december 2001)

altijd in het *Hemeltje* als wij daar zijn, dan zitten we wat te *chillen*.' Of jongeren die elkaar in de zomervakantie op een strandterras regelmatig tegenkomen. En wat te denken van een site als *Hyves* waar ze met enkele honderden vrienden in contact staan. Communicerend over het leven hier en nu en zonder enig vast verband.

> De jongeren krijgen ook binnen de virtuele netwerken feedback op hoe zij zich presenteren. Lees hierover in het hoofdstuk *Een eigen persoonlijkheid*.

De virtuele netwerken van jongeren vallen voor een deel onder het informele, discontinue. Alleen als ze op het net met vrienden communiceren, ligt dat anders, dan valt dat onder de noemer informele continue groep: de dagelijkse groepsvorming van klasgenoten en vriendengroepjes.

Er gaat van vrienden een *socialiserende* werking uit, die doorloopt tot in de volwassenheid. Rekening houden met anderen, luisteren naar andere meningen, op je standpunt blijven staan, conflicten oplossen, toegeven, enzovoort is allemaal nodig om bij dit type peergroup te blijven behoren. Daarnaast is er de persoonlijkheidsvormende werking. Jongeren krijgen zelfkennis door de reacties die ze bij elkaar oproepen en bouwen mede aan de hand daarvan een zelfbeeld op. Ook de subculturen zijn onder het informele continue te plaatsen, waarbij het gemeenschappelijke zich vertaalt in uiterlijke tekenen van eenzelfde smaak. Het 'lidmaatschap' heeft niets officieels, men 'trekt naar elkaar toe'.

Zo levert bijna elk type peergroup een eigen positieve bijdrage aan de adolescentie. Maar doordat de school de ontmoetingsplaats bij uitstek is, heeft de invloed van klasgenoten binnen de informele continue peergroup de overhand.

Ze moeten echter wel nader worden beschouwd, wil hun invloed duidelijk zijn. Adolescenten vormen absoluut geen homogene jeugdcultuur. Leeftijdgenoten hebben geen gelijke en gelijkwaardige band met elkaar, alleen maar omdat ze van eenzelfde generatie zijn. Er zijn binnen de informele continue peergroep op zijn minst drie typen te onderscheiden. De vriendschap tussen boezemvrienden en hartsvriendinnen, vriendengroepen en *subculturen* - *cliques* en *crowds* in het Engels.

BOEZEMVRIENDEN EN HARTSVRIENDINNEN

> Er bestaan in het Nederlands geen verschillende benamingen om het onderscheid aan te geven tussen vriendschap binnen een vriendenclub en binnen een relatie van hartsvrienden.

Veel volwassenen zeggen dat ze geen boezemvriend of hartsvriendin - BFF in moderne jongerentaal: *Best Friend Forever* - meer hebben zoals vroeger in hun adolescentie. Een mogelijke verklaring hiervoor is dat de levensgezel(lin) deze plaats dan heeft ingenomen. In ieder geval is intimiteit kenmerkend voor deze speciale jeugdvriendschappen.

Over wie zich als vrienden tot elkaar aangetrokken voelen, bestaat nog niet zo veel duidelijkheid. In Amerikaans onderzoek is bijvoorbeeld gebleken dat voor zwarte adolescenten dezelfde etnische achtergrond belangrijk is, maar voor blanke adolescenten meer eenzelfde soort houding ten aanzien van school en opleiding.[3] Aan een recent Nederlands onderzoek namen 534 adolescenten deel van gemiddeld 14,5 jaar. Interessant bleek dat vriendenparen van zowel jongens als meisjes vaak op elkaar lijken wat betreft

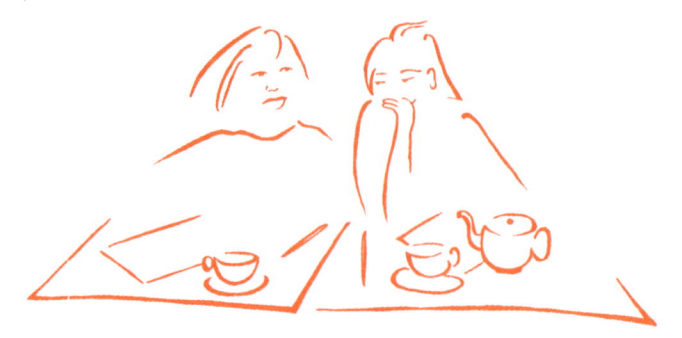

Aan een hartsvriendin vertel je geheimen

de persoonlijkheidseigenschappen *extraversie* en *vriendelijkheid*. Dat wil zeggen dat als een van de twee deze eigenschappen heeft, de kans extra groot is dat de ander ook zo iemand is. Het wil natuurlijk niet zeggen dat adolescenten die deze eigenschappen missen, geen speciale vriendschap zouden kunnen hebben! Wel is het zo dat extraversie en vriendelijkheid eigenschappen zijn die duidelijk zichtbaar zijn en waardoor je makkelijk vrienden wórdt. Een andere eigenschap die bij vriendschappen van jongens en meisjes vaker gezamenlijk voorkwam, was *dominantie*. Het veel gehoorde idee dat vrienden elkaar aanvullen en de bazige helft de verlegen helft mee op sleeptouw neemt, gaat dus niet altijd op.

Verschillen tussen jongens- en meisjesvriendschappen waren er ook. Bij meisjes was er significant vaker overeenkomst in *agressiviteit* en *depressie*, evenals in de *inzet* voor de vriendschap. Met dat laatste wordt bedoeld dat ze ongeveer even vaak elkaar steunden, oorzaak waren van ruzie en de ander haar zin gaven. Bij jongensvriendschappen werden deze overeenkomsten niet gevonden. Het lijkt er al met al op dat hartsvriendinnen intiemer met elkaar zijn dan boezemvrienden. Meisjes hebben daar misschien ook meer behoefte aan dan jongens.[4] Boezemvrienden dóen vooral veel samen. Hartsvriendinnen zíjn vooral vaak samen.

Er is op basis van onderzoek wel aardig wat bekend over de betekenis van vriendschap voor een adolescent. Het speciale zit vooral in de *gelijkwaardigheid* en *wederkerigheid*. Dat sluit niet uit dat een van de twee domineert, maar er is altijd sprake van emotionele uitwisseling, of zich dat nu vooral pratend of vaak woordloos voordoet. Het uit zich in het delen van geheimen en problemen. Je kunt bij elkaar je verhaal kwijt. Vrienden luisteren ook als ze het niet met je eens zijn of je niet helemaal kunnen volgen. Ze proberen toch altijd raad te geven. Het komt erop neer dat je vriend of vriendin je kent zoals niemand anders. Je moet ze dan ook voor honderd procent kunnen vertrouwen. Een vriend die dat vertrouwen schendt, veroorzaakt een drama, te vergelijken met liefdesverdriet. Het meisjesblad *Yes* zet boven een artikel waarin het einde van een paar meisjesvriendschappen worden beschreven: 'En toen maakte ik het uit met mijn vriendin'.[5]

Bij vrienden kun je je hart uitstorten, maar er kan ook een negatieve kant aan die steun zitten. Ongeveer vierhonderd jongeren tussen twaalf en veertien jaar werden een halfjaar gevolgd over hoe zij zich voelden. Jongens en meisjes die zich in het begin onzeker of gedeprimeerd voelden en die een goede vriend of vriendin hadden, gingen in de loop van dat halfjaar steeds intensiever met hen juist dáárover praten. De vriendschap werd voor zowel jongens als meisjes daardoor hechter. Maar er was ook een belangrijk sekseverschil. Voor meisjes gold dat hoe vaker en intenser zij hun problemen met een vriendin deelden des te meer hun onzekerheid en gedeprimeerdheid toenamen! De onderzoekers denken dat door het alsmaar vertellen over de narigheid de problemen voor het gevoel van de meisjes steeds grotere vormen aannemen. En doordat zij toch al meer dan jongens zijn geneigd de oorzaak van problemen bij zichzelf te zoeken, raken ze daardoor extra in de put. Zo kan al pratend met een hartsvriendin een aanvankelijk niet eens zo groot probleem tot een obsessie worden. Goedbedoeld begrip van een hartsvriendin kan dus averechts werken en een gezonde ontwikkeling in de weg staan.[6] De mogelijkheid van het sms'en maakt dit doorpraten over problemen soms oeverloos ongezond.

In het algemeen houdt het sms'en tussen het vriendenpaar trouwens nooit op. Ook niet tijdens vakanties, als elk zich in een ander land bevindt. Ook als er niets te bepraten valt, gaat het door vanwege het gevoel als zodanig dat je voortdurend met elkaar verbonden bent. Daardoor worden er ook zomaar nonsensdingetjes uitgewisseld.

Lees over de cognitieve mogelijkheden om over zichzelf na te denken in de hoofdstukken Cognitieve veranderingen en Een eigen persoonlijkheid.

Door het formele denken waarover zij de beschikking krijgen, kunnen adolescenten veronderstellenderwijs over zichzelf nadenken en overwegen in hoeverre zij nog kunnen veranderen. Het is vooral in relatie met de speciale vriend of vriendin dat zulke overpeinzingen ook kunnen worden geuit. Het zelfbeeld van de adolescent heeft nog 'open grenzen'. Dat maakt enerzijds flexibiliteit en verandering mogelijk, maar maakt ook kwetsbaar en labiel. Tegenover een boezemvriend die vaak nog net zo open is, durft een jongere zijn openheid echter wel te tonen.

Maar juist doordat de vriendschap zo wezenlijk is, is ook de kans op teleurstelling ingebouwd. De relatie is exclusief en de afhankelijkheid over en weer groot. Deze extreme investering maakt de verwachtingen hoog. Er kunnen tussen hartsvrienden en -vriendinnen dan ook felle conflicten ontstaan omdat men niet voortdurend aan die hoge verwachtingen kan voldoen. Ook kunnen vrienden of vriendinnen uit elkaar groeien.[7]

'Ik heb een vriendin, ik ken haar al elf jaar en ze is mijn hartsvriendin. Ik dacht dat ik haar kon vertrouwen en echt alles kon vertellen. Maar dit blijkt niet zo te zijn. Ik weet alleen niet wat ik er nu mee aan moet. Ik had mijn vriendin gemaild over iets wat ik met mijn vriend gedaan had. We hebben het er vrij vaak over en ik wilde haar dit vertellen. Nou vond zij dit een vrij heftig verhaal en zij wilde het er met anderen over hebben. Dat heeft ze niet aan mij verteld, maar ze ging gewoon naar mensen toe die ik ook kende en niet zo aardig vind. Ik had haar gezegd dat ik niet wilde dat ze het er met iemand over zou hebben. Nou is het probleem dat de hele school het nu dus weet. Het mailtje gaat zelfs over het internet. Nou weet ik wel dat het een stom idee was van mij om het überhaupt te mailen in plaats van te vertellen, maar ik wist op dat moment geen oplossing en ik moest het even kwijt. Nu wil ik aan de ene kant elf jaar vriendschap niet aan de kant zetten, maar nu ze mij zo'n streek geleverd heeft, weet ik toch eigenlijk niet wat ik moet doen.' (Meisje, Girlz!, 12, 2008)

Anderzijds is het wel zo dat adolescenten, anders dan kinderen in de schoolleeftijd, begrijpen dat vriendschap en conflict elkaar niet uitsluiten. Kinderen kunnen zich moeilijk voorstellen dat je vertrouwelijk met iemand om kunt gaan als je ook wel eens ruzie maakt. Adolescenten weten inmiddels wel beter. Vooral in de tweede helft van de adolescentie neemt het absolute, het gepassioneerde alles-of-niets af en kunnen vrienden en vriendinnen elkaar meer ruimte laten voor autonome eigenheid.

Omdat boezemvrienden en hartsvriendinnen elkaar sterk kunnen beïnvloeden, is het niet zo vreemd dat ouders soms bang zijn voor eventuele slechte invloed. Met name als het gaat om risicovol gedrag. Ze worden daarin gesterkt door de theorie van Judith Harris die stelt dat ouders na de eerste jaren weinig meer in te brengen hebben als het om de vorming van hun kinderen gaat.[8] Leeftijdgenoten zouden volgens haar dan de hoofdrol krijgen. Er was altijd al veel kritiek op haar opvatting. Nu is er onderzoek dat de critici gelijk lijkt te geven. In ieder geval als het om slechte invloed gaat: bij risicovolle seks en overmatig drankgebruik. Met name de kwaliteit van de relatie met de moeder en haar houding tegenover zulk risicogedrag blijken een tegenwicht te kunnen vormen tegen de invloed van vrienden.[9] Want vriendenparen *lijken* wel op elkaar in dat risicovolle gedrag, maar dat is doordat ze zich door die al bestaande gelijkenis tot elkaar aangetrokken voelen, niet doordat de een de ander heeft meegetrokken. In een onderzoek onder 1700 vriendenparen tussen dertien en zeventien jaar die een jaar werden gevolgd, bleek dat als de een meer was gaan drinken of seksueel actiever was geworden dat niet automatisch ook voor de ander gold. De mate waarin ze al op elkaar leken toen ze elkaar leerden kennen, bepaalde de mate waarin ze ook allebei meer met drank en seks in de weer waren gegaan.

Wel lijkt het zo te zijn dat een vriendenpaar van antisociale jongens elkaar in het negatieve in beweging kan houden. Deze jongens blijken vergeleken met doorsnee vriendenparen eigenlijk ook alleen maar met elkaar te kunnen praten over onderwerpen die met afwijkend gedrag te maken hebben. Die andere vriendenparen doen dat ook wel, maar hebben daarnaast een scala aan andersoortige gespreksstof. De antisociale vrienden komen daar maar moeilijk van los.[10]

Vrienden- of vriendinnenparen zitten meestal binnen eenzelfde vriendengroep, maar soms staan ze met z'n tweeën - soms drieen - overal buiten. Het is ook mogelijk dat de dierbaarste vriend of vriendin niets met de dagelijkse grotere vriendengroep te maken heeft en zich in een andere levenssfeer bevindt, zoals een buurmeisje dat is verhuisd of een neef die op een andere school zit. Contacten die door elektronische communicatie nog weer gemakkelijker in stand kunnen blijven dan vroeger.

Toch bestaat de indruk dat de invloed van de vriendengroep op de persoonlijkheidsveranderingen van adolescenten uiteindelijk groter is dan die van de speciale vriend of vriendin. Als boezem- en hartsvrienden heb je vooral steun aan elkaar, de vriendengroep dwingt je soms aan jezelf te werken.[11]

Sommige jongeren hebben een *denkbeeldige* vriendin of vriend. Enigszins te vergelijken met het fantasievriendje van jonge kinderen. Net zomin als fantasievriendjes wijzen op een tekort in het reële leven, is dat in de adolescentie het geval. Een verschil is dat de denkbeeldige vriend in de adolescentie verbonden is met het bijhouden van een dagboek. Meisjes hebben vier keer zo vaak een dagboek als jongens en in tegenstelling tot wat wel wordt gedacht, zijn het geen eenzame adolescenten. In onderzoek scoorden dagboekschrijvers zelfs hoger op algemene tevredenheid met zichzelf, de wereld en relaties met leeftijdgenoten. Ze hebben een goed gevoel van eigenwaarde, vinden vriendschap belangrijk en zijn wat creatiever dan niet-schrijvers. Zestig procent van de meisjes en een derde van de jongens beschouwde in een onderzoek onder 241 adolescenten tussen twaalf en ze-

---

'Wij zijn vrienden vanaf toen we klein waren. Op school dacht iedereen dat we ook broers zijn of een tweeling, omdat we soms dezelfde kleren aan hebben zonder dat we dat afspreken. Nou is het zo stom dat sommige kinderen ook rotopmerkingen beginnen te maken tegen ons, omdat we altijd samen zijn. Dat was vroeger niet zo. Stelletje homo's en zo. (...) Zijn er meer kinderen die gepest worden omdat ze vriend of vriendin zijn met iemand anders en bij wie andere kinderen waar ze geen vriend of vriendin mee zijn dat niet goed vinden? Volgens de vader (van een van ons) zijn de andere kinderen jaloers, maar dat hoeven ze toch niet op zo'n manier te laten merken?' (Twee jongens, 12 jaar, VPRO Achterwerk, 38, 2008)

Lees over fantasievriendjes in deel I in het hoofdstuk *Fantasie*.

ventien jaar het dagboek als een persoonlijke vriend, de helft van de meisjes en twintig procent van de jongens benadrukte dat door het dagboek een naam te geven, vooral veertien- en vijftienjarigen. Zoals Anne Frank in haar dagboek schreef aan 'Kitty', doen veel adolescenten dat. Opvallend was dat driekwart van de jongens een meisjesnaam koos. Tot veertien jaar was de denkbeeldige vriend ongeveer zo oud als zij zelf, later werd hij of zij ouder. Het dagboek is voor hen geen surrogaat bij gebrek aan beter. In eerste instantie zijn de schrijvers juist gericht op echte gesprekspartners, zowel ouders als vrienden. De denkbeeldige vriend is een extra manier die juist empatisch begaafde jongeren gebruiken voor *zelfreflectie*. Ze hebben in het dagelijkse leven goede copingstrategieën en de communicatie met de dagboekvriend is daar één van. Het is als het ware een supervriend in wie alle goede eigenschappen van echte vrienden samenkomen, met als extra voordeel dat je met hem of haar nooit ruzie kunt krijgen.[12]

DE VRIENDENGROEP

Leden van een vriendengroep gaan intensief met elkaar om. Zij noemen zich ook elkaars vrienden of vriendinnen. Zij hebben dezelfde smaak en voorkeuren, vooral meisjes wisselen intimiteiten uit en hun vriendinnengroepen zijn over het algemeen kleiner dan de vriendengroepen van jongens. Er is een wij-gevoel tegenover 'de anderen', maar tegelijkertijd ook vaak een subtiele hiërarchie met een informele leider aan de ene kant, een jongen of meisje dat er een beetje bij hangt aan de andere kant en de overigen daartussenin. De omvang kan heel verschillend zijn, maar meer dan zeven zijn het er zelden.

Er wordt veel zomaar samen gehangen en eindeloos gekletst, vooral ook via de mobiele telefoon. Een groot deel van het budget gaat op aan kosten voor het mobieltje. Er is bij het sms'en vaak interactie als doel in zichzelf, als om het wij-gevoel in stand te houden. 'Zonder mijn mobiel voel ik me heel erg leeg' zegt een meisje van vijftien.[13] Het mobieltje als levenslijn.

Maar er wordt ook wel aftastend gepraat over alles wat hen in het leven bezighoudt en er vormen zich ideeën en meningen. Op de eigen kamer wordt samen met vriendinnen geëxperimenteerd met kleren, kapsels en make-up. Shoppen is voor vriendinnen een essentiële bezigheid.

Een vriendengroep heeft wel iets van een familie en biedt de adolescent zekerheid en veiligheid. Gezamenlijk opereren ze in de grotere peergroup, bijvoorbeeld in het weekend in een bepaalde disco of jeugdsociëteit. Een vriendengroep hoeft zich overigens niet te beperken tot precies de eigen leeftijdsgroep. Ook leerlingen uit verschillende klassen kunnen zich tot elkaar aangetrokken voelen. Evenmin gaat het uitsluitend om leerlingen van één school. Een jongen kan een vriendengroepje om zich heen hebben waarin naast enkele schoolgenoten ook twee jongens zitten die hij heeft

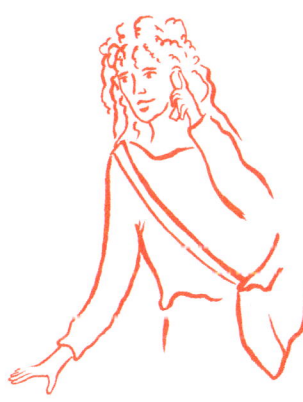

Het mobieltje als levenslijn

leren kennen in zijn weekendbaantje. En bij een meisje maakt naast haar schoolvriendinnen ook een teamgenote van hockey deel uit van haar hechte vriendinnenclub. Een meisje dat op haar eigen school weinig aansluiting vindt, hoort er in dit groepje helemaal bij.

Niet iedereen past zomaar binnen iedere vriendengroep. Sociaal milieu is een belangrijke factor, vooral bij meisjes. Dat zou kunnen verklaren dat hun vriendinnengroepen over het algemeen geslotener en duurzamer zijn dan de vriendengroepen van jongens. De gemeenschappelijke codes zitten stevig verankerd. Het zijn de emotioneel evenwichtigste meisjes die contacten met buitenstaanders, met name ook andere vriendengroepen, openhouden. Jongensvriendengroepen neigen naar een wat grotere sociale flexibiliteit en veranderen wat gemakkelijker van samenstelling.

De mate van *seksuele rijpheid* is eveneens van belang, alsook de instelling ten opzichte van *school en leren*. Dit laatste niet alleen door overeenkomsten in intelligentieniveau, maar ook doordat de hoeveelheid tijd die aan schoolwerk wordt besteed bepaalt hoeveel er overblijft voor andere gezamenlijke activiteiten. Gelukkig is er tegenwoordig de computer. Komend uit school is vaak de eerste gang daarheen om even te msn'en met deze en gene, ook al zag men elkaar een halfuur geleden nog in levenden lijve. En tijdens het maken van huiswerk kan dat doorgaan en ligt tevens het mobieltje binnen handbereik.

Gemeenschappelijke hobby's en *interesses* wegen ook wel mee, maar minder zwaar. De overeenkomst in *muziekvoorkeur* is daarentegen groot. Een afwijking op een bepaald gebied wordt wel geaccepteerd als er verder voldoende gemeenschappelijks is. De weinig sportieve vrienden van een veertienjarige jongen vinden het totaal onbegrijpelijk dat hij op de vechtsport tai chi zit, maar gaan wel solidair mee naar iedere demonstratie daarvan. Jongeren die zich een dergelijke afwijking kunnen permitteren, hebben meestal een naar verhouding goed ontwikkeld zelfvertrouwen en voelen zich competent.

De subcultuur

Adolescenten vormen in de huidige westerse samenleving een aparte categorie met een eigen levensstijl. Er is sprake van een jeugdcultuur. De levensstijl is echter verre van uniform; er zijn dan ook binnen de jeugdcultuur subculturen te onderscheiden.

Het verschil tussen een vriendengroep en een subcultuur is in de eerste plaats dat een subcultuur veel minder persoonlijk is en het verband losser. De *skaters* uit een klas kunnen zich tot elkaar aangetrokken voelen, maar nodig is dat niet. Belangrijker voor hen is dat zij tot de *skaters* in het algemeen behoren.

Lees over de vaardigheid van het abstract denken in het hoofdstuk Cognitieve veranderingen.

Het denken in subculturen vergt een bepaalde mate van abstract denken en komt daarom ook pas in de adolescentie tot ontwikkeling, gelijk opgaand met de cognitieve ontwikkeling. Ook jongere kinderen denken wel in sociale groepjes, maar de karakteristieken waar ze daarbij op doelen wijzen dan op concrete gedragingen, zoals 'meisjes die aan ballet doen'.

Maar skaters zijn niet alleen vaak te zien op skateboards, zij onderscheiden zich ook in allerlei andere genuanceerde opzichten. Uit de benamingen van de diverse subculturen - gangsta's, R&B, grunge, emo's, metal, nerds, moslima's, wave, hiphop, riders, enzovoort - blijkt dat het om begrippen van een hogere orde gaat, om abstracte noemers, waaronder een scala aan specifieke gedragingen, voorkeuren en opvattingen wordt gevangen.

De subcultuur is dus ook groter dan de vriendengroep. Het is een *categorie* en geen *verband*. Je bent er geen lid van, je bent er - vooral in de ogen van anderen - 'zo een'. Het gaat niet om een intensief onderling contact, maar om zichzelf te kunnen plaatsen binnen de sociale structuur van leeftijdgenoten. De jongere voelt zich deel van een herkenbaar collectief, waar een bepaalde reputatie bij hoort van gedrag, smaak en opvatting, en ontleent daar identiteit aan. Anders gezegd: de subcultuur is de *referentiegroep* voor adolescenten, basis voor een *imago*. Het geeft houvast doordat je weet wat er van je wordt verwacht. Als je hardcore bent, draag je zulke kleren, ga je naar die disco en gebruik je dat taaltje. Je moet er niet aan denken dát soort kleren te dragen, naar zó'n disco te gaan of op een dergelijke manier te praten, zoals die anderen doen. De leden van subculturen werken daardoor zelf in de hand dat anderen stereotiep over hen gaan denken.

Het is echter buitengewoon interessant dat een jongere zelf nóóit zegt dat hij dit of dat is. Je moet er niet zo nodig bij willen horen. Je 'bent gewoon zo'. Er is een onuitroeibaar ik-ben-ik-en-ik-kies-zelf-wat-ik-wil-gevoel. Maar die eigen stijlkeuze blijkt zich toch ondefinieerbaar af te spelen in een sfeer waarmee de jongere affiniteit heeft en waar hij of zij dus eigenlijk al bij hoort. En dat leidt tot voor anderen herkenbare categorieën. Adolescenten beoordelen elkaar op basis van het gezelschap waarin ze gewoonlijk verkeren.[14]

Van de veelbesproken individualisering van de samenleving is als het gaat om subculturen dan ook niet veel te merken. Weliswaar is er een neiging bij jongeren om zich zo veel mogelijk te profileren, maar het speelt zich toch steeds af binnen de kaders van de subculturele categorie, waarin ze zich thuis voelen. Het weekblad *Elsevier* geeft eens in de zoveel jaar een overzicht van jeugdculturen en stelde in 2008 vast dat het aantal toeneemt, zij het dat bepaalde stijlen blijven bestaan onder een andere naam. Zo is de *hardcore* van nu sterk verwant aan de *gabber* van voorheen.

Er zijn uiteraard adolescenten die uit vrije wil of doordat ze worden buitengesloten noch bij een vriendenclub noch bij een subcultuur horen. Lees over deze laatste groep in het hoofdstuk *Van probleem naar stoornis*.

Binnen de hoofdstijlen zijn bovendien veel variaties mogelijk, zeker in de grote stad.[15] De keuzemogelijkheden zijn langzamaan toegenomen, maar elke mogelijkheid is toch weer een cultuurtje op zich, waarbij het vaak gaat om subtiele details die een buitenstaander wel eens kunnen ontgaan.

Bij het kiezen is 'echtheid' een sleutelwoord. Wie met uiterlijke tekenen wil doen alsof, alleen maar om erbij te horen, wordt genadeloos afgestraft. In die zin is dus zelfs het begrip 'keuze' betrekkelijk. Het is meer zo dat een jongere sterk lijkt te worden aangetrokken tot datgene wat al in hem- of haarzelf zit. Anders is het fake of *wannabe*.

Hoewel de ene subcultuur enigszins misprijzend over alle andere doet, bestaat er toch ook wel een subtiele hiërarchie. Voor volwassenen is die moeilijk aan te geven, maar leerlingen van een school weten meestal precies hoe de verhoudingen tussen de daar aanwezige subculturen liggen. De benamingen kunnen van school tot school enigszins wisselen. Op een school in Amsterdam zitten de emo's - zwart gekleed - in de pauze te somberen aan de achterkant van het gebouw in de schaduw, de 'anderen' aan de voorkant in de zon.

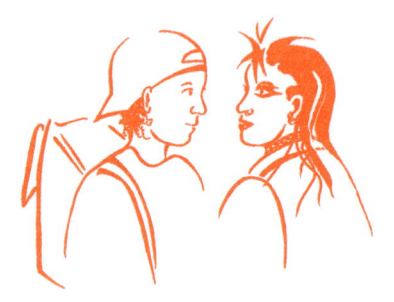

Door onderzoek is duidelijk geworden dat het bij vriendengroep en subcultuur om twee te onderscheiden groepsvormingen gaat, met verschillende effecten. In een vriendengroep leer je vooral *sociale vaardigheden*, luisteren, helpen, de leiding nemen, complimenten geven, maar bijvoorbeeld ook plezier hebben in elkaars gezelschap, iets persoonlijks over jezelf durven vertellen, en zowel iemand de waarheid zeggen als weten wanneer je je mond moet houden. Omdat subculturen daarentegen niet gebaseerd zijn op interactie, maar op reputatie en stereotype, dragen ze meer bij tot het *identiteitsgevoel* van adolescenten dan aan hun sociale ontwikkeling. 'Hun identiteit stellen ze met zorg samen van schakelketting tot tas en ringtone'.[16] Het gaat hierbij om de uiterlijke tekenen van die identiteit, waarbij aan kleren een centrale rol wordt toebedeeld. Die luisteren pijnlijk nauw. Ongemak - zoals een broek halverwege de billen, zodat de onderbroek zichtbaar is - wordt graag voor lief genomen.

Subtiele verschillen in subcultuur

Lees over betekenis van muziek ook in het hoofdstuk *Kenmerkende problemen*.

Minstens zo belangrijk als kleren is muziek als mogelijkheid waarmee subculturen zich onderscheiden. Popmuziek is een verzamelnaam voor een scala aan heel verschillende genres. 'Metalfans met hun voorkeur voor herrie zouden wel eens onwel kunnen worden van de zoetgevooisde R&B en omgekeerd.'[17] In een onderzoek onder 5400 Nederlandse jongeren tussen elf en zeventien jaar tekenen zich diverse voorkeuren af. Bijvoorbeeld *Middle of the road* houdt van hitparademuziek. *Hiphoppers* van rap. *Metalfans* van hardrock. *Rockers* van gematigde rock.[18] De smaak die in de vriendenkring en subcultuur overheerst, is een bouwsteen voor het identiteitsgevoel van de adolescent.

Sommige subgroepen hebben een etnische basis, zoals Turkse jongens, die in modieuze kleren door het leven gaan als *tarkans*. En de *moslima's* - voorheen *yasmina's* - de al even stijlvol geklede Marokkaanse meisjes.

Het geven van een identiteitsgevoel is een belangrijke functie van een subcultuur voor jongeren uit minderheidsgroepen. Er zijn vier verschillen in stijl en sfeer van dergelijke subculturen te onderscheiden. Jongeren die zich afsluiten voor de dominante cultuur en geheel opgaan in de eigen *minderheidscultuur*. Jongeren die zich *afzetten tegen de dominante cultuur*, omdat ze zich buitengesloten voelen. Jongeren die *meedraaien in zowel de eigen als de dominante cultuur* en ten slotte een subcultuur die zoveel mogelijk trekken van *assimilatie* heeft.

Sommige adolescenten vormen een 'losse' vriendengroep, maar meestal voelt een vriendengroep zich aangetrokken tot een bepaalde subcultuur.

In dat geval spelen de gezamenlijke activiteiten in de vrije tijd zich af in de subcultuur van gelijkgezinden. Een vriendengroep van *e-nerds* gaat zaterdagmiddag naar een internetcafé en *kakkers* gaan op zondag hockeyen. Zo beschouwd, is een subcultuur een anonieme verzameling van vriendengroepen en enkelingen.

DE GEMENGDE PEERGROUP

> Vergelijk hiermee de beschrijving van toenaderingspogingen op het schoolplein op de basisschool in deel II in het hoofdstuk *Klasgenoten*. Ook daar is de steun van de vriendengroep belangrijk.

In het begin van de adolescentie bestaan vriendengroepen uit seksegenoten. Geleidelijk aan ontstaat tussen jongens- en meisjesgroepen binnen een bepaalde subcultuur contact. Ze ontmoeten elkaar in een winkelcentrum of discotheek. Het initiatief hiertoe komt van de leden met de hogere groepsstatus, om de eenvoudige reden dat die toenadering zoeken tot de andere sekse. De vriendengroep fungeert daarbij als steungevende achterban. Het is veiliger flirten en werven in aanwezigheid van een aanhang. Deze voorlopers zijn enige tijd lid van twee vriendengroepen, wat hun status aanzienlijk verhoogt. Op den duur durven de anderen echter te volgen en zo ontstaan in het midden van de adolescentie dan ook steeds meer gemengde vriendengroepen, die vooral tijdens feesten en in uitgaansgelegenheden van subculturen contact met elkaar zoeken. Ook het *loungen* begint. Binnen de grotere gezelschappen die zich daardoor aftekenen, vormen zich steeds meer heteroseksuele paren. Gemengde vriendengroepen dragen dan ook de kiem van hun eigen ondergang in zich. De paren hebben immers steeds minder een achterban als steungroep nodig. Die grotere groepen vallen daardoor meer en meer uiteen. De paren blijven over met hun speciale vrienden en daaromheen een nieuw soort vriendengroep, nu misschien beter 'kennissen' te noemen. De subcultuur verdwijnt bij de meesten helemaal uit het gezichtsveld, doordat de behoefte aan conformiteit uit onzekerheid afneemt en die aan eigenheid toeneemt. De stereotypering die van de subcultuur uitgaat, zit dan zelfs in de weg. Een belangrijke functie van de subcultuur is dat deze het contacten tussen jongens- en meisjesvriendengroepen mogelijk maakt, daardoor gemengde vriendengroepen ontstaan en zodoende mogelijkheden tot paarvorming opent.[19] Sommige evolutiepsychologen menen zelfs dat dit de belangrijkste functie van de subcultuur is, maar zo'n stelling veronderstelt wel heel veel culturele vormgeving van het in de genen gegeven voortplantingsdoel!

SPIEGEL OF HINDERNIS VOOR ELKAAR

> Lees over het begrip zelfbeeld in het hoofdstuk *Een eigen persoonlijkheid*.

Het is een algemeen aanvaarde gedachte dat leeftijdgenoten een belangrijke rol spelen in elkaars psychosociale ontwikkeling. Hetzij dat ze die bevorderen dan wel hinderen.

Adolescenten houden elkaar een spiegel voor. Het *zelfbeeld* dat zij daarin zien kan gunstig zijn en hen bevestigen in bepaalde eigenschappen en gedragingen. Maar het kan ook, door de afwijzing die erin besloten ligt, het

> 'Toen ik Halima voor het eerst zag, vond ik haar meteen een leuke meid. Ze is de enige moslima binnen mijn vriendinnenkring. Ik zie haar mét en zónder hoofddoek, eigenlijk meer zonder dan met. Maar het maakt me natuurlijk niet uit hoe ze eruitziet, ze blijft dezelfde Halima voor mij. Ze is vrij spontaan en dat vind ik leuk aan haar. Eigenlijk zijn we in heel veel opzichten juist hetzelfde, alleen onze afkomst is anders.' (Meisje, 15 jaar, Fancy, 11, 2008)

Imitatie, modelling en reïnforcement zijn begrippen uit de leerpsychologie. Lees hierover in deel I in het hoofdstuk *Hoe leren kinderen?*

Lees in het hoofdstuk *Een eigen persoonlijkheid* over het meisje dat levend in chaotische gezinsomstandigheden een steungevend voorbeeld nam aan een vriendinnetje dat een geregeld leven leidde.

gevoel van eigenwaarde aantasten en aanleiding geven tot pogingen zich anders te gedragen. Dat adolescenten zich aan elkaar spiegelen, wordt vereenvoudigd doordat zij elkaar om te beginnen al groeperen in vriendengroepjes en subcultuurtjes op basis van enige gelijkgestemdheid. Daardoor geven ze elkaar gelegenheid om binnen min of meer bekende kaders vergelijkingen te maken tussen hun eigen gedragingen, opvattingen en gevoelens, en die van anderen. En die gedragingen, opvattingen en gevoelens van anderen zijn dan soms zoals een jongere zelf zou willen zijn of hebben. Hij of zij kan gaan aftasten in hoeverre ze ook voor hem- of haarzelf tot de mogelijkheden horen. Zowel binnen de vriendengroep als binnen de subcultuur zijn tal van modellen te vinden. Dat kan leiden tot tijdelijke probeersels om zich bijvoorbeeld voor een feest uitdagend op te maken en aan te kleden of opeens hard te werken voor het vak biologie. Imitatie en *modelling* zijn in deze levensfase dan ook de belangrijkste sociale leerprincipes.

Hierbij komt wel wat *reïnforcement* aan te pas, omdat de jongere die zich bij de groep passender gedraagt, positievere reacties oproept. Omgekeerd leidt sommig gedrag tot negatieve feedback. Het meisje dat te veel en te vaak haar mening opdringt, krijgt herhaaldelijk zo'n felle kritiek dat ze, als ze over enige sociale intelligentie beschikt, zichzelf leert inhouden. Doet ze dat niet, dan wordt ze op den duur uitgestoten.

De experimenteerruimte is buitenshuis groter doordat de verhoudingen daar nu eenmaal minder vastliggen dan binnen een gezin. Al was het alleen maar omdat een jongere zich uit de ene groep kan losmaken en aansluiting kan proberen te vinden bij een andere. Een ommezwaai die thuis uiteraard is uitgesloten. Ook is het zo dat jongeren elkaar wel enig krediet geven, omdat de meesten voelen dat ze zelf emotioneel en sociaal ook nog niet helemaal op orde te zijn.

Er wordt wel een onderscheid gemaakt in de betekenis van de vriendengroep in de vroeg- en middenadolescentie enerzijds en de late anderzijds. In de eerste periode dient de *peer arena* voor het onderling experimenteren met ideeën en gedragingen, het *exploreren van alternatieven*. Daaruit ontstaat voor de jongere het zelfbeeld-in-grote-lijnen. In de late adolescentie worden de verfijningen aangebracht op basis van observatie van leeftijdgenoten, hun gedragsstijl en hun opvattingen. Dit laatste is moeilijker dan het eerste, omdat het een denkproces veronderstelt waarin gevolgtrekkingen over het *innerlijk* kunnen worden gemaakt op basis van wat *uiterlijk* is te zien. Hoe iemand zich voelt is niet rechtstreeks waarneembaar; je kunt je op het eerste gezicht bijvoorbeeld op zelfverzekerd gedrag van een klasgenoot verkijken en haar daardoor ten onrechte als voorbeeld nemen. Jongere adolescenten overkomt dit vaker dan oudere.[20]

Maar altijd gaat het voortdurend om sociale vergelijkingen, waarbij de anderen als model fungeren. Valt de vergelijking gunstig uit, dan stijgt uiteraard het gevoel van eigenwaarde. Is de vergelijking ongunstig, dan staan drie wegen open. De jongere kan alsnog proberen aan zichzelf te sleutelen. Als dat niet helpt, zijn er twee andere mogelijkheden: er ontstaan de voor adolescenten kenmerkende emotionele of gedragsstoornissen of de jongere trekt zich uit de peer arena terug en richt zich verder op volwassenen, voornamelijk op de ouders en de familie- en vriendenkring daaromheen. Het laatste is dan te vergelijken met het *foreclosure*-proces van Erikson, een vorm van pseudovolwassenheid. Het is weliswaar positiever dan wanneer er stoornissen ontstaan, maar beperkt toch de verdere ontwikkelingsmogelijkheid van sociale vaardigheden.[21]

> Het begrip foreclosure wordt besproken in het hoofdstuk *Een eigen persoonlijkheid*.

Behalve aan de ontwikkeling van een zelfbeeld draagt de peergroup ook bij aan de *autonomie*. Bij het nemen van beslissingen in groepsverband moet de adolescent in toenemende mate varen op eigen kompas. Hij of zij kan niet meer voortdurend terugvallen op wat ouders zouden willen. Als leerlingen een schoolfeest organiseren en overleggen of zij een bepaalde popgroep nog wel kunnen contracteren, nu de zanger van de groep het heeft uitgemaakt met een medeleerlinge, hebben zij weinig aan ruggespraak thuis.

Leeftijdgenoten kunnen elkaars ontwikkeling ook in de weg zitten. Het treurigst is dat te zien bij jongeren die worden buitengesloten en zo op den duur ieder gevoel van eigenwaarde verliezen. Minder dramatische vormen zijn te zien als een jongen niet voor bepaalde interesses of meningen durft uit te komen uit angst dat hij er dan niet meer bij zal horen en stopt met accordeonles, omdat hij daar in zijn vriendengroep niet mee aan kan komen. Of het klassieke voorbeeld van het meisje dat ondanks talent ervoor geen wiskundepakket kiest, omdat ze dan niet meer tot de kekke meiden hoort. In zulke gevallen gaat het echter wel om jongeren die door aard en omstandigheden zo onzeker zijn dat zij extra gevoelig zijn voor afwijzing. Degenen die redelijk stabiel zijn, durven meestal wel enige afwijking van de groepsnorm aan en dat wordt onderling ook geaccepteerd. Zingen in een kerkkoor als je geen refo bent is misschien niet *cool*, maar een populair meisje kan zich die excentriciteit veroorloven.

> Lees over jongeren die worden buitengesloten in het hoofdstuk *Van probleem naar stoornis*.

In de jeugdhulpverlening wordt het belang van vriendengroepen onderkend: 'Zonder vrienden ervaren ze eerder sociaal-emotionele problemen. Als je jongeren helpt vriendschappen aan te knopen en te onderhouden, bewijs je niet alleen die jongen of dat meisje een dienst, maar ben je ook preventief bezig. En heeft een jongere wel goede vrienden, maar komt hij of zij toch terecht in de hulpverlening, dan ligt het voor de hand ook die vrienden in te schakelen om de problemen te verlichten.'[22]

Conformiteit maar met mate

Er gaat van de belangrijke peergroup, hetzij vriendengroep, hetzij subcultuur, zeker een conformerende werking uit, maar wat de groep betreft ook weer niet in de mate waarin dat algemeen wordt verondersteld. Een in dit opzicht tegenwerkende kracht wordt gevormd door zowel hiërarchie als rolverdeling, waaraan de jongeren bij elkaar kunnen aflezen dat verschillen

> *'Nog voordat de schoolbel gaat, willen de vriendinnen zo veel mogelijk bij elkaar zijn. Ze hebben elkaar minstens een nacht moeten missen. In een dicht kringetje staan ze bij de poort, hun handen kouwelijk verstopt in hun mouwen, trappelend van ongeduld om zich te vermaken met elkaars half verzonnen geheimen en zich te warmen aan het smeulend vuur van de jaloezie. Bijna gelijk gekleed, opgemaakt en gekapt bewonderen ze elkaar als gevierde actrices. Op elk geblondeerd hoofd prijkt en roze pioen, ten teken van hun gezamenlijke bloei. Afwijkingen worden niet getolereerd. Wie afwijkt, verstoort het beeld dat zij alleen nog maar samen durven te vormen: dat van een felbegeerde, fatale, maar o zo breekbare schoonheid. Met hun exclusieve gegiechel en de mierzoete geur van kauwgom houden ze de jongens op afstand, maar niet voor lang. Wacht maar, wacht maar, smachten ze, al weten ze nog niet precies waarop.' (Paul Meeuws in de bundel Jonge modinettes. Amsterdam: Van Oorschot, 1994)*

Lees over jongeren die blijven hangen in sterk conformerende jeugdbendes in het hoofdstuk Van probleem naar stoornis.

onvermijdelijk of zelfs zinvol kunnen zijn. Niet iedereen kan de baas zijn, dus leggen de anderen zich erbij neer dat het extraverte, sociaal vaardige meisje als vanzelf de leider van de vriendengroep is. Maar tegelijkertijd is het even vanzelfsprekend dat het stille bedachtzame meisje voor iedereen in tijden van nood als praatpaal dient.

En nog weer een ander is als slimste van de groep degene die helpt bij huiswerk. Volledige gelijkheid is niet mogelijk, en zelfs ongewenst, omdat de samenhang van een groep gediend is bij bundeling van sterke punten. De groep valt pas uiteen als de verscheidenheid niet meer ten dienste van de groep wordt ingezet.

Het zo vaak geconstateerde conformisme is voor een belangrijk deel te zien in smaak en uiterlijk. Men luistert naar dezelfde muziek en draagt een bepaald soort kleren. Dit geldt dan met name voor vriendengroepjes die deel uitmaken van een subcultuur. Er zijn ook jongeren die zich zowel ten opzichte van ouders als van leeftijdgenoten autonoom opstellen en hun eigen weg zoeken. Van enig conformisme is bij hen niets te merken. Trouwens, voor de meeste jongeren geldt dat vanaf het midden van de adolescentie, zo met een jaar of vijftien, zestien een toename van autonomie is te zien, zowel ten aanzien van ouders als van leeftijdgenoten. De angst om er niet bij te horen bereikt tegen die tijd een hoogtepunt, om daarna scherp te dalen. Erg opvallend is de scherpe daling op die leeftijd van de invloed van antisociale leeftijdgenoten. Als ze eenmaal zo oud zijn, durven jongeren in het algemeen beter 'nee' te zeggen.[23] Of dat ook de leeftijd is waarop jongeren zich van de negatieve ouderlijke invloed beginnen te distantiëren is niet uit onderzoek bekend, hoewel de indruk bestaat dat dan wel het weglopen uit onhoudbare gezinssituaties begint.

Wie is waarom populair?

In termen van de vijf persoonlijkheidsdimensies uit het hoofdstuk Een eigen persoonlijkheid, scoren populaire adolescenten zowel hoog op Extravert als op warmte en vriendelijkheid, die deel uit maken van Prettig.

Het ligt voor de hand dat sociale vaardigheid een belangrijke voorwaarde is voor populariteit. Nader beschouwd blijkt dit in de eerste plaats neer te komen op sociale intelligentie: aanvoelen wat in anderen omgaat, waar ze op uit zijn, wat ze nodig hebben, en wat de eigen mogelijke rol daarbij kan zijn. Populaire adolescenten communiceren ook goed, zodat ze hun eigen inbreng goed tot uitdrukking kunnen laten komen. Verder zijn zij - zowel jongens als meisjes - over het algemeen vriendelijk, goed gehumeurd, grappig en stralen ze zelfvertrouwen uit zonder opschepperig te zijn. Ze zijn niet zo gauw bang, nemen initiatieven en kunnen enthousiasme op anderen overdragen. Het mechanisme achter populariteit is dat zulke mensen prettig gezelschap zijn en een sfeer om zich heen hebben waarin zij anderen op aanstekelijke wijze ook een 'goed gevoel' geven.

Er is zeker ook sprake van een positieve spiraal. Anderen willen graag geassocieerd worden met een populaire leeftijdgenoot, graag tot zijn of haar

Eenzelfde continuïteit van basisschool naar voortgezet onderwijs is te zien bij probleemgedrag. Lees hierover in het hoofdstuk Van probleem naar stoornis.

groep behoren. Om dat te bereiken zetten zij tegenover deze jongen of dit meisje hun aangenaamste beentje voor. En voor wie prettig wordt bejegend, is het vervolgens niet moeilijk om ook weer aardig terug te doen en daarmee wordt de eigen populariteit nog weer eens bevestigd. Dat leidt weer tot een nog grotere aantrekkingskracht.

Dit verschijnsel doet zich ook op langere termijn voor. Divers onderzoek laat zien dat er continuïteit is tussen enerzijds de mate waarin kinderen in de bovenbouw van de basisschool door leeftijdgenoten populair worden gevonden en als leiders worden gezien en anderzijds hun reputatie in de adolescentie.[24]

Het gunstige zelfbeeld dat zij al jong kunnen opbouwen, maakt kennelijk dat zij steeds een positieve uitstraling kunnen houden, die door de positieve reacties die dat oproept bij ieder contact weer wordt bevestigd.

Maar er is met die uitstraling ook iets wonderlijks aan de hand, waardoor een jongere kennelijk ook populariteit naar zich toe kan trekken die er eerder niet was. Dat bleek uit een onderzoek onder 164 dertienjarigen. Hen werd gevraagd om aan de hand van een vragenlijst hun eigen populariteit in te schatten. Tegelijkertijd werd aan hun beste vriend of vriendin gevraagd aan te geven hoe onaardig, teruggetrokken of gezellig hij of zij was. Deze beiden én twee andere klasgenoten moesten bovendien tien kinderen noemen met wie ze het liefste en met wie ze liever niet omgingen. Na een jaar werd dit herhaald.

Dat degenen die toen ze dertien waren wisten dat ze populair waren, dat een jaar later nog waren, wekt geen verbazing. Dertienjarigen die daarentegen van zichzelf dachten dat ze niet bijzonder geliefd waren, terwijl ze wel tot degenen behoorden met wie anderen best graag omgingen, waren een jaar later niet alleen zelfs wat gestegen in populariteit, maar volgens hun vriend of vriendin waren ze ook nog eens leuker in de omgang dan een jaar tevoren. Waarschijnlijk hadden ze in dat jaar zo veel bespeurd van de waardering door klasgenoten dat dit hun gedrag nog eens in gunstige richting had beïnvloed. Maar dat dertienjarigen die dáchten dat ze populair waren, terwijl ze weinig voorkwamen op de lijstjes van geliefde klasgenoten, als veertienjarigen ook best leuk gezelschap werden gevonden, vraagt om een verklaring. De onderzoekers denken dat zo'n jongere vanuit het misplaatste gevoel geliefd te zijn voldoende zelfvertrouwen heeft om aansluiting te zoeken bij anderen in of buiten school, die wél positief op hen reageren. Die contacten leveren een sociale oefening en dat geeft hen de vaardigheid om op den duur ook beter om te gaan met klasgenoten en door hen geaccepteerd te worden. Volgens hen blijkt hieruit dat zowel het zelfvertrouwen, gebaseerd op alleen maar het gevoel door anderen te worden geaccepteerd, als de daadwerkelijk positieve benadering door anderen, los van elkaar het sociaal functioneren van een jongere gunstig kunnen beïnvloeden. De positieve ontwikkeling kan van twee kanten in gang worden gezet. Zowel vanuit de jongere zelf als vanuit de omgeving, zonder dat daar bewust aan wordt gewerkt en zonder dat een jongere superpopulair hoeft te zijn. De enigen die er in het jaar op achteruit waren gegaan, waren de jongeren die op hun dertiende niet populair waren en dat wisten. Hun klasgenoten vonden hen een jaar later nog onaardiger dan voorheen en zij werden nog minder genoemd in de rijtjes van medeleerlingen met wie de klasgenoten graag omgingen. Zij vonden geen aanknopingspunten voor verandering.[25]

Hoewel ook populaire adolescenten meestal wel behoren tot een vaste vriendengroep, is de kring waarin zij zich bewegen groter. Zij hebben ook contacten daarbuiten en in het kielzog daarvan vergroten zij ook de sociale wereld van hun vaste vriendengroep. Er zijn er ook die zich handig weten te bewegen tussen twee verschillende sferen. Een meisje dat in seksueel opzicht haar leeftijdgenoten vooruit is, kan bijvoorbeeld tijdens schooltijd intensief omgaan met twee klasgenoten, met wie zij eenzelfde leerinterresse deelt en met wie zij tussen de lessen door ook over allerlei andere dingen praat. Maar na schooltijd maakt zij in haar vrije tijd deel uit van een groepje meisjes uit hogere klassen.

Leren op school

Jongeren die net naar het voortgezet onderwijs zijn gegaan, doen geweldig hun best. De leeromgeving is homogener dan op de basisschool. Dat is wel wennen. De vroegere 'knapste van de klas' merkt soms dat hij of zij tot de middenmoot hoort. Leerlingen die in groep acht moeilijk meekwamen merken dat ze gewoon als anderen zijn.

Meisjes doen nog meer hun best dan jongens. Volgens sommigen vanuit een behoefte te voldoen aan eisen van volwassenen. Anderen wijzen erop dat meisjes van jongs af aan nu eenmaal hoger scoren op de persoonlijkheidsdimensie Zorgvuldigheid, waar ijver en doorzettingsvermogen bij horen. Het zou kunnen zijn dat dit een aangeboren sekseverschil is, meer bepaald door biologische factoren - zorgvuldig zorgen voor de vergeleken bij mannen weinige nakomelingen die ze hebben of nog kunnen krijgen - dan door sociale factoren - zoals de behoefte om volwassenen te behagen. Wat de oorzaak ook is, feit is dat meisjes gemiddeld meer hun best doen op school. Ze halen dan ook betere resultaten dan de jongens.

Lees over gescheiden klassen bij wiskundeles in het hoofdstuk Cognitieve ontwikkeling.

In de jaren tachtig van de vorige eeuw werd onder psychologen veel gediscussieerd over de vraag of aparte jongens- en meisjesscholen beter waren voor de leerprestaties.

Tegenstanders vonden het een onnatuurlijke situatie, slecht voor de sociale ontwikkeling. Voorstanders wezen op basis van hun onderzoek op het toch al wankele zelfvertrouwen van jonge adolescenten, die zich voortdurend moeten waarmaken in de ogen van de andere sekse. Dat leidt af van de aandacht voor het leren. Met name voor meisjes was er volgens hen een positief verband tussen enerzijds onderwijs op een meisjesschool en anderzijds hogere opleidingen later, zelfvertrouwen en minder seksestereotiepe opvattingen zoals 'jongens houden niet van meisjes die wiskunde leuk vinden'. In landen als Italië en Spanje waar gescheiden scholen nog veel voorkwamen, bleken bijvoorbeeld veel meer, ook aantrekkelijke, vrouwen een wetenschappelijke carrière te maken in de exacte wetenschap.

Recent onderzoek lijkt de voorstanders gelijk te geven. In gemengde klassen is het voor jongens belangrijker zich macho te gedragen ten opzichte van de meisjes dan zich in te zetten voor de leerstof. Meisjes worden in beslag genomen door de vraag hoe jongens over hen denken ten koste van hun aandacht voor het vak. Zoals de onderzoekers zeggen: 'Veel meisjes en jongens voelen zich meer op hun gemak in aparte klassen en kunnen zich ongeremd veel beter richten op het leren an sich. En hun resultaten zijn veel beter.' Vooral voor jongens geldt dat de aanwezigheid van meisjes hen afleidt. Volgens de onderzoekers zou het gescheiden lesgeven wel beperkt kunnen blijven tot de 'moeilijke' vakken.[26]

Voor zover de klas gemengd kan blijven, is het voor de leerprestaties van alle leerlingen, jongens en meisjes, beter als de meerderheid bestaat uit meisjes. Dat is althans de conclusie van onderzoekers in Israël. Een hoger percentage meisjes maakt dat het rustiger is in de klas, er wordt minder gevochten, de leerlingen gaan onderling aardiger met elkaar om, de relatie met de leerkracht is beter en de leerkracht is minder moe. Met nadruk zeggen de onderzoekers dat het inderdaad gaat om de invloed op de klas als geheel, op de sfeer die daar heerst. Het is niet zo dat een meerderheid van meisjes een gunstig effect heeft op het gedrag van individuele leerlingen.[27]

SCHOOLLEVEN

Vanaf het tweede jaar in het voortgezet onderwijs neemt bij beide seksen de leerstofgerichtheid af. De sociaal-emotionele kant van het schoolleven wordt dan steeds belangrijker.

Het grootste deel van wat hierboven is beschreven over de invloed van leeftijdgenoten op elkaar speelt zich af in en om school. Wat draagt de school daaraan bij? Zo geformuleerd is deze vraag waarschijnlijk niet te beantwoorden. Eerder ligt het verband andersom. Zo bleek uit een onderzoek dat goed contact met medeleerlingen en met de docenten de belangrijkste factor is die maakt dat adolescenten zich op school prettig voelen, wat uiteraard hun psychosociale ontwikkeling ten goede komt.[28]

Wel is een en ander bekend over de invloed die de school rechtstreeks kan hebben op de psychosociale ontwikkeling van adolescenten. Het gaat daarbij echter om globale kenmerken, omdat scholen door hun aard zo kunnen verschillen. Een categoraal gymnasium in een provinciestad met weinig leerlingen uit een etnische minderheidsgroep is een school. Maar een vmbo-vestiging van een scholengemeenschap in Amsterdam met voor het merendeel allochtone leerlingen ook.

Binnen het hele scala aan sterk verschillende scholen is zowel het school*werk* als de school*sfeer* belangrijk voor de psychosociale ontwikkeling, waarbij de narigheid van het eerste voor een belangrijk deel kan worden goed gemaakt door het tweede. Leerlingen komen vooral naar school om elkaar te ontmoeten. Als het op school maar gezellig is, wordt het leren op de koop toe genomen. Gezellig kan het echter alleen zijn als de schoolorganisatie duidelijk is. Welke factoren precies maken dat een school in dit opzicht goed functioneert, weet men nog steeds niet met zekerheid te zeggen. Zo is er geen duidelijk verband gevonden tussen de schoolgrootte en het welbevinden van de leerling. Maar leraren voelen zich op een kleine school wel prettiger en dat zou indirect op leerlingen kunnen doorwerken. Een inspirerende schoolleiding kan in een grote scholengemeenschap dit negatieve aspect wel wegnemen. Niet met alle docenten hoeft de relatie goed te zijn, maar wel met enkelen, wil een leerling zich op school redelijk prettig voelen.

Het lijkt belangrijk dat *beoordelingsnormen* en *lesroosters* duidelijk vastliggen en dat daar ook de hand aan wordt gehouden. Met andere woorden: leerlingen lijken graag te willen weten waar ze aan toe zijn.

Jongeren willen ook uitleg over de regels waaraan zij zich hebben te houden. Leerlingen zijn positiever over de school als er een appèl wordt gedaan op hun verantwoordelijkheid en er via formele kanalen met hen wordt overlegd.

In deze wens naar medezeggenschap op school is de behoefte aan autonomie te herkennen die wordt besproken in het hoofdstuk Verantwoordelijkheid en autonomie.

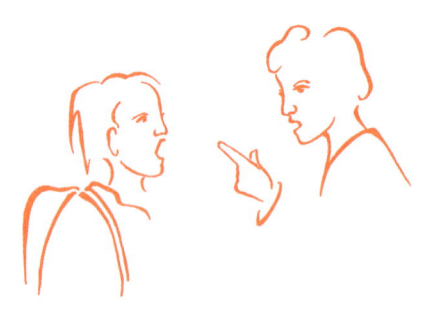

Veel scholen kennen een *schoolreglement* waarin de gedragscodes staan waaraan iedereen zich moet houden. Steeds vaker hoort men dat scholen overgaan tot een streng toepassingsbeleid. Er volgt onmiddellijk straf op overtredingen, 'zodat iedereen weet waar hij zich aan heeft te houden'. Nu gaat het er natuurlijk niet alleen maar om dat leerlingen zich aardig en fatsoenlijk gaan gedragen om niet in de nesten te raken. Ze moeten zich de normen die ten grondslag liggen aan zulk gedrag eigen maken. Daarom zijn er ook scholen waar men leerlingen systematisch aan het denken zet over de waarden en normen achter allerlei gedragingen, van zowel henzelf als van docenten. Dat gebeurt dan tussen de bedrijven door in de contacten met elkaar, waar beiden kunnen worden aangesproken op hun gedrag: 'Als je zoiets zegt, wat denk je dan hoe een ander dat opvat, wat je ermee bedoelt?' Maar speciaal in de lessen maatschappij en godsdienst worden dan vragen over normen

Gedragscodes waaraan iedereen zich moet houden

en waarden aan de orde gesteld. In een onderzoek onder zestig scholen voor voortgezet onderwijs werd bekeken wat de beste manier is om te zorgen dat leerlingen de gedragscodes accepteren en normbesef ontwikkelen. Het bleek duidelijk dat de combinatie van strenge handhaving én expliciete discussies over waarden en normen, zodat leerlingen erover na gaan denken, het meest effectief is. De onderzoekers voegen daar wel aan toe dat het eerste gemakkelijker is dan het tweede. Daardoor blijft het jammer genoeg vaak bij het eerste.[29]

Die strenge handhaving vergt nog enige toelichting. Uit de klas gestuurd worden bijvoorbeeld, vinden leerlingen niet zo erg, maar wel de manier waarop het meestal gebeurt, namelijk zonder enige uitleg, zelfs niet achteraf. Jongeren ervaren dat als beledigend. Op deze leeftijd voelen zij zich gelijkwaardig aan leraren en willen ze ook bij straf gelijkwaardig behandeld worden. Dit blijkt uit een onderzoek waarbij 41 vmbo-leerlingen werden geïnterviewd, evenals docenten. De docenten gaven toe dat het vaak willekeurig is wie uit de klas wordt gestuurd, het gaat hen erom snel de rust te herstellen, zodat ze kunnen doorgaan met de les. De leerlingen vinden dat echter onrechtvaardig. Daarom zouden ze er achteraf over willen praten met de betreffende docent. Daar is echter meestal geen gelegenheid voor, doordat de tijd tussen de lessen te kort is. Leerlingen raken daardoor geëmotioneerd, agressief en de negatieve spiraal wordt in gang gezet.

Het is belangrijk dat de schoolorganisatie zo in elkaar zit dat een leerling erop kan rekenen dat ook als op het moment zelf het wegsturen zonder uitleg gebeurt, de sfeer op school en de relatie met de leraar zo is dat er altijd een moment is waarop hij zijn verontwaardiging kan luchten en alsnog een 'waarom' hoort.

Waarbij uiteraard ook geldt dat een leraar kan erkennen dat hij soms zomaar iemand uit de klas stuurt. Dat hoort bij gelijkwaardigheid. Leerlingen tot een jaar of tien accepteren de autoriteit van leraren vanwege hun functie. Daarna gaat het bij die autoriteit meer en meer om de persoon. De verhouding wordt meer en meer symmetrisch. Het zich houden aan de regels van de leraar is gebaseerd op bereidheid tot samenwerking, zolang de leraar van zijn of haar kant rekening houdt met hoe de leerlingen die regels ervaren.[30]

Op veel scholen wordt niet alleen onderwijs gegeven, maar worden ook andersoortige activiteiten georganiseerd. Vooral als leerlingen daarbij intensief moeten samenwerken, zijn ze veel sterker op elkaar betrokken dan tijdens de lessen in de klas. Mits goed begeleid, is bijvoorbeeld het samen repeteren voor een toneelstuk of musical een belangrijke ervaring. Uit een Amerikaans onderzoek blijkt dat dat een geweldige emotionele leerschool kan zijn. Twee psychologen observeerden op een highschool in Amerika gedurende drie maanden leerlingen bij de repetities voor een uitvoering van Les Misérables. Tien van hen, die representatief waren voor de hele cast van 110 spelers, werden bovendien iedere twee weken geïnterviewd. Ze waren tussen veertien en zeventien jaar. Hen werd gevraagd te vertellen over hun positieve en negatieve emotionele ervaringen en wat ze daarvan leerden.

Teleurstelling omdat je niet de rol kreeg die je hoopte. Vreugde als je greep kreeg op je rol. Afgunst op de prestatie van een medespeler. Angst om op het toneel te staan. Trots als een scène steeds beter ging. Frustratie als medespelers zich bezig overal mee bemoeiden of juist een gebrek aan inzet toonden. De leiding hield deze emoties in de gaten en bood zo nodig steun. Tegelijkertijd werden de leerlingen aangesproken op hun verantwoordelijkheid zo goed mogelijk te presteren.

Gevraagd naar wat zij in emotioneel opzicht hadden geleerd, brachten leerlingen uit zichzelf diverse aspecten onder woorden. Die waren onder te brengen in twee soorten. Ten eerste de relatie tussen emotie en persoonlijkheid. Als je drie maanden ingespannen met elkaar bezig bent, merk je hoe verschillend mensen op eenzelfde situatie reageren, namelijk met verschillende emoties. En ook de mate waarin zij die uiten, loopt uiteen. De leerlingen vertelden dat ze steeds beter begrepen dat dit niet zo maar willekeurige reacties waren, maar dat ze bij elkaar pasten, een patroon vormden, met elkaar iemands persoonlijkheid uitmaakten. De vergelijking met anderen maakte dat ze ook hun eigen persoonlijkheidstrekken beter in de gaten kregen. 'Sommigen zijn heel emotioneel en uitbundig, ik merk dat ík veel meer voor me houd.'

Ten tweede de oorzaken en gevolgen van emoties. 'Ik heb gemerkt dat als je moe bent je veel sneller emotioneel wordt. Als de repetities te lang duurden was ik gauwer nijdig om iets dan ik normaal ben.' Maar ook het omgekeerde, emoties beïnvloeden je gedrag positief of negatief: 'Als een scène opeens lekker liep, gaf dat zo'n heerlijk gevoel, dat al je onzekerheid werd weggezwiept, maar als je gefrustreerd raakte door je tegenspeler, werd je zelf helemaal geblokkeerd en lukte niks meer.' En: 'Als je mensen om je heen hebt met sterke negatieve emoties, haalt dat de hele show naar beneden.' Bij een goede begeleiding leerden de leerlingen hun eigen negatieve emoties beter onder controle te houden, zodat ze niet storend waren voor de groep en ze ontdekten ook strategieën waardoor ze door negatieve emoties van anderen niet van de wijs werden gebracht.[31]

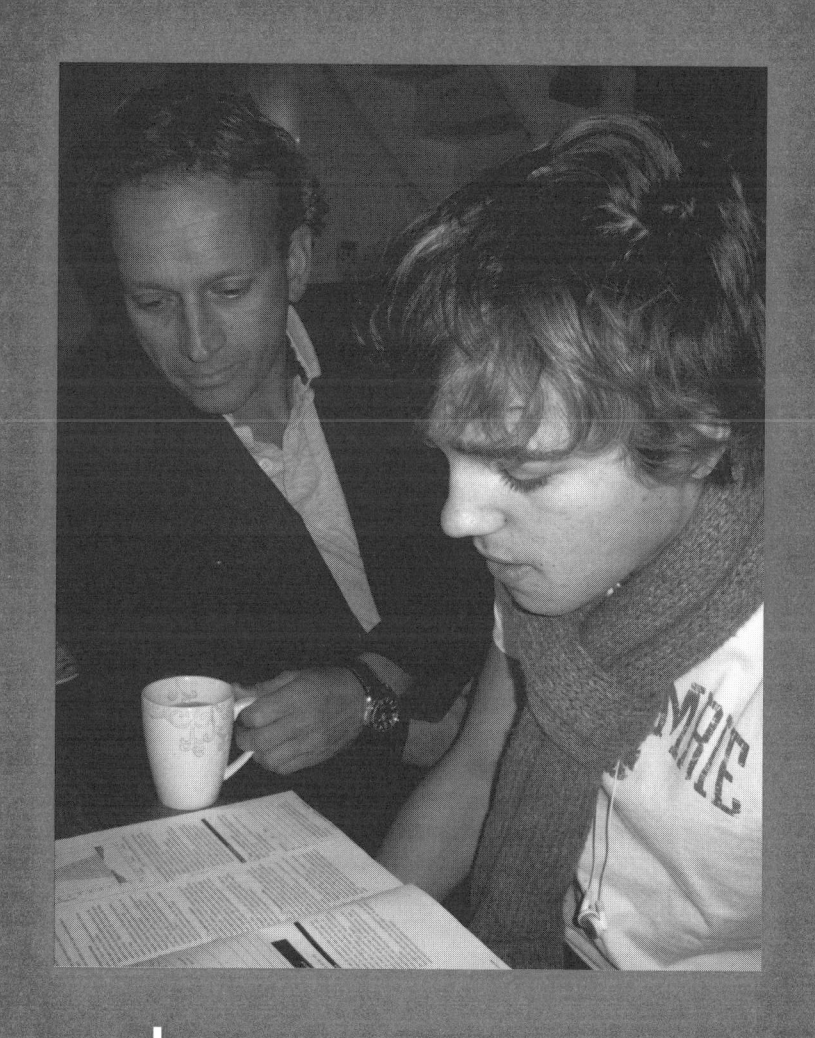

11 | OUDERS EN THUIS

> Lees over deze drie persoonlijkheidsvormende processen in het hoofdstuk *Een eigen persoonlijkheid*. Een goed voorbeeld van de rol van ouders als context staat in het hoofdstuk *Kenmerkende problemen*, ten aanzien van de mate waarin hormonale processen van invloed zijn.

Ouders blijven belangrijk, ook als kinderen in de adolescentie meer en meer autonoom worden. Dat is de rode draad die door de vorige hoofdstukken loopt. In de *eerste* plaats, enigszins paradoxaal, omdat zij de personen zijn van wie de jongere zich los moet maken. Zonder ouders - of volwassenen die de ouders vervangen - is geen individuatie mogelijk. In de *tweede* plaats spelen ouders een rol bij de drie persoonlijkheidsvormende processen - die leiden tot een regulerend *Ego*, een zo positief mogelijk *zelfbeeld* en een integrerend gevoel van *identiteit*. En ten *derde* vormen ouders een zo belangrijke context dat zij de mate meebepalen waarin met de adolescentie samenhangende factoren van invloed kunnen zijn.

Ook het ontstaan van een jeugdcultuur wil niet zeggen dat er een totale breuk met de ouders moet plaatsvinden. Leeftijdgenoten komen niet in de plaats van, maar erbij. Adolescenten hebben geen bepaalde hoeveelheid aandacht die zij aan relaties kunnen besteden, zodat wat zij in de een investeren, bij de ander moeten weghalen. Net zomin als ouders letterlijk hun liefde 'verdelen' over hun kinderen, omdat ze slechts over een bepaalde hoeveelheid liefde beschikken. De relatie met de ouders verandert, maar voor de meeste jongeren geldt, zoals we eveneens in eerdere hoofdstukken al hebben gezien, dat zij in zekere zin gaan eten van twee walletjes en emotioneel verbonden zijn met zowel thuis als met leeftijdgenoten in het algemeen en vrienden in het bijzonder.[1]

Dat ouders belangrijk blijven betekent niet dat zij hun adolescente kinderen voortdurend zouden moeten volgen in al hun doen en laten, maar meer dat zij geïnteresseerd blijven en een klimaat scheppen waarin die kinderen als zij dat willen met hun verhalen en vragen kunnen komen.[2]

Dat alles wil niet zeggen dat de ontwikkeling die adolescenten doormaken in relatie tot hun ouders uitloopt op een ideale persoonlijkheid van een al even ideale volwassene. Alle ouders en ieder gezin brengen beperkingen met zich mee, zowel door de aard van de betrokken personen als door de omstandigheden. In dit hoofdstuk zullen we enkele aspecten van ouderschap en gezinsleven beschrijven waarvan voor de meeste ouders en gezinnen geldt dat ze zich er aardig en redelijk mee weten te redden. En dat is al heel wat. Immers: in het Qrius-onderzoek uit 2007 gaf 78 procent van de jongeren het eigen leven een rapportcijfer van zeven of hoger, elf procent een zesje en negen procent een onvoldoende.[3]

Twee invloedssferen naast elkaar

De overgang van kindertijd naar adolescentie geeft eerder een subtiele verandering te zien in de ouder-kindrelatie dan een revolutie. In de meeste gezinnen heerst meer harmonie dan conflict en is er minder sprake van een breuk dan voorheen werd aangenomen.

Er wordt door jongeren een onderscheid gemaakt tussen drie *levenssferen*: persoonlijke relaties, school en vrije tijd. Wat betreft het eerste blijkt moeder de belangrijkste raadgeefster te zijn, gevolgd door vrienden en daarna

Lees meer over de invloed van jongeren op elkaar in het hoofdstuk *Leeftijdgenoten en vrienden*.

vader. Als het gaat om school is die volgorde vader, moeder, vrienden, en bij vrije tijd staan vrienden op de eerste plaats als referentiepersonen.

In verband met de relatie ouders-leeftijdgenoten is de zogeheten *domeintheorie* ontwikkeld: beide hebben zo hun eigen invloedssfeer. Voor hun morele waarden, maatschappijopvattingen, schoolkeuze en aspiraties oriënteren de meeste jongeren zich op hun ouders. Voor mode, muziek, taalgebruik en onderlinge omgangsvormen staan leeftijdgenoten voor elkaar model in de diverse jeugdculturen.[4] Daar gaat nog steeds de mooie zin van Carmiggelt op: 'Meneer, als mijn ouders het mooi vinden, mag ik het dan ruilen?'

Wat overblijft is een kleine generatiekloof, maar wel een die kan zorgen voor af en toe stevige herrie in huis over lawaai en rotzooi. Doordat die conflicten hoog kunnen oplopen, lijkt het alsof het om iets fundamenteels gaat, maar dat is dus waarschijnlijk een vertekening, want op punten die er werkelijk op aan komen - normen, waarden, opvattingen - blijven ouders de belangrijkste oriëntatiepunten.

De twee domeinen zijn te omschrijven als *toekomstig leven als volwassene* en *huidig bestaan als jongere*. Zolang ouders niet proberen het ook op het laatste domein voor het zeggen te hebben, zijn het voor adolescenten twee weinig conflicterende leefsferen. De invloeden van beide domeinen kunnen elkaar op bepaalde manieren ook versterken. Bij jongeren die zich primair op hun ouders oriënteren, kun je de sociale steun door leeftijdgenoten optellen bij de positieve invloed van ouderlijke steun.[5]

Het is een wat valse tegenstelling als gedaan wordt alsof naarmate de adolescent zich meer gaat richten op leeftijdgenoten, hij of zij niets meer moet hebben van wat ouders vinden en willen. Er is veel meer overeenkomst dan dat men gewoonlijk denkt.[6] Dat komt in de *eerste* plaats doordat de meeste gezinnen in een min of meer gelijkgezinde omgeving verkeren. Jongeren die met elkaar omgaan, hebben van huis uit dan ook meestal in grote lijnen dezelfde geografische, sociale, economische, religieuze en scholingsachtergrond. Langs deze weg hebben ouders van vrienden een versterkende invloed op die van de eigen ouders. Adolescenten kunnen uiteraard op een of twee van deze vijf aspecten afwijken van de leeftijdgenoten met wie zij optrekken, maar slechts zelden op alle punten. In de *tweede* plaats zijn ouders van tegenwoordig veel meer dan vroeger bereid water in hun principiële wijn te doen, omdat zij enerzijds vaak zelf niet meer zo zeker zijn van hun gelijk en anderzijds de sociale aanpassing van hun kinderen zo belangrijk vinden.

'Als ze zo'n jaar of vijftien zijn, doe je duidelijk een stapje terug. Je hoort er nog wel bij, maar de wereld van dagboeken, vriendinnen, muziek en het eindeloze optutten voordat ze naar de disco gaan, daarvan gaat de deur dicht. Je moet aanvoelen hoe ver ze je nog toelaten in hun leven. Bij het kiezen van een school bijvoorbeeld en het vakkenpakket. Als ouders kun je overzien welke kant het opgaat, je kind nog niet. Dat voelen ze en dan komen ze bij je. Bij dat soort dingen blijf je voortdurend betrokken.' (Een moeder tijdens een paneldiscussie tussen tien moeders van meisjes in de adolescentie)

Dat volwassenen in *kwantitatief* opzicht ver in de minderheid zijn in het sociale netwerk van jongeren, zegt niets over de *kwaliteit* van hun invloed. Het verschil in invloedssfeer is gedeeltelijk terug te brengen tot het verschil in de aard van de relatie. Die met de ouders is in zekere zin ongelijkwaardig, waarbij het accent ligt op afhankelijkheid en verbondenheid. De relaties van leeftijdgenoten onderling zijn gelijkwaardig, zodat het meer gaat om exploreren en opkomen voor jezelf. Dat levert elk een specifieke bijdrage aan het gedrags- en denkrepertoire van jongeren. Ouders en andere voor een bepaalde adolescent belangrijke volwassenen worden nog steeds als experts beschouwd voor het leven dat jongeren nog niet uit eigen ervaring kennen.

Volwassenen buiten het gezin krijgen begrijpelijkerwijs meer invloed naarmate de adolescentie vordert. Een zeventienjarige die ervan droomt vrachtrijder op internationale routes te worden, neemt natuurlijk eerder het initiatief daarover eens te praten met een neef van zijn vader die ook trucker is, dan toen hij vijftien was.

Jongeren die zich in álles op leeftijdgenoten oriënteren, doen dat bij gebrek aan beter, omdat ouders geen aandacht voor hen hebben. Het gaat daarbij om ongeveer tien procent van de adolescenten en de meeste probleemjongeren vallen in deze groep. Toch kunnen leeftijdgenoten en ouders elkaar op een bepaald punt aanvullen. Als ouders het laten afweten, blijkt een goed contact met leeftijdgenoten bijvoorbeeld te kunnen zorgen dat de schoolprestaties toch op peil blijven. Voor de meerderheid blijkt het zo te zijn dat naarmate de relatie met de ouders hechter en warmer is, de jongeren ook scherper kunnen aangeven in welke opzichten zij hun oriëntatiepunt zijn en waarin zij zich laten leiden door leeftijdgenoten.

In dit verband is de observatie interessant dat de twee verschillende relatiesferen ook de mogelijkheid geven zich aan de 'houdgreep te ontworstelen' van een van beiden. Het onderzoek werd gedaan onder meisjes, maar voor jongens zal waarschijnlijk hetzelfde gelden. Een jongere leert bijvoorbeeld sociaalemotioneel te schipperen: 'Thuis zegt een meisje dat de door haar moeder gemaakte jurk lekker zit, terwijl ze op school zegt dat ze hem draagt omdat het anders zo zielig is voor haar moeder.'[7]

Thuis blijft voor de meesten een prettige verblijfplaats: 'De tevredenheid bij jongeren met het verblijf in het ouderlijk huis is bijna algemeen en de enigermate stijgende leeftijd van uit huis gaan lijkt niet alleen te berusten op het huurkamertekort, maar ook op de aantrekkingskracht van het ouderlijk milieu.'[8] En negentig procent van de dertien- tot twintigjarigen zegt na school graag thuis te komen.

Van hun kant sturen ouders in de opvoeding die ze hun kinderen geven, zoals blijkt uit het onderzoeksproject, aan op zelfstandigheid, verantwoordelijkheidsgevoel en rekening houden met elkaar. Kennelijk lukt dat in de meeste gezinnen in voldoende mate om op een gegeven moment prettige huisgenoten voor elkaar te zijn.[9]

HET KERNGEZIN

Er zijn zorgelijke discussies gaande over het verdwijnen van wat het 'kerngezin' wordt genoemd. Zo'n gezin bestaat uit een biologische vader en moeder met een aantal kinderen. Moeder is thuis beschikbaar, vader verdient buitenshuis het geld. Dit wordt min of meer gezien als ideaal, waarvan de huidige realiteit meer en meer afwijkt, ten nadele van kinderen en jongeren. Er wordt dan gewezen op het grote aantal eenoudergezinnen door echtscheiding, op de toename van buitenshuis werkende moeders en homoseksuele ouderparen.[10]

De vraag is of een dergelijke zorg terecht is. Is dat kerngezin wel een zo vast gegeven geweest in de westerse wereld? Het antwoord hierop is 'nee'. Men hoeft niet eens zo heel lang terug te gaan in de geschiedenis. Tot in de jaren veertig van de vorige eeuw stierf een aanzienlijk aantal moeders in het kraambed. Vaders en moeders stierven aan ziekten waarvoor toen nog geen geneesmiddelen bestonden zoals nu. Als we even buiten de Nederlandse grens kijken, sneuvelden zeer veel vaders uit andere Europese landen in de Eerste Wereldoorlog. Aan het eind van die oorlog stierven in Nederland 27.000 mensen aan de Spaanse griep. Kortom, veel ouders waren weduwe of weduwnaar. Vrouwen bleven na het overlijden van hun man vaak alleenstaande moeder. Alleen achterblijvende vaders hertrouwden als het kon, uit zorg om hun kinderen, zodat een stiefgezin ontstond, vaak met ook weer kinderen uit het nieuwe huwelijk. Maar het was ook niet ongebruikelijk dat, als het maar om een of twee kinderen ging, deze werden opgenomen in het gezin van een oom of tante of dat zij door grootouders werden opgevoed. In de tijd van nog slechts gebrekkige voorbehoedsmiddelen behoorde tot de grote kinderschaar in een gezin soms ook een kind van een ongetrouwd zusje of ongetrouwde tante. Soms was zo'n kind het nakomertje van een in het kraambed gestorven grootmoeder.

Het kerngezin zoals dat nu wordt beschreven was dus vaak ver te zoeken. Misschien is het in de eerste jaren na de Tweede Wereldoorlog nog het meest voorgekomen. Vooral door de medische vooruitgang. Maar er kwam al weer snel een eind aan door de komst van de pil en bijbehorende seksuele vrijheid, die mede leidde tot een toename van echtscheidingen.

Het heeft dan ook weinig zin het 'kerngezin' op te vatten als een ideaal. Het is beter om het te zien als een thema waarop variaties bestaan. Variaties kun je pas beschrijven als je een uitgangspunt hebt, een model. Maar de bestaande gezinsvormen zijn dan geen afwijkingen van een norm, net zomin als muziekvariaties afwijkingen zijn van het basisthema.

Hieronder zullen we enkele moderne variaties op het kerngezin bespreken.

Echtscheiding

In een op de vier huidige huwelijken komt het tot echtscheiding. Het meeste onderzoek is gedaan naar de effecten ervan op jonge kinderen. Dat is een weerspiegeling van de algemeen gangbare gedachte dat als een scheiding plaatsvindt als de kinderen zo'n jaar of elf, twaalf zijn, je beter kunt uitleggen wat er aan de hand is en dat dan dus de invloed minder hevig is. Het (schaarse) onderzoek dat onder adolescenten is gedaan, ondersteunt deze veronderstelling echter niet. De adolescentie is een gevoelige levensfase en een echtscheiding is dan toch een extra emotionele belasting. Mavis

---

Dit is de oorspronkelijke betekenis van het begrip 'buitenbeentje': een kind dat niet was geboren tussen de benen van de vrouw die het als zijn moeder beschouwde. Vaak wist zo'n kind dat aanvankelijk zelf niet. Maar anderen die op de hoogte waren van zijn herkomst, hadden het onder elkaar over een buitenbeentje.

> 'Mijn ouders zijn gescheiden, daar heb ik soms nog best wel last van. Nu is het probleem dat mijn vader wil gaan verhuizen. Hij wil graag dat ik meega, maar die plaats ligt heel ver hier vandaan. Dat zou dus betekenen dat ik mijn vrienden, mijn school, mijn sportvereniging én mijn moeder hier achter moet laten en dat ik ze vrijwel nooit meer zal zien.' (Meisje, 13 jaar, VPRO Achterwerk, 43, 2008)

Hetherington - de Amerikaanse moeder van het echtscheidingsonderzoek - meent dat aanwijzingen daarvoor niet alleen te zien zijn bij kinderen die inderdaad boven de tien jaar zijn als de ouders uit elkaar gaan. Ook jonge kinderen die de scheiding na enige tijd - de meeste kinderen komen na ongeveer twee jaar weer tot rust - lijken te hebben verwerkt, hebben als groep in de adolescentie relatief meer problemen dan jongeren van wie de ouders bij elkaar zijn gebleven. Er is dan sprake van een 'sleeper effect'.[11]

Met name *twee clusters* van oorzaken worden daarvoor genoemd.

Het ene heeft te maken met het *losmakingsproces* van adolescenten. Ten aanzien van de ouder - meestal de vader - die het gezin verlaat of al verlaten heeft, wordt dit proces verstoord. Het wordt de adolescent als het ware uit handen genomen. Ten aanzien van de ouder - meestal de moeder - die bij het gezin blijft, kan een adolescent zich schuldig gaan voelen als hij of zij meer en meer een eigen leven wil gaan leiden. De emotionele verwarring wordt nog groter als er expliciet of impliciet van jongeren wordt verwacht dat zij partij kiezen.

Het andere cluster draait om het gegeven dat jongeren zelf bezig zijn met het aftasten van *intieme en seksuele relaties*. Het treft dan buitengewoon slecht als ouders juist dan uit elkaar gaan en de kinderen dat negatieve voorbeeld moeten zien in te passen in hun eigen verlangen naar 'een ander'. Vooral de conflictueuze sfeer die in huis hangt, heeft daarbij een nadelige invloed. Hoewel dat laatste er ook weer op wijst dat het niet zozeer de echtscheiding als zodanig is, als wel de mate waarin er ellendige ruzies aan vooraf zijn gegaan. Omdat adolescenten over het algemeen een veel langere periode van ouderlijke conflicten hebben meegemaakt dan heel jonge kinderen, zou dat een verklaring kunnen zijn dat de effecten bij hen toch nadelig zijn, ook al kunnen ze een en ander verstandelijk misschien beter begrijpen. 'Wachten tot de kinderen groot zijn' is dus niet zo'n goede strategie, tenzij men als ouders in ieder geval lange tijd de vrede in huis weet te bewaren.

Lees over het verschil tussen innerlijke problemen en gedragsproblemen in de hoofdstukken *Een eigen persoonlijkheid* en *Kenmerkende problemen*.

Er is in dit verband echter wel een sekseverschil. De problemen van meisjes beginnen meestal al in de periode vóór de echtscheiding als er veel huiselijke conflicten zijn, die van jongens pas erna. Een verklaring hiervoor wordt gezocht in de aard en opvoeding van meisjes, die meer dan bij jongens is gericht op meeleven en meevibreren. Jongens kunnen zich makkelijker afsluiten voor narigheid, totdat die - zoals in de vorm van echtscheiding - onontkoombaar voor hun neus staat. Dat men dit verschil niet altijd ziet, zou ermee kunnen samenhangen dat meisjes hun tobberijen in het algemeen wat meer vanbinnen verwerken, en jongens het vaker omzetten in lastig gedrag. Daardoor lijken jongens het op het eerste gezicht na de scheiding moeilijker te hebben dan meisjes.[12]

Op grond van onderzoek krijgt men min of meer de indruk dat het in geval van hevige huiselijke conflicten bij echtscheiding een kwestie is van de minste van twee kwaden. Uiteindelijk zijn zowel jonge kinderen als adolescenten beter af als er een eind komt aan de ruzies.

In het algemeen hebben schoolprestaties te lijden onder de echtscheiding, vooral bij jongens. De meest gehoorde verklaring is het ontbreken van een vaderlijk wakend oog en mede daardoor een daling van de prestatiemotivatie bij jongens.

Er komt onder adolescenten van gescheiden ouders relatief wat meer gebruik van alcohol en drugs voor en meer delinquentie. Al mag men - als zo vaak - ook hier de redenering niet omdraaien. De meeste kinderen van gescheiden ouders raken niet verslaafd of worden niet crimineel.

Voor alle kinderen en adolescenten geldt het voor de hand liggende verschil dat bij degenen met een moeilijk temperament, waardoor ze snel emotioneel uit evenwicht raken door ingrijpende veranderingen in levensomstandigheden, ook een echtscheiding harder aankomt dan voor wie van nature evenwichtig is. Ook jongeren die een veerkrachtig Ego hebben kunnen ontwikkelen, verwerken een echtscheiding minder moeizaam.

> 'Mijn vader en moeder zijn uit elkaar. Sindsdien is mijn moeder eigenlijk alleen maar met mannen bezig. En het ergste is, het zijn er niet een of twee. Het zijn er wel meer, bijna elke week komt mijn moeder met een man thuis. Ik heb een broertje van elf jaar. Hij is ook de enige met wie ik erover kan praten. Als mijn moeder dan thuiskomt met een man, doet ze altijd heel raar tegen ons en voel ik me buitengesloten. Dan gaat ze met die man op de bank zitten en de hele tijd rare dingen tegen me zeggen, zoals: is hij niet aardig, of: is hij leuk? Terwijl ik hem juist haat omdat hij bij mijn moeder is.' (Meisje, 13 jaar, VPRO Achterwerk, 28, 2008)

Het eenoudergezin

Meestal wordt een eenoudergezin gevormd door een alleenstaande moeder met haar kinderen, doordat kinderen na de scheiding aan haar worden toegewezen. Algemeen wordt erkend dat het moeilijk is de effecten van zo'n gezin alleen maar toe te schrijven aan het ontbreken van een vaderfiguur als zodanig. Het ontbreekt de moeder bijvoorbeeld aan een dagelijkse, steunende vertrouwenspersoon met wie ze over de kinderen kan praten en bij wie ze haar eigen aanpak kan toetsen. Voor de kinderen betekent dit dat ze te maken hebben met de ideeën en inzichten van slechts één volwassene in huis. Twee ouders vormen voor elkaar vaak een tegenwicht, en is er meer relativering mogelijk van opvoedingsopvattingen van de een ten opzichte van die van de ander. Moeder zelf kan zich overbelast gaan voelen door een te grote verantwoordelijkheid. Of dat zo is, hangt echter ook af van haar persoonlijkheid.

In negatieve zin kunnen kinderen hun ouders die verschillende inzichten hebben tegen elkaar uitspelen, in positieve zin betekent het een grotere kans op een flexibele en genuanceerde opvoedingssfeer. De relatie tussen de ouders is hierbij de bepalende factor.

Er zijn diverse onderzoeken waaruit blijkt dat als moeder een stevig karakter heeft en vooral gevoel van eigenwaarde ontleent aan haar vrouwelijke identiteit, zonder afwerende houding ten aanzien van mannen, het alleenstaand ouderschap geen negatieve gevolgen hoeft te hebben voor haar kinderen. Ook de aanwezigheid van een sociaal netwerk werkt in dit opzicht beschermend.[13] Waar dat ontbreekt, kan moeder zich sociaal geïsoleerd gaan voelen zolang de kinderen klein zijn en zij relatief veel aan huis gebonden is. Vooral voor vrouwen die niet zo makkelijk contact leggen, wordt het steeds moeilijker om zich dan later, als de kinderen in de adolescentie komen en zich steeds meer gaan richten op een leven buitenshuis, sociaal actiever te gaan bewegen. Voor moeders die niet buitenshuis werken, zijn de contacten via de basisschool met andere ouders vaak belangrijk. Zo'n moeder kan dan in de adolescentie, als die contacten wegvallen, soms vereenzamen.

Er komen steeds meer aanwijzingen dat het ontbreken van een vaderfiguur in allochtone gezinnen een bron is van criminaliteit onder de zonen in de adolescentie, als niet tegelijkertijd traditioneel een matriarchaat heerst. De moeders zijn dan opvoedingsonbekwaam.

Maar ook hier geldt: dat hoeft niet. Er zijn ook moeders die juist uit hun isolement raken, doordat haar kinderen in de adolescentie leeftijdgenoten mee naar huis brengen in wie zij geanimeerde gesprekspartners vindt.

Als men probeert de afwezigheid van de vader als aparte factor te bestuderen, komen enkele sekseverschillen naar voren. Het is voor jongens wat moeilijker om met alleen een moeder op te groeien dan voor meisjes, doordat moeders in het algemeen de neiging hebben wat minder dan vaders in de gaten te houden wat hun kinderen buitenshuis uitvoeren. Bij jongens is een sterkere begeleiding - *monitoring* - nodig, omdat zij nu eenmaal meer tot avontuur en risico's worden aangetrokken dan hun zusjes. Onder de jongens die in de adolescentie in de problemen komen, zijn naar verhouding wat meer zonen van alleenstaande moeders. Het spreekt vanzelf dat men deze redenering weer niet mag omdraaien en niet mag zeggen dat zonen van alleenstaande moeders vaak in de problemen komen.

Het verschil tussen de emotionele gevolgen van vroege dan wel late seksuele rijping worden besproken in het hoofdstuk *Seksualiteit en verlangen*.

Tussen meisjes en hun alleenstaande moeder speelt een dergelijk probleem niet. Er bestaat tussen hen meestal een goede verstandhouding, met als uitzondering als de dochter seksueel vroeg rijp is. Moeder heeft daar moeite mee en door het ontbreken van voldoende toezicht kan het meisje in de problemen raken.

Goede financiële steun van de vader voor het gezin blijkt samen te gaan met minder problemen. Daarbij gaat het zeer waarschijnlijk om een indirect effect: óók het geld is belangrijk, maar uit de houding van de vader blijkt vooral dat hij zich nog steeds betrokken en verantwoordelijk voelt voor zijn kinderen en hun moeder.

Voor zowel jongens als meisjes blijft de schade beperkt als zij een goede band met de vader kunnen blijven houden, niet gehinderd door het partij moeten kiezen. Het is dan ook in het nadeel van kinderen als moeder hen zo veel mogelijk van de vader weghoudt of hem voortdurend in een negatief daglicht stelt. In de adolescentie zijn dan twee reacties mogelijk: of de jongere zoekt vanuit zijn of haar grotere autonomie zelf meer contact of wil helemaal niets meer met de vader te maken hebben, als de verplichte bezoekjes niet langer kunnen worden afgedwongen.

Het stiefgezin

Aan stiefgezinnen in het algemeen is een paragraaf gewijd in deel II in het hoofdstuk *Thuis*.

Ook voor het hertrouwen van moeder en het ontstaan van een stiefgezin maakt het uit of dit al op jonge leeftijd gebeurt of pas tijdens de adolescentie.[14] Of, in de woorden van Mavis Hetherington: 'Het is een kwestie van timing, timing en nog eens timing.'

Het wordt volgens haar door kinderen verschillend gewaardeerd al naargelang zij in de eerste dan wel tweede helft van de adolescentie zitten. Jonge adolescenten kunnen gegeneerd raken als duidelijk blijkt dat moeder een seksueel wezen is, net als zijzelf. De eigen seksuele verlangens en de bevrediging daarvan zien zij niet graag expliciet op een lijn gesteld met die van 'oude mensen'. Tijdens een toespraak op een internationaal congres gaf zij mooie voorbeelden met hoeveel walging kinderen op deze leeftijd kunnen reageren op de oppervlakkigste liefkozingen die moeder en stiefvader elkaar geven - 'you're the most disgusting persons I have ever seen' als de twee elkaar een afscheidskus geven bij het 's morgens naar het werk gaan.

Dergelijke reacties zijn heftiger bij meisjes dan bij jongens. Stiefvaders worden door dochters meer als indringer ervaren, waar iets van jaloezie doorheen speelt. Moeder heeft (weer) iemand; dochter moet (nog steeds) even wachten.

Voor adolescenten is het moeilijk om een nieuwe figuur in hun leven te accepteren die zich opstelt als autoriteit, zeker als die er heel andere opvattingen op na blijkt te houden dan waaraan de jongere thuis gewend was. Deze problemen doen zich sterker voor als de echtscheiding zich nog maar relatief kort geleden voltrok. De adolescent is dan emotioneel nog zo kwetsbaar dat de stiefouder maar moeizaam kan worden geaccepteerd. Maar aan de andere kant kan het voor een jongere juist ook moeilijk zijn als moeder pas na enige jaren hertrouwt, omdat hij of zij in die tussentijd een relatief zelfstandige positie met eigen verantwoordelijkheden in het gezin heeft gekregen, waaraan door de stiefvader afbreuk kan worden gedaan.

Een stiefouder die met goede bedoelingen aan het nieuwe gezinsleven begint, kan door de houding van de adolescent ernstig worden teleurgesteld en daardoor kunnen conflicten dan weer escaleren. Voor Amerika gaat zelfs op dat in stiefgezinnen met adolescenten relatief vaker kindermishandeling voorkomt dan in andere gezinnen.

Zowel in het stiefgezin met jonge kinderen als het stiefgezin met adolescenten is het dan ook belangrijk dat de stiefouder - meestal een stiefvader - zich niet actief en rechtstreeks met de opvoeding bemoeit, maar zich beperkt tot steun op de achtergrond aan de biologische ouder. Mavis Hetherington geeft als advies: 'Als moeder hertrouwt, moet de stiefvader zich de eerste tijd als een beleefde, vriendelijke bezoeker gedragen in het huis van zijn vrouw en mag hij wel praten met de tieners in huis, maar niet iets te zeggen willen hebben over hun leven.' Wie een dergelijk geduld kan opbrengen, verhoogt de kans dat langzamerhand enige wederzijdse affectie kan groeien. Vooral op jongens heeft dit een gunstige uitwerking en zij ontwikkelen dan meestal een goede band met de stiefvader. Meisjes blijven langer vijandig en afwerend, ondanks de opstelling van de stiefvader.

Later in de adolescentie, als jongeren meer en meer behoefte krijgen aan een eigen leven buitenshuis, overheerst bij de komst van een stiefouder echter de opluchting dat moeder ook weer iemand heeft. Zij voelen zich dan niet langer door verantwoordelijkheidsgevoel voor moeder belemmerd in hun drang naar vrijheid.

Op eenzelfde manier kan de nieuwe vriendin van de vertrokken vader het beste afstand bewaren en zich alleen als vriendelijke volwassene gedragen en niet als medeopvoedster. Ook ten opzichte van haar hebben jongeren tijd

Gêne als je ziet dat je moeder een seksueel wezen is

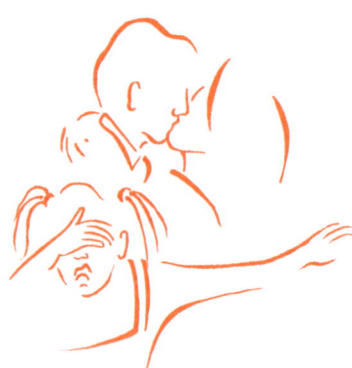

'Mijn moeder is vorig jaar van mijn vader gescheiden en nu heeft ze een nieuwe vriend. Mijn mentor!!! De hele school weet het doordat mijn moeder bijna elke dag naar het plein komt. Dan gaat ze naar mijn mentor en zoenen ze waar iedereen bij is! Ik schaam me dood.' (Meisje, Girlz!, 11, 2008)

nodig om haar van eventuele indringster te gaan zien als een aanvaardbare persoon in hun leven.

Werkende moeders

Net als ten aanzien van het kerngezin moet voor de betekenis van een werkende moeder enig voorbehoud worden gemaakt als het gaat om de vraag of dit in Nederland een nieuw verschijnsel is. Diverse auteurs wijzen erop dat in boerengezinnen en in gezinnen van kleine middenstanders moeders altijd al een belangrijk aandeel hadden in het verdienen van de kost. Het werk speelde zich dan wel niet buitenshuis af, maar ging wel ten koste van de aandacht voor de kinderen. Alleen is nooit onderzocht of dit in het nadeel van die kinderen was.

Uit recent onderzoek naar de invloed van het parttime buitenshuis werken van de moeder op haar kinderen in de adolescentie, komt een beeld naar voren dat is samen te vatten als 'voor zonen is het niet slecht en voor meisjes juist goed'. Bij fulltime werk is de invloed op dochters in het algemeen ook gunstig, maar voor jongens blijken er soms enige negatieve neveneffecten te zijn. Die laatste worden dan toegeschreven aan een tekort aan ouderlijk toezicht als zowel vader als moeder een volledige werkkring buitenshuis hebben. Jongens hebben, zoals we hierboven al zagen, meer behoefte aan monitoring dan meisjes, dat wil zeggen: aan sturing van buitenaf, doordat ze in het algemeen actiever zijn en makkelijker in problemen verzeild raken. Voldoende ouderlijk toezicht werkt preventief of haalt hen bijtijds uit de narigheid terug. Dit gaat met name op voor schoolwerk, dat voor zonen van twee fulltime werkende ouders naar verhouding vaker achterblijft bij wat gezien de intelligentie verwacht mag worden. De positieve invloed op meisjes wordt verklaard door de gunstige uitstraling die het werken van moeder heeft op haar rol als identificatiefiguur. Het aspiratieniveau van meisjes wordt hoger en hun inzet om daaraan te voldoen groter.[15]

Het spreekt vanzelf dat een buitenshuis werkende moeder die zwaar of geestdodend werk heeft, wel ten nadele van haar gezin overbelast kan zijn, maar dat heeft met het werken als zodanig dan niets te maken.

Functies van het gezin

Vooral als een gezin niet goed functioneert, wordt duidelijk welke rol het normalerwijze vervult. Als alles loopt zoals het lopen moet, is het veel moeilijker de vinger op de essentiële aspecten te leggen. Het is dan ook niet verwonderlijk dat een vaak geciteerde analyse van de kernfuncties van het gezin afkomstig is uit de hoek van de gezinstherapie waar een model is opgesteld met drie dimensies.[16]

De *eerste* dimensie is *cohesie*, samenhang. Het gezin levert de mogelijkheid je emotioneel en fysiek verbonden te voelen met een groep en je te identificeren met de groepsleden.

De *tweede* dimensie is *adaptatie*, aanpassing. Het gezin schept de mogelijkheid om je te oefenen in het afstemmen van je eigen gedrag op veranderende (machts)verhoudingen. Ingaan op een wens van moeder stelt andere aanpassingseisen dan wanneer een klein broertje iets vraagt. Maar ook ten aanzien van de ouders ligt niet alles vast. Als moeder ziek in bed ligt en door haar veertienjarige dochter wordt verwend, liggen de rollen even omgekeerd. Tenzij de interacties zo star en rigide zijn dat zelfs in zo'n situatie zowel moeder als dochter binnen een vast interactiepatroon blijven.

De *derde* dimensie is *communicatie*. Het gezin is op te vatten als een netwerk waarbinnen je leert praten, luisteren en onderhandelen. Gezinnen verschillen in de mate waarin ze adolescente gezinsleden de kans bieden binnen deze drie dimensies te opereren en te oefenen.

Er zijn ten aanzien van het moderne gezin twee begrippen te noemen die zijn op te vatten als nieuwe facetten van het gezinsleven. Het gaat om de begrippen *individualisering* en *emotionalisering*. Door welvaart en seksuele vrijheid zijn mensen die een gezin vormen minder dan voorheen blijvend op elkaar aangewezen. Er is geen financiële, sociale of praktische noodzaak meer waar dwang van uitgaat om bij elkaar te blijven. Ieders mobiliteit, ook die van adolescente kinderen, is groter vergeleken met vorige generaties. Dat betekent dat je je de emotionele luxe kan permitteren alleen relaties te handhaven waarin je je redelijk prettig voelt. En dat brengt weer met zich mee dat het in stand blijven van de cohesie afhankelijk is van individuele keuzen.[17]

HET GEZIN ALS SYSTEEM

Lees over het gezin als systeem ook in deel II in het hoofdstuk Thuis.

Welke vorm het gezin ook heeft, een of twee ouders, stiefgezin, werkende moeder of niet, het is een systeem, een samenstel van elementen, die op elkaar inwerken. Het gezin is een microwereld, waarin alles en iedereen met alles en iedereen samenhangt. Het is geen optelsom van individuen. Gedrag van de een beïnvloedt niet alleen een of meer andere gezinsleden, maar ook het gezin als gemeenschap.

Veranderingen in een element hebben hun weerslag op de andere en daarmee op het geheel. Het proces dat zich bij veranderingen voordoet loopt van uit-evenwicht-zijn naar nieuw-evenwicht-bereiken. Echtscheiding, overlijden en het ontstaan van een stiefgezin zijn hiervan de ingrijpendste voorbeelden. Het gezin raakt erdoor uit balans.

Ook als het oudste kind in de adolescentie komt, veroorzaakt dat veranderingen die het gezin tijdelijk uit evenwicht kunnen brengen. Opeens wil de zoon of dochter niet meer mee met vakantie, en dat is een inbreuk op het door de ouders tot dan toe zo vanzelfsprekende ervaren wij-gevoel. De zoon die vanaf de brugklas tot zijn zestiende jaar hetzelfde vaste vriendinnetje heeft, maakt het het gezin als systeem gemakkelijker dan zijn zusje dat om de haverklap met een nieuw vriendje thuiskomt.

Ergens tussen het dertiende en veertiende jaar neemt in het algemeen het aantal huiselijke conflicten tussen kinderen en hun ouders toe. Na deze piek nemen ze daarna geleidelijk weer af. Dat wil zeggen als het om een oudste kind gaat. In hetzelfde gezin ligt het tweede kind al als hij of zij een jaar of tien is opeens meer met zichzelf overhoop. Althans, dat is de verrassende conclusie van onderzoekers. Bij het tweede kind ligt de piek eerder dan bij de oudste.[18]

Niet dat dat aan het tweede kind ligt. In het algemeen is het immers zo dat het tweede kind wat soepeler van karakter is. Wat meer *easy going*. Het gaat er volgens de onderzoekers meer om dat de beginnende conflicten met het oudste kind op een of andere manier een nieuwe toon zetten in het gezin. Ze noemen drie oorzaken. *Ten eerste* hangt er vaker een ruziënde, wat geïrriteerde sfeer. *Ten tweede* worden ouders niet alleen strenger ten opzichte van het oudste kind, maar nemen het tweede kind in één klap in dat nieuwe beleid mee, met ook daar conflicten als gevolg. En *ten derde* komt het nogal eens voor dat het tweede kind zich mengt in het conflict tussen ouders en het oudste kind en dan ook een veeg uit de pan krijgt.

De adolescent is zelf onderdeel van het systeem en hoe hij of zij in staat is de verandering en overgang naar een andere levensfase te verwerken, is ook van invloed op de effecten op het gezin. De tot dan toe verwende, wat gemakzuchtig geworden veertienjarige kan in een protesthouding schieten als er thuis steeds meer een beroep wordt gedaan op zijn zelfzorgend vermogen. Een jongere die als kind altijd tamelijk meegaand is geweest tegenover autoritaire ouders, kan als vijftienjarige tot hun verbazing in verzet komen en autonomie opeisen. Een gezin met adolescenten is een duur gezin, waardoor meer dan voorheen geldzorgen kunnen ontstaan.

Veel systemen kennen een cyclus, veranderingen die samenhangen met het verstrijken van de tijd. Het gezin kent ook een cyclus. De adolescentie van de kinderen is een cyclische fase. Maar omstreeks diezelfde tijd zijn er ook veranderingen die met de levenscyclus van de ouders te maken hebben.

De vaders van jongeren zijn vaak veertigers, meestal sterk in beslag genomen door hun werk, waardoor ze moe en gespannen kunnen zijn. Sommigen van die vaders vrezen dat zij hun ambities niet zullen realiseren. Voor enkelen is het de leeftijd waarop zij geplaagd kunnen worden door de zogeheten *midlife crisis*: het besef dat de idealen die dan niet zijn bereikt, waarschijnlijk ook nooit meer verwezenlijkt zullen worden. Voor radicale wendingen in het werk wordt men te oud gevonden. Eventueel dreigt werkloosheid om plaats te maken voor jongere werknemers. Vaders die door dergelijke persoonlijke emoties in beslag worden genomen zijn misschien snel geïrriteerd.

Hetzelfde kan opgaan voor moeders die, doordat zij pas als dertigers hun kinderen kregen, tegen de tijd van de adolescentie van die kinderen tegen de overgang aan hangen, met alle overgevoeligheden en neerslachtige buien die dat mee kan brengen. Vooral dochters van alleenstaande moeders kunnen onder haar eventuele depressie lijden, voor wat betreft schoolprestaties en aspiraties voor de toekomst.[19] Zowel vader als moeder kan naast de zorg voor het eigen gezin ook in beslag worden genomen door zorg voor hun ouder wordende ouders.

Het gezin zien als een systeem betekent dat dit soort ouderlijke preoccupa-

---

Een voorbeeld van een midlife weemoed is de jaloerse vader in het hoofdstuk *Op zoek naar avontuur*.

> 'De dood van mijn moeder zou mij altijd heel verdrietig hebben gemaakt, maar nu trof het tijdstip van haar overlijden wel erg ongelukkig, want het viel samen met het moment waarop mijn beginnende tienerdochter plotseling op niet mis te verstane wijze duidelijk maakte dat zij nu voortaan wel van alles en nog wat zelf kon uitmaken. Aan weerskanten werd ik ontkoppeld en het duurde een tijdje voor het gevoel van verlatenheid voorbij was.' (Rita Kohnstamm in Een Vat Vol Gevoelens, Baarn: Anthos, 1991)

ties die zijn toe te schrijven aan hun persoonlijke levenscyclus, een weerslag hebben op de andere gezinsleden, want 'systeem' wil zeggen dat er geen eenrichtingsverkeer is, maar dat de delen op elkaar inwerken. Normale strubbelingen met een adolescent kunnen dan door de snelle irritatie van ouders escaleren. Als vader en moeder zelf niet in de gaten hebben wat er gaande is, kan dat een *zondebokeffect* hebben. De 'lastige puber' wordt gezien als oorzaak van álle conflicten en het eigen ouderlijke aandeel blijft buiten beeld.

Hetzelfde proces is te zien als het gaat om een weinig bevredigende huwelijksrelatie. De adolescente zoon of dochter fungeert met zijn of haar 'onmogelijke gedrag' als afleiding om de eigen problematiek niet onder ogen te hoeven zien. Gezinstherapeuten komen dit verschijnsel nogal eens tegen. De jongere wordt aangemeld, maar tijdens de gesprekken blijkt sprake te zijn van een heel andere dynamiek.

De theorie van het gezin als systeem is met name uitgewerkt door Boszormenyi-Nagy. Zijn basisbegrip is *loyaliteit*. Die is in een gezin sterker naarmate men elkaar onderling *betrouwbaar* en *rechtvaardig* vindt. Dat wil zeggen dat er een sfeer heerst waarin iedereen tot zijn recht kan komen en je weet dat je op elkaar kunt rekenen. Er is dan een onderlinge balans van geven en nemen waar het voor de gezinsleden goed mee leven is. Probleemgedrag bij kinderen ontstaat volgens hem als die balans is verstoord. Maar omgekeerd heeft dat gedrag ook weer een terugslag op het gezinsklimaat: het onderlinge vertrouwen en rechtvaardigheidsgevoel nemen af. Het heeft dan geen zin zo'n kind afzonderlijk in therapie te nemen. Men moet het gezin als systeem behandelen.

In een Nederlands onderzoek onder 288 gezinnen met twee tienerkinderen werd gekeken of deze wisselwerking zich ook voordoet bij adolescenten. Dat bleek het geval, zij het dat er verschillen werden gevonden voor oudste en jongste kinderen. De gezinnen werden drie jaar lang jaarlijks onderzocht. Bij aanvang waren de oudsten gemiddeld 14,5 jaar en de jongsten gemiddeld 12,4 jaar.

Naarmate in het eerste jaar de beleefde rechtvaardigheid van de gezinsleden groter was, zag men drie jaar later duidelijk minder naar buiten gericht probleemgedrag bij zowel de oudsten als de jongsten. Adolescenten komen met agressief gedrag kennelijk in opstand als ze het gevoel hebben dat in het gezin geen rechtvaardigheid heerst.

Maar alleen voor de oudsten gold ook het omgekeerde: als aan het begin probleemgedrag bij de oudsten werd geconstateerd, was na drie jaar de onderlinge beleefde rechtvaardigheid achteruitgegaan. Alsof lastig gedrag van de jongste voor het gezin als totaal minder gewicht in de schaal legt.

Opvallend was dat noch de oudsten noch de jongsten met naar binnen gekeerd, teruggetrokken probleemgedrag reageerden in een gezin waar lage rechtvaardigheid werd beleefd. Maar voor beiden gold wel weer het omgekeerde: als de oudsten of de jongsten aan het begin neerslachtig en teruggetrokken waren, ging dat na drie jaar samen met een verlaagd gevoel van gezinsrechtvaardigheid en ook met een lager *gezinsvertrouwen*. Dit laatste zou kunnen worden verklaard door het feit dat adolescenten die naar binnen gekeerd, teruggetrokken zijn, geen oog hebben voor wat andere gezinsleden bezighoudt. Daardoor verbrokkelt het gezin.

Maar hier deed zich alleen voor de jongsten ook het omgekeerde voor: laag gezinsvertrouwen hing samen met, na drie jaar, internaliserend gedrag.

De onderzoekers veronderstellen dat het ontbreken van een verband tussen gebrek aan heersend gezinsvertrouwen en probleemgedrag bij de oudsten verklaard zou kunnen worden door het gegeven dat de oudsten al meer autonomie hebben, vaker buitenshuis zijn en dus minder de invloed ondergaan van de mate van betrouwbare betrokkenheid op elkaar.[20]

BROERS EN ZUSJES

Lees over de betekenis van broers en zusjes voor elkaar in deel I in het hoofdstuk *Plaats in de kinderrij* en in deel II in het hoofdstuk *Thuis*.

Het is opvallend hoe relatief weinig onderzoek er nog maar is gedaan naar een toch belangrijk onderdeel van het gezinssysteem: de broers en zusjes. Wat betekenen zij in de adolescentie voor elkaar? Als het oudste kind in de adolescentie komt, neemt het contact met het jongste kind af omdat dat kinderachtig wordt gevonden. Wanneer het jongste kind adolescent wordt, wordt hij als het ware herontdekt. De grotere gelijkwaardigheid van de relatie wordt door de twee betrokkenen verschillend beleefd. Het jongste kind voelt het als inhalen, het oudste kind als opgeven van een voorsprong.[21]

Dat herontdekken kan ook langs een omweg gaan. De oudere broer kan opeens met andere en waarderender ogen naar zijn jongere zusje kijken als hij merkt dat zij voor zijn vrienden aantrekkelijk aan het worden is.

Ruzies tussen broers en zusjes nemen in de loop van de adolescentie af, omdat zij meer en meer een eigen leven krijgen en dus minder met elkaar te maken hebben dan toen zij nog kind waren. Uit onderzoek blijkt echter dat met hen toch nog altijd meer geruzied wordt dan met andere leeftijdgenoten, omdat zij nog wel veel in elkaars nabijheid verkeren. Een ander onderzoeksgegeven is wanneer adolescenten de relaties met hun broers en zusjes moeten karakteriseren in vergelijking met andere relaties die zij hebben, dat zij vinden dat ze net zo belangrijk en kameraadschappelijk zijn als die met hun ouders en wat betreft gelijkwaardigheid, hulp en gezelligheid lijken op de vriendengroep.

Tweelingen hebben het in de adolescentie extra moeilijk, doordat zij zich niet alleen van hun ouders moeten losmaken, maar ook ten aanzien van elkaar meer autonomie moeten zien te bereiken. Lees over tweelingen in deel I in het hoofdstuk *Plaats in de kinderrij*.

Tussen adolescenten uit één gezin vindt een proces plaats dat *de-identificatie* wordt genoemd: in de omgang met elkaar komt ieders eigenheid duidelijker naar voren. De identificatie van de jongere met de oudere neemt af. De eigen persoonlijkheid gaat zich meer en meer aftekenen. Daarbij zijn de plaats in de kinderrij, de leeftijd- en sekseverschillen van de adolescenten van invloed. In veel gezinnen van tegenwoordig zijn er maar twee kinderen. Als het gaat om een zoon en dochter is er zonder meer al veel 'eigenheid'. Maar ook dan is er invloed. Zo lijkt een jongere broer van een heel vrouwelijk zusje vaker uitgesproken mannelijke vrienden te hebben. Meisjes met een oudere broer lijken in de omgang met een vriendin meer behoefte te hebben aan de uitwisseling van intimiteiten dan wanneer ze alleen een zusje hebben.[22]

Als de eigenheid zich meer en meer gaat aftekenen, kan dat ook leiden tot verdeeldheid binnen het gezin. Bijvoorbeeld doordat ouders met een van hun adolescente kinderen toch iets meer affiniteit blijken te hebben dan met de anderen.[23] Als zij dat zelf niet in de gaten hebben en dat kind op een of andere manier gaan voortrekken, kan dat een splijtzwam worden. De twee andere kinderen gaan dan een verbondje vormen tegen vader, moeder en het favoriete kind.

Het kan ook zijn dat in de adolescentie meer en meer duidelijk wordt dat een van de kinderen een buitenbeentje is in het gezin. Het andere kind of de andere kinderen zitten meer op een lijn met vader en moeder 'maar Guus, die is zo heel anders dan wij' of 'maar wat ik van Sarah moet denken, ik weet het niet hoor'. In een uitgesproken stadsgezin met alle bezigheden die daarbij horen is de veertienjarige dochter een even uitgesproken buitenkind. Het enige dat haar familie haar op dit punt aan interesse toont, zijn variaties op het thema 'Eline moet later maar met een boer trouwen'. In een gezin van naar binnen gekeerde naturen die houden van rust en comfort is de vijftienjarige zoon een wervelende extravert met grote gebaren en een harde stem. De stille boodschap die de anderen met wat vermoeide stem uitzenden, is dat hij een storend element is in hun leefpatroon. 'Geert, zorg jij alsjeblieft dat je dit weekend ergens iets te doen hebt!'

Ouders kunnen verbaasd zijn over hoe anders hun kind is dan zijzelf als jongere waren. Het kan een probleem worden als verbazing uitgroeit tot ergernis, doordat het misschien ondermijnend is voor het zelfvertrouwen van hun adolescent.

TYPERING VAN HET GEZIN

Een systeem is te typeren naar de sterkte van de onderlinge samenhang, de eerder genoemde dimensie *cohesie*. Het gaat daarbij om de manier waarop de gezinsleden met elkaar omgaan en waarop de machtsverhoudingen en rollen vastliggen.

Enerzijds worden *vier typen* onderscheiden, afhankelijk van de *sterkte* van de samenhang. In het *kluwengezin* heerst een tot het uiterste toe doorgevoerd wij-gevoel, het 'met z'n allen' is een credo geworden. In het gezin waar *verbondenheid* heerst, is emotionele saamhorigheid te vinden, maar individuele verschillen komen tot hun recht. In het *onafhankelijke* gezin gaat iedereen zijn eigen gang, maar wel vanuit het besef van een gemeenschappelijke basis. In het *los-zandgezin* leeft men volstrekt langs elkaar heen.

Er zijn ook *vier* verschillen in de mogelijkheden van het gezinssysteem om zich *aan te passen* aan veranderende omstandigheden.

Rigide onwil en onvermogen om zich aan te passen. *Gematigde* inzet om mee te veranderen met wisselend succes. *Soepel* inspelen op de nieuw ontstane

Door een combinatie van deze acht factoren worden zestien basisvormen van gezinstypen onderscheiden. Een uitwerking daarvan gaat het bestek van dit boek te buiten.

> 'Ik kijk ontzettend op tegen mijn vader - voor alles wat hij gedaan heeft. Gewoon: dat er iedere dag eten op tafel was. En sommige klussen waren niet echt lekker, weet je, maar er was toch geld voor eten op tafel. Ik zal nooit halen wat hij gehaald heeft. Nu kan ik iets terug doen. Ik heb mijn ouders een goed leven gebracht. (...) Mijn vader kan rustig achteroverleunen. Nu is het mijn beurt. Nee, dat krenkt de trots van mijn vader niet. Wij kijken niet zo. Dat doen Nederlanders. Mijn vader is alleen maar trots.' (Youssouf Hersi, 18 jaar, in een interview met Hans van der Beek, Het Parool, 20 november, 2001)

gezinsverhoudingen. *Chaotisch* en tegenstrijdig reageren, dan weer wel en dan weer niet. Slechts bij uitzondering is een gezin te beschrijven als een absoluut dit- of dat-type. Meestal gaat het om accenten, om neigen naar een bepaalde kant.

De adolescentie is een fase bij uitstek waarin zich veranderingen voordoen. De helft van de 156 geanalyseerde gesprekken van jongeren met de Kindertelefoon betrof moeilijkheden met 'opvoeders die inadequaat inspelen op de veranderende vermogens en behoeften van de bellende puber. De bellers voelen zich niet geaccepteerd of te streng en onrechtvaardig behandeld'.[24]

Het omgekeerde kan zich ook voordoen, gebaseerd op een wederzijdse *selffulfilling prophecy*. Ouders denken dat hun adolescente kinderen hun heil meer en meer buitenshuis zullen gaan zoeken en trekken zich dus maar alvast terug. Kinderen denken daardoor dat ouders niet geïnteresseerd zijn en trekken dan inderdaad maar naar buiten.

Het is logisch dat een gezin dat gematigd of soepel in staat is in te spelen op veranderingen, het voor een jongere makkelijker maakt dan wanneer rigide dan wel met chaos wordt gereageerd. Eveneens is het begrijpelijk dat voor een adolescent verbondenheid belangrijk is als ondersteunend thuisfront. Een gezin echter dat wel erg veel trekjes vertoont van een kluwen vormt een probleem, vooral voor de individuatie en autonomie. Er kunnen dan allerlei onwenselijke bindingen aan de ouders blijven bestaan. In het uiterste geval moet een adolescent zich letterlijk en pijnlijk losscheuren om een eind te maken aan de tot het uiterste doorgevoerde *togetherness*.

Hoewel ook hier weer de aard van de adolescent zelf een verschil kan uitmaken. Van twee kinderen uit een gezin kan de een door een introverte, beschouwende natuur zich altijd al ongemerkt meer hebben kunnen onttrekken aan het sterke wij-gevoel van het gezin, dan de ander die meer extravert opgaat in het sociale gezinsverband. Er kan zich hierbij bovendien een sekseverschil voordoen doordat meisjes in het algemeen gemakkelijker in die togetherness meegaan. Het is een van de redenen waarom een dochter soms van huis wegloopt, bij de ouders van een vriendin intrekt of zonder aankondiging op reis gaat en per kaartje laat weten dat ze 'hier in ieder geval een jaar wil blijven' en dan nog wel 'zal zien' wat ze doet. Voor ouders en omgeving volstrekt niet te plaatsen. Dat jongeren uit gebroken of aandachtarme gezinnen weglopen, is te begrijpen. Maar soms is het ook voor een meisje uit een zeer hecht gezin de enige mogelijkheid om ooit ruimte te krijgen voor haar eigen aard en keuze.

Opvoedingsstijl

> Lees over de vier basisvormen van bindingen aan de ouders in het hoofdstuk Autonomie en verantwoordelijkheid.

Welke vorm het gezin ook heeft, en welke samenhang er leeft, er zijn ouders bij betrokken die door hun aard en opvattingen een bepaalde manier hebben waarop zij hun kinderen willen grootbrengen.

Traditioneel worden *vier basisvormen* onderscheiden.[25] Ze hebben betrekking op de mate waarin ouders eisen stellen en grenzen trekken, en op de mate waarin ze gevoelig zijn voor de behoeften van hun kinderen, begrip tonen en steun bieden. Ook hier gaat het weer niet om een absolute typering, maar om het kunnen leggen van accenten. Waarbij ook in het oog moet worden gehouden dat men hier niet van een eenrichtingsverkeer kan spreken. Adolescenten kunnen door hun aard en gedrag ook een bepaalde stijl uitlokken. En om het nog ingewikkelder te maken: zij delen een deel van hun aard met hun ouders. Zij kunnen daardoor elkaar in hun gedrag ook versterken. De driftige, eigengereide vader tegenover de al even driftige, eigengereide zoon.[26]

Autoritaire ouders stellen veel eisen, die vaak alleen maar gebaseerd zijn op hun eigen wensen en ideeën en tonen weinig sensitief inlevingsvermogen. Ze zijn streng, straffen vaak, al dan niet fysiek, of gebruiken verbaal geweld om 'kinderen naar hun pijpen te laten dansen'.[27]

> 'Ik word door mijn ouders streng christelijk opgevoed. Daardoor mag ik niet uitgaan, geen broeken dragen en zijn televisie en internet bij ons thuis verboden. Ik vind dit vreselijk, ik wil deze dingen, net als iedereen in mijn klas, gewoon kunnen doen.' (Meisje, 16 jaar, Cosmo Girl, 11, 2008)

Verwaarlozende ouders hebben evenmin inlevingsvermogen, maar stellen daarnaast geen enkele grens; ze zijn gewoon niet in hun kinderen geïnteresseerd en die kunnen hun eigen, vaak nog onbeholpen gang gaan.

Verwennende ouders zijn juist weer bovenmatig op hun kinderen betrokken, maar geven geen grenzen aan. Zij geven vaak toe aan kinderlijke wensen. De beste combinatie is de democratische vierde, de *autoritatieve* ouders, die eisen stellen, maar ook sensitief en begripvol steunen.

Een autoritaire stijl is bij jongere kinderen gemakkelijker te handhaven dan in de adolescentie. Ook is het passender in tijden en culturen waar continuïteit bestaat tussen opeenvolgende generaties. Allochtone gezinnen zijn vaker autoritair. Dit wordt mede veroorzaakt door de wens om vanwege de vreemde omringende cultuur zoveel mogelijk het eigene bij de jongeren vast te houden. In laagsociale milieus komt een autoritaire opvoeding relatief veel voor doordat de ouders handelen volgens een simpel cognitief en emotioneel schema van doe-wat-ik-je-zeg. Soms is daardoor in de adolescentie sprake van dubbele boodschappen in autoritaire gezinnen. Enerzijds verwacht de vader grotere zelfstandigheid en doortastendheid van zijn zoon, anderzijds stelt hij beperkende grenzen die dat onmogelijk maken. Het gevoel van eigenwaarde van jongeren uit autoritaire gezinnen is over het algemeen wat lager.[28]

Er bestaat een wisselwerking tussen opvoedingsstijl van de ouders en probleemgedrag bij adolescenten. Probleemgedrag kent twee typen. Externaliserend: lastig, agressief, delinquent. Internaliserend: teruggetrokken, angstig, depressief. Een autoritaire opvoedingsstijl bleek in Nederlands onderzoek niet te leiden tot externaliserende problemen, maar wel tot internaliserende. Maar er bleek ook een invloed in omgekeerde richting. Wat betreft adolescenten met externaliserende problematiek, leidde een strenge, autoritaire opvoe-

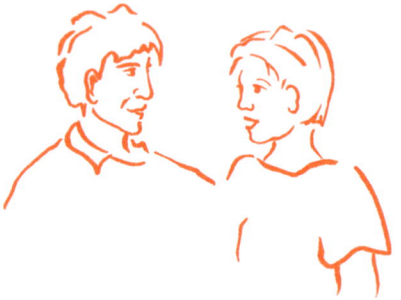

Een autoritatieve opvoedingsstijl is het gunstigst

> Lees over de betekenis van de opvoedingsstijl in deel I in het hoofdstuk *Persoonlijkheid in wording* en in deel II in het hoofdstuk *Thuis*.

dingsstijl tot verbetering, terwijl die stijl de internaliserende problematiek alleen maar erger maakte. Lastige pubers profiteren dus van een strenge discipline, onzekere pubers kruipen alleen maar verder in hun schulp.

Van die omgekeerde invloed, namelijk die van probleemkinderen op de opvoedingsstijl, is interessant dat bij externaliserende adolescenten weinig betrokken ouders meer betrokkenheid gingen tonen, en betrokken ouders bij internaliserende adolescenten op den duur juist minder. De onderzoekers vragen zich af of dit misschien komt doordat ouders niet goed weten hoe ze op teruggetrokken, angstig gedrag moeten reageren, hun kind lijkt onbereikbaar te worden. Het is allemaal vaag en onduidelijk waarom het zo ongelukkig is. Ze kunnen er geen greep op krijgen. Lastig of zelfs delinquent gedrag is concreter. Ouders kunnen meer het gevoel krijgen dat zij er iets tegen kunnen dóen. Zij gaan zich meer verdiepen in wat erachter kan zitten, met wie hun kind na schooltijd omgaat, waar hij of zij uithangt, en gaan door vragen meer interesse tonen.[29]

De verwennende opvoedingsstijl maakt het adolescenten door gebrek aan weerstand vooral moeilijk om autonomie en zelfstandigheid te ontwikkelen. Zij hebben wel gevoel van eigenwaarde, zij het dat die naar het egoistische neigt.[30] Ze kunnen in de problemen komen als buiten het gezin niet aan al hun wensen kan worden voldaan, ze hebben bijvoorbeeld minder prestatiemotivatie, wat ten nadele van een schoolcarrière kan werken. Verwaarloosde adolescenten vormen de belangrijkste groep onder de probleemjongeren.[31]

In het algemeen gaat men ervan uit dat voor zelfwaarde, zelfbeeld, Egosterkte en identiteit een autoritatieve stijl het gunstigst is. Onderzoeken laten zien dat dit wel de stijl is die de meeste ouders willen nastreven. Ouders die dat democratische al gewend waren uit hun eigen jeugd en diezelfde instelling hadden toen hun kinderen jong waren, hebben het gemakkelijker dan bijvoorbeeld autoritaire ouders die moeten zien om te schakelen.

De psychosociale competentie van adolescenten is bij de autoritatieve stijl over het algemeen het grootst. Vergeleken met de andere stijlen is er de beste kans om verbondenheid te beleven, en de communicatie wordt ervaren als optimaal. Er is ook een positieve correlatie tussen de kwaliteit van de hechtingsrelatie in de kindertijd, de hechtingsrelatie in de adolescentie en de mate waarin de jongere zich door de ouders voelt gesteund, allemaal aspecten van een autoritatieve opvoeding.

Uit verschillend onderzoek heeft men de indruk dat deze opvoedingsstijl doorslaggevender is dan de gezinsvorm. De democratisch-autoritatieve stijl compenseert voor adolescenten de eventueel negatieve invloed van een eenoudergezin. Het is ook de stijl die een bepaalde inmenging van ouders kleurt en voor de adolescent acceptabel maakt. Zo komt de betrokkenheid van autoritatieve ouders bij het schoolwerk van de jongeren hun prestaties ten goede, maar binnen andere stijlen wordt het eerder als bemoeizucht ervaren en heeft het geen of zelfs een negatief effect.[32]

De ruzies

Conflicten zijn onvermijdelijk, maar hoeven niet slecht te zijn. Een conflict is ook een basis voor groei. Conflicten zijn in zekere zin ook gewenst: het is van belang dat er gelegenheden zijn waarbij adolescenten kunnen ervaren dat het uiten van ernstige meningsverschillen niet hoeft te leiden tot verlies van respect en liefde. Conflicten kunnen bij adolescenten het zelfinzicht vergroten doordat duidelijk wordt welke zaken hen emotioneel raken en wat de waarden zijn waar ze voor staan.[33]

Als ouders zich niet begeven op het terrein waar adolescenten het zonder meer moeten afleggen tegen leeftijdgenoten - mode, muziek, taalgebruik, onderlinge omgangsvormen - gaan de botsingen meestal over gedrag in huis: de afgesproken huishoudelijke karweitjes zijn niet gedaan, er is weer eens een puinhoop in de eigen kamer ontstaan, en er wordt ruzie gemaakt met broer of zus.

Conflicten tussen ouders en adolescenten zijn echter ook niet los te zien van de voorgeschiedenis. Als kinderen het door hun karakter het hun ouders altijd al moeilijk hebben gemaakt en als ouders daar al nooit goed raad mee wisten, is dat in de adolescentie niet zomaar voorbij. Maar dat heeft dan met de adolescentie als zodanig niets te maken.[34]

Als bij onenigheid tussen moeders en dochters sprake is van een positieve gehechtheid, geeft de dochter minder blijk van het omzeilen van het probleem of van disfunctionele woede en meer van een constructief probleemoplossend vermogen. Bovendien laten conflicten zich het soepelst oplossen als moeder redelijk dominant en dochter redelijk zelfverzekerd is.[35]

Nancy Chodorov heeft het kenmerkende van de moeder-dochterrelatie verder doordacht.[36] Jongens moeten al als kleuter breken met de innige gehechtheid die bestaat tussen moeder en haar jonge kinderen. Dat gebeurt in de periode dat zij oog krijgen voor sekseverschil en gaan begrijpen dat moeder een 'meisje' is. Dat wil zeggen dat moeder een ander soort wezen is dan hij. Voor meisjes gaat dit niet op en Nancy Chodorov ziet hierin een verklaring dat vrouwen er in het algemeen meer dan mannen op zijn gericht zich blijvend te hechten aan iemand. In de adolescentie moet echter toch ook een meisje loskomen van haar ouders en vooral van haar moeder kan dat een heftig verlopend proces zijn, omdat de dochter heen en weer wordt geslingerd tussen twee emotioneel geladen behoeften. Aan de ene kant is zij verbonden met moeder en gaat ze in de adolescentie zelfs nog meer op haar lijken ook - zij gaat menstrueren, krijgt een vrouwelijk figuur en heeft seksuele ervaringen. Aan de andere kant ontstaat ook bij meisjes de behoefte aan autonomie en zelfstandigheid. Verbondenheid aan moeder en verlangen naar vrijheid zitten elkaar in de weg. Deze verwarring kan leiden tot de karakteristieke spanning tussen moeder en dochter. Conflicten in de adolescentie tussen moeder en zoon liggen duidelijker. Het kan soms hard tegen hard gaan, maar ze gaan over een aanwijsbare, concrete aanleiding: vuile kleren wéér niet in de wasmand gedaan, maar achter het bed geslin-

In deel I in het hoofdstuk *De ontwikkeling van kinderen* en in deel II in het hoofdstuk *Thuis* wordt uitgebreider aandacht besteed aan de invloed die het kind zelf heeft op de opvoedingsstijl van de ouders. Op de wisselwerking daartussen.

gerd. Met meisjes zijn er ook zulke botsingen, maar daarnaast is er soms een vage spanning. Zonder een vinger op de oorzaak te kunnen leggen. Uitbarstingen om niks, om een verkeerd gevallen woord. Tussen moeder en dochter kan het broeien omdat ze emotioneel zo dicht bij elkaar zijn gebleven. Een dochter kan de oplossing zoeken in een schijnaanpassing en heel meegaand worden, wat leidt tot een afhankelijke levensinstelling. Vaker is te zien dat de dochter zich met geweld losrukt. Ze probeert opzettelijk anders te zijn dan haar moeder en kiest een andere vrouw als voorbeeld, zoals de moeder van een vriendin of een tante. In ieder geval een vrouw die in niets lijkt op haar moeder, zodat zij ondubbelzinnig haar onafhankelijkheid kan laten blijken. Hoe lang een dergelijke periode duurt, is niet te voorspellen.

Vaders van adolescentenmeisjes kloppen vaker op hun kamerdeur dan op die van hun adolescentenzonen. Moeders kloppen zelden en als ze het doen, maken ze geen verschil tussen hun kinderen. Onderzoekers zien daarin tekenen dat vader de privacy van zijn dochter gaat respecteren. Haar niet meer ziet als zijn kleine meisje, maar als een bijna volwassen vrouw. Een weemoedig gevoel. Afscheid van een levensfase. Vaders kunnen dagdromen of fantaseren hoe het zou zijn áls. Fantasieën zijn vrij, maar de *daden* zijn als incest verboden. Er zijn enkele culturen waar het mag. Eén keer om de dochter te ontmaagden. Een plechtig ritueel. Maar in onze cultuur moeten vaders toezien dat een ander neemt wat zij met zorg hebben grootgebracht. Zo'n dochter begrijpt zijn afkeurende opmerkingen over een te uitdagend uiterlijk en zijn inperkende thuiskomregels niet als manieren om haar nog even bij zich te houden en maakt ruzie. Ze geneert zich voor toespelende opmerkingen tegen haar vriendinnen en doorziet ze niet als manieren om zijn jaloezie de baas te blijven. Maar het gaat over; de meeste vaders schikken zich wel in het onvermijdelijke.

'When I was fourteen my father was so stupid I could hardly stand to have him around. At twenty-one I was astonished at how much he had learned in the past seven years.'
Mark Twain (1835-1910), Amerikaans schrijver van onder meer de beroemde boeken Tom Sawyer en The adventures of Huckleberry Finn.

Wanneer is de adolescentie afgesloten? Misschien als de jongere in staat is zijn ouders niet langer alleen als ouders te zien, maar als mensen. Sommigen zijn daar vroeg mee, anderen laat.

Ouders en kinderen worden immers volwassenen onder elkaar. Maar wel met een unieke relatie die met geen andere is te vergelijken. Volwassen kinderen doorzien die uniekheid soms pas als ze zelf vader of moeder zijn geworden.

En dan is de cirkel rond.

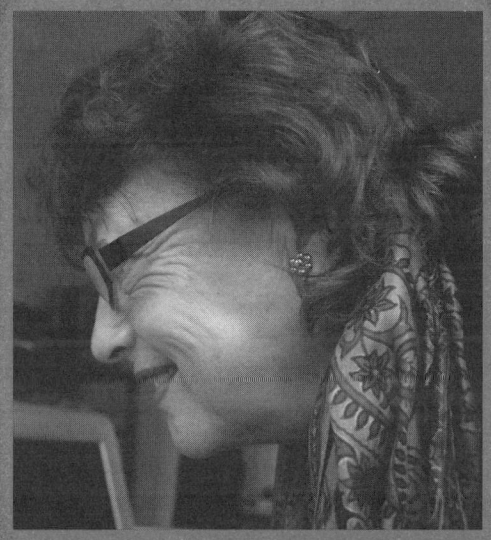

LITERATUUR

Hoofdstuk 1   Seksualiteit en verlangen

1. Bogin, A. (1988) *Patterns of human growth*. Cambridge, MA: Cambridge University Press.
   Bogin, B. (1993) Why must I be a teenager at all? *New Scientist*, 6, maart.
2. Tanner, J.M. (1972) Sequence, tempo, and individual variation in growth and development of boys and girls aged twelve to sixteen. Kagan, J. & Coles, R. (Eds.) *Twelve to sixteen: Early Adolescence*. New York: Norton.
3. Sitskoorn, M. (2006) *Het maakbare brein*. Amsterdam: Bert Bakker.
   Crone, E. (2008) *Het Puberende Brein*. Amsterdam: Bert Bakker.
4. Wallis, C. (2004) What makes teens tick? *Time*, 7, juni.
5. Pakard, E. (2007) That Teenage Feeling. *Monitor on Psychology*, 38, 4.
6. Vink, A. (2000) Pubers en seks. Seksuele rijpheid blijft stabiel, maar seks komt steeds vroeger. *NRC Handelsblad*, 23 december.
7. Brooks-Gunn, J. & Petersen, A.C. (Eds.) (1983) *Girls at puberty. Biological and psychological perspectives*. New York: Plenum Press.
8. Zie 7.
9. Bogaert, A.F. (2005) Age at Puberty and Father Absence in a National Probability Sample. *Journal of Adolescence*, 28, 541-546.
10. Ellis, B. & Garber, J. (2000) Psychosocial Antecedents of Variation in Girls' Pubertal Timing: Maternal Depression, Stepfather Presence, and Marital and Family Stress. *Child Development*, 71(2), 485-501.
11. Zie 7.
12. Hadranyi, B.T. & Musser, L.M. (1993) *Breast development: Individual girls' perception of its importance*. Voordracht Biennale SRCD, New Orleans.
13. Conger, J.J. (1991) *Adolescence and youth. Psychological development in a changing world*, Fourth edition. New York: Harper Collins.
14. Bogt, T.F.M. ter. (2008) Vaders doen ook gekker. *Kidsweek*, 25 april.
15. Slager, A. (2004) Jongeren en babyboomers over seks, relaties en vreemdgaan. www.trendbox.nl.
16. Pleysier, N. (2008) 'Ik heb liever dat kinderen schuren dan dat ze zich kapot zuipen'. *Het Parool*, 7 augustus.
17. NIBUD (1995) *Nationaal Scholierenonderzoek*. Den Haag: Nibud.
18. Godeau, E. e.a. (2008) Contraceptive Use by 15-Year-Old Students at Their Last Sexual Intercourse. *Archives of Pediatrics & Adolescent Medicine*, 162, 1.
19. Soa Aids Nederland (2008) Soa-test via de post, *NRC Handelsblad*, 21 april.
20. Garssen, J. (2008) Steeds minder allochtone tienermoeders. *CBS Webmagazine*, 9 juni.
21. Garssen, J. (2005) Helft tienermoeders autochtoon. *Demos*, 21, augustus.
22. Fontaine, J.H. & Hammond, N.L. (1997) Hulpverlening aan homoseksuele en lesbische adolescenten. *Literatuurselectie Kinderen en Adolescenten*, 4, 3, 245-259. Houten: Bohn Stafleu van Loghum.
23. Wolak, J. e.a. (2008) Online Predators and Their Victims. *American Psychologist*, februari/maart.
24. Golombok, S. & Tasker, F. (1996) Do parents influence the sexual orientation of

there children? Findings from a longitudinal study of lesbian families. *Developmental Psychology*, 32, 1, 3-11.
25 Wainright, J. e.a. (2004) Psychosocial Adjustment, School Outcomes, and Romantic Relationships of Adolescents With Same-Sex Parents. *Child Development*, 75, 6.
26 Bois-Raymond, M. du, e.a. (1994) *Keuzeprocessen van jongeren*. Den Haag: VUGA.
27 Giordano, P. e.a. (2006) Gender and the meaning(s) of adolescent romantic relationships: A focus on boys. *American Sociological Review*, 71, 260-287.
28 Harper, M. e.a. (2006) Self-Silencing and Rejection Sensitivity in Adolescent Romantic Relationships. *Journal of Youth and Adolescence*, 35, 435-443.
29 Meerum Terwogt, M. & Mol, A. (2005) Omgaan met liefdesverdriet. *Kind en Adolescent*, 26, 3.
30 Brand, S. e.a. (2007) Romantic Love, Hypomania, and Sleep Pattern in Adolescence. *Journal of Adolescent Health*, 41, 69-76.

HOOFDSTUK 2   COGNITIEVE VERANDERINGEN

1 Shavit, Y. & Featherman, D. (1988) School tracking and teenage intelligence. *Sociology of Education*, 61, 42-51.
2 Sitskoorn, M. (2006) *Het maakbare brein*. Amsterdam: Bert Bakker.
3 Centraal Bureau voor de Statistiek (2008) *In-, door- en uitstroom van leerlingen in het reguliere onderwijs*. www.CBS.nl, 11 maart.
4 Crul, M., Pasztor, A. & Lelie, F. (2008) *De Tweede Generatie, Last of Kansen voor de Stad*. Rapport Instituut voor Migratie en Etnische Studies, IMES, Universiteit van Amsterdam, mei.
5 Zie 2.
6 Gardner, H. (2002) *Soorten intelligentie. Meervoudige intelligenties voor de 21ste eeuw.* Amsterdam: Uitgeverij Nieuwezijds.
7 Pool, M.M. (2001) *Distraction Effects of Background Media on Homework Performance.* Leiden: Dissertatie Universiteit Leiden.
8 Zie 2.
9 Hansen, M. e.a. (2005) The impact of school daily schedule on adolescent sleep. *Pediatrics*, 115, 6.
10 Giedd, J.N. (2004) Structural Magnetic Resonance Imaging of the Adolescent Brain. *Annals of the New York Academy of Sciences*, 1021, 1, 77-85.
11 Trautwein, U. & Lüdtke, O. (2007) Students' self-reported effort and time on homework in six school subjects: Between-students differences and within-students parathon. *Journal of Educational Psychology*, 99, 2.
12 Rohrer, D. & Pashler, H. (2007) Increasing Retention Without Increasing Study Time. *Psychological Science*, 16, 4, 183-186.
13 Flieller, A. (1999) Comparison of the Development of Formal Thought in Adolescent Cohorts Aged 10 to 15 Years (1967-1996 en 1972-1993). *Developmental Psychology*, 35, 4, 1048-1058.
14 Huguet, P. & Régner, I. (2007) Stereotype threat among schoolgirls in quasi-ordinary classroom circumstances. *Journal of Educational Psychology*, 99, 545-560.
15 L. Guiso e.a. (2008) Culture, Gender, and Math. *Science*, 30, 30 mei.

Hyde, J.S. e.a. (2008) Gender Similarities Characterize Math Performance. *Science*, 25 juli, 494-495.
16 Conger, J.J. (1991) *Adolescence and Youth. Psychological development in a changing world, fourth edition*. New York: Harpers Collin.
17 Elkind, D. (1967) Egocentrism and adolescence. *Child Development, 38*, 1025-1034.
18 Selman, R.L. (1988) *The growth of interpersonal understanding*. Londen: Academic Press.
19 Kohnstamm, D. (2002) Het plotselinge besef dat ik me in een ander kan verplaatsen. *Kind en Adolescent, 23*, 1, 50-59.
20 Steinberg, L. (1993) *Adolescence, third edition*. New York: McGraw-Hill.

HOOFDSTUK 3 EEN AANTAL THEORIEËN

1 Adams, J.F. (Ed.), (1986) *Understanding adolescence*. Boston, MA: Allyn & Bacon.
2 Thompson, T. (1981) *Edwardian Childhoods*. London: Routledge & Kegan Paul.
3 Hall, G.S. (1904/1920) *Adolescence*. New York: Appleton.
4 Arnett, J.J. (1999) Adolescent Storm and Stress, Reconsidered. *American Psychologist, 54*, 5, 317-326.
5 Erikson, E.H. (1964) *Het kind en de samenleving*. Utrecht: Het Spectrum.
6 Havighurst, R.J. (1952) *Developmental Tasks and Education*. New York: David McKay.
7 Kohnstamm, G.A. (1992) Een teveel aan ontwikkelingstaken. *Nederlands Tijdschrift voor de Psychologie, 47*, 235-242.
8 Harter, S. (1990) Self and identity development. Feldmann, S.S. & Elliott, G. (Eds.) *At the threshold: Developing adolescent*. Cambridge, MA: Harvard University Press.
9 J.J. Arnett (2007) Emerging adulthood: What is it, and what is it good for? *Child Development Perspectives, 1*, 68-73.
J.J. Arnett (2008) Ontluikende volwassenheid: wat is het en waar is het goed voor? *Kind & Adolescent Review 15*, 3.

HOOFDSTUK 4 AUTONOMIE EN VERANTWOORDELIJKHEID

1 Wijngaarden, H.R. (1963) *Hoofdproblemen der volwassenheid*. Utrecht: Erven J. Bijleveld.
2 Greenberger, E. & Sorenson, A.B. (1974) Toward a concept of psychosocial maturity. *Journal of Youth and Adolescence, 3*, 329-358.
3 Mahler, M. (1975) *The psychological birth of the human infant*. New York: Basic Books.
4 Steinberg, L. & Silverberg, S.B. (1986) The vicissitudes of autonomy in early adolescence. *Child Development, 57*, 841-851.
5 Marano, H.E. (2008) *A Nation of wimps*. Amazon.com Publishers.
6 Jong, S. de (1992) Generatiekloof kan op de schroothoop van de jaren zestig. *NRC Handelsblad*, 18 mei.
7 Bogt, T.F.M. ter, e.a. (1992) *Jongeren op de drempel van de jaren negentig*. Den Haag: VUGA.

8   Deen, F. & Haest, M. (2005) Hotel Mama. *NRC Handelsblad*, 19 maart.
9   Brugman, E. e.a.(1995) *Jeugd en Seks 95. Resultaten van het nationale scholierenonderzoek*. Utrecht: SWP.
10 Atkinson, R. (1988) Respectful, dutiful teenagers. *Psychology Today*, oktober.
11 Ancona, J. & Stegeman, L. (2008) *Kidsweek*, 25 april.
12 Zie 6.
13 Reitz, E. e.a. (2008) Ouderlijke kennis, contacten met leeftijdgenoten en externaliserend probleemgedrag van adolescenten. *Kind en Adolescent*, 29, 3, 134-146.
14 Zie 11.
15 Smetana, J. (2008) It's 10 O'Clock: Do You Know Where Your Children Are? Recent Advances in Understanding Parental Monitoring and Adolescents' Information Management. *Child Development Perspectives*, 2, april, 1.
16 Kerr, M. & Stattin, H. (2000) What Parents Know, How They Know It, and Several Forms of Adolescent Adjustment: Further Support for a Reinterpretation of Monitoring. *Developmental Psychology*, 36, 3, 366-380.
17 Zie 15.
18 Jongendijk, Th. (1993) Stelen kost geen moeite. *De Telegraaf*, 13 februari.
19 Smetana, J. e.a. (2006) Disclosure and Secrecy in Adolescent-Parent Relationships. *Child Development*, 77, 201-217.
20 Steinberg, L. (1993) *Adolescence, third edition*. New York: McGraw-Hill.
    Arnett, J.J. (2000) Emerging Adulthood. A Theory of Development From the Late Teens Through the Twenties. *American Psychologist*, 55, 5, 469-480.
21 Vervoort, M. (1997) Servet en tafellaken tegelijk. *Psychologie*, april, 18.
22 Sikkema, P. (2008) *Jongeren 07 Alle opties open*. Amsterdam: Qrius.
23 Zie 22.
24 Zee, H. van der (1996) *Facilitaire praktijken en transformatie van het arbeidsbestel*. Leiden: Universiteit Leiden.
25 Larson, R.W. (2000) Toward a Psychology of Positive Youth Development. *American Psychologist*, 55, 1, 170-183.
26 Zie 20.
27 Skinner, B.F. (1986) What Is Wrong With Daily Life in the Western World? *American Psychologist*, 41, 5, 568-574.
28 Reinders, H. & Youniss, J. (2006) School-Based Required Community Service and Civic Development in Adolescents. *Applied Developmental Science*, 10, 1.

HOOFDSTUK 5   EEN EIGEN PERSOONLIJKHEID

1   Scholte, R. e.a. (2001) Indicatoren van ontwikkeling bij adolescenten. *Kind en Adolescent*, 22, 1, 2-21.
2   Doddema-Winsemius, M. & Raad, B. de (1993) Factors in teachers' ratings of schoolchildren: Heymans data reconstructed by modern standards. *European Journal of Personality*, 7, 283-298.
3   Miller, G.E. & Wrosch, C. (2007) You've Gotta Know When to Fold 'Em: Goals Disengagement and Systematic Inflammation in Adolescence. *Psychological Science*, 18, 9.

4   Branje, S.J.T. e.a. (2005) Verandering en ontwikkeling in Big Five-persoonlijkheidsfactoren tijdens de adolescentie. *Nederlands Tijdschrift voor de Psychologie*, 60, 64-75.
5   Bowker, A. (1993) *Dear Dairy*. Voordracht voor de Biennale van de SRCD, New Orleans, maart.
6   Levit, D.B. (1991) Gender differences in ego defences in adolescence. *Journal of Personality and Social Psychology*, 61, 6, 992-999.
7   Lieshout, C.F.M. e.a. (1998) Adolescenten met verschillende persoonlijkheidstypen. Hun sociale relaties en hun psychosociaal functioneren. *Nederlands Tijdschrift voor Opvoeding, Vorming en Onderwijs*, 14, 3, 114-133.
8   Zie 7.
9   Harter, S. (1990) Self and identity development. Feldmann, S.S. & Elliott, G. (Eds.) *At the threshold: Developing adolescent*. Cambridge, MA: Harvard University Press.
10 Markus, H. & Nurius P. (1986) Possible selves. *American Psychologist*, 41, 954-969.
11 Meulen, M. van der e.a. (1993) Zelfbeeld en psychisch functioneren. *Kind en Adolescent*, 14, 3, 115-225.
12 Zie 9.
13 Harter, S. (1982) The perceived competence scale for children. *Child Development*, 53, 87-97.
14 Sikkema, P. (2008) *Jongeren 07 Alle opties open*. Amsterdam: Qrius.
15 Higgins, E.T. e.a. (1992) Self and health. *Social Cognition*, 10, 125-150.
16 Schuttinga-Helder, J. e.a. (1996) Zelfwaardering, chronische aandoeningen en de invloed van sociaal-economische status bij jongeren. *Tijdschrift voor Jeugdgezondheidszorg*, 28, 1.
17 Adolph, H. & Euler, H.A. (1994) *Warum Mädchen und Frauen reiten - eine empirische Untersuchung*. Kassel: Universität Gesamthochschule.
18 Kohnstamm, D. (2002) *Ik ben ik. De ontdekking van het zelf*. Amsterdam: De Bezige Bij.
19 Rozendaal, S. (2006) Het is fijn on line te zijn. *Elsevier*, 18 maart.
20 Blanken, H. (2006) Op internet kies ik zelf wie ik ben. *de Volkskrant*, 18 maart.
21 Schouten, A.P. (2007) *Adolescents' online selfdisclosure and self-presentation*. Amsterdam: Proefschrift Universiteit van Amsterdam, 22 november.
22 Reeves, B. (2008) Online Games put the future of business leadership on display. Virtual Worlds, Real Leaders. IBM : *A Global Innovation Outlook Report*.
23 Zie 19.
24 Klaver, M. (2008) Jongens die gamen worden goede teamspelers. *NRC Handelsblad*, 3 juni.
25 Marcia, J.E. (1980) Identity in adolescence. Adelson, J. (Ed.) *Handbook of Adolescent Psychology*. New York: Wiley.
26 Bosma, H.A. (1991) Identiteit en identiteitsproblemen in de adolescentie. *Handboek problemen en risicosituaties bij kinderen en adolescenten*. Houten: Bohn Stafleu van Loghum.
27 Beyers, W. e.a. (2007) Identiteitsontwikkeling in de adolescentie. Vyt, A. e.a.

Jaarboek Ontwikkelingspsychologie, orthopedagogiek en kinderpsychiatrie, 7. Houten: Bohn Stafleu van Loghum.
28 Zie 27.
29 Zie 26.
30 Arnett, J.J. (2007)Emerging Adulthood: What Is It, and What Is It Good For? *Child Developmental Perspectives*, 1, 2.

HOOFDSTUK 6   WAARDEN EN IDEALEN

1 Hoffman, M.L. (1983) Affective and cognitive processes in moral internalization. Higgins, E.T. e.a. (Eds.) *Social cognition and social development*. New York: Cambridge University Press.
Hoffman, M.L. (1989) Empathetic emotions and justice in society. *Social Justice Research*, 3, 283-311.
2 Eisenberg, N. e.a. (1991) Prosocial development in adolescence: A longitudinal study. *Developmental Psychology*, 27, 5, 849-857.
3 Carlo, G. e.a. (1992) An objective measure of adolescents' prosocial moral reasoning. *Journal of Research on Adolescence*, 2, 4, 331-349.
4 Gilligan, C. (1982) *In a different voice*. Cambridge, MA: Harvard University Press.
5 Eisenberg, N. & Fabes, R.A. (1998) Prosocial Development. Eisenberg, N. (Ed.) *Handbook of Child Development, volume 3. Social, emotional, and personality development*. New York: Wiley.
6 Loevinger, J. (1976) *Ego development*. San Francisco: Jossey Bass.
7 Vergouwen C.G. (1996) Zingeving bij adolescenten: oriëntaties, structuren en inhouden. Hallebeek, J. & Wiriks, B. (Ed.) *Met het oog op morgen. Ecclesiologische beschouwingen*. Zoetermeer: Boekencentrum.
Vergouwen, C.G. (2001) *Een hemelsbrede gelijkenis*. Kampen: Kok.
8 Jongeren '95 (1996) Amsterdam: Bureau Inter/View.
9 Wittebrood, K. & Keuzenkamp, S. (Ed.) *Rapportage Jeugd 2000*. Den Haag: Sociaal en Cultureel Planbureau.
10 Brain Waves Group (1996) Universal goals: Family, achievement and dreams. *International Herald Tribune*, 2 juli.
11 Vervoort, M. (1997) Servet en tafellaken tegelijk. *Psychologie*, april.
12 Zie 11.
13 Eén Vandaag (2008) *Vrijheid=Blijheid*, 29 april.
14 Sikkema, P. (2008) *Jongeren 07 Alle opties open*. Amsterdam: Qrius.
15 Twenge, J. (2006) *Generation Me: Why Today's Young Americans Are More Confident, Assertive, Entitled - and More Miserable Than Ever*. New York: Simon & Schuster.
16 Zie 11.
17 Zie 14.
18 Zie 9.
19 Zie 14.
20 Zie 9.
21 Bogt, T.F.M. e.a.(1992) *Jongeren op de drempel van de jaren negentig*. Den Haag: VUGA.

22 Vervoort, H. (1997) *Intern Deskonderzoek*. Amsterdam: Weekbladpers Tijdschriften.
23 Adelson, J. (1975) The development of ideology in adolescence. Dragastin, S.E. & Elder, G.H. (Eds.) *Adolescence in the life cycle*. New York: Wiley.
24 Georgi, V.B. (2008) Citizens in the Making: Youth and Citizenship Education in Europe. *Child Development Perspectives*, 2, 2.
25 www.Civiq.nl (2008)
26 www.scholieren.com (2003)

HOOFDSTUK 7   OP ZOEK NAAR AVONTUUR

1   Shahanan, M.J. & Flaherty, B.P. (2001) Dynamisc Patterns of Time Use in Adolescence. *Child Development*, 72, 2, 385-401.
2   Kampen, J. (Ed.) (1996) *De Staat van Jeugdig Nederland*. Delft: Eburon.
3   Wallis, C. (2004) What makes teens tick? *Time*, juni, 7.
4   Steinberg. L. (2007) Risk Taking in Adolescence: New Perspectives From Brain and Behavioral Science. *Current Directions in Psychological Science*, 16, 2, 55-59.
5   Zuckerman, M. (1984) Sensation seeking: A comparative approach to a human trait. *Behavioral and Brain Sciences*, 7, 413-471.
6   Arnett, J. (1992) Reckless behavior in adolescence: A developmental perspective. *Developmental Review*, 12, 339-373.
7   Turley, J.M. & Derdeyn, A.D. (1990) Use of horror film in psychotherapy. *Journal of the American Academy for Child and Adolescent Psychiatry*, november.
8   Bettelheim, B. (1982) *The uses of enchantment*. Hammondsworth: Penguin.
9   Bast, T. (2008) Gamen is niet zomaar een spelletje. *Het Parool*, 24 april.
10 Konijn, E.A. (2008) I wish I were a warrior; The role of wishful identification in effect of violent video games on agression in adolescent boys. *Developmental Psychology*, 44, 4.
11 Zie 9.
12 Zie 9.
13 Zie 9.
14 Furby, L. & Beyth-Marom, R. (1992) Risk taking in adolescence: A decision-making perspective. *Developmental Review*, 12, 1-44.
15 Reyna, V.F. & Farley, F. (2006) Risk and Rationality in Adolescent Decision Making: Implications for Theory, Practice, and Public Policy. *Psychological Science in the Public Interest*, 7, 1, 1-44.
16 Jacobs, Q.M. c.a. (1993) Adolescent (in)vulnerability. *American Psychologist*, 48, 2, 102-116.
17 Yalom, I. (1980) *Existential psychotherapy*. New York: Basic Books.
18 Zie 6.
19 Stichting Wetenschappelijk Onderzoek Verkeersveiligheid (2008) *Jonge bromfietsers en Jonge automobilisten*, Rapport, april.
20 Delver, B. (2006) *Vet Veilig Internet*. Alkmaar: Vives Media bv.
21 Bushman, B.J. (2006) Effects of Warning and Information Labels on Attraction to Television Violence in Viewers of Different Ages. *Journal of Applied Social*

Psychology, 36, 9, 2073-2978.
22 Pat-Horenszyk, R. e.a. (2007) Risk-Taking Behaviors Among Israeli Adolescents Exposed to Recurrent Terrorism: Provoking Danger Under Continuous Threat? *American Journal of Psychiatry*, 164, 66-72.
23 Conger, J.J. (1991) Adolescence and youth. *Psychologigical development in a changing world. fourth edition*. New York: Harper Collins.
24 Kennisnet (2008) *Gezondheid: Roken*. Informatieblad, 7 april.
25 Jellinek Preventie (2007) *Steeds meer tieners zoeken hulp voor wietverslaving*. www.jellinek.nl, 16 april.
26 Elzinga, A. (2003) De wereld van Breezers & Braken. J/M, januari.
27 Nationale Drug Monitor (2007) Amsterdam: Trimbos-instituut.
28 Varlinskaya, E. & Spear, L. (2006) Ontogeny of Acute Tolerance to Thanol-Induced Social Inhibition in Sprague-Dawley Rats. I, 11.
29 Autorijden met glaasje op schrikt jongeren af. (1996) *NRC Handelsblad*, 14 oktober.
30 Koopmans, J. & Boomsma, D. (1996) Individuele verschillen in alcoholgebruik. De rol van erfelijke aanleg en de omgeving. *De Psycholoog*, maart.
31 Zie 30.
32 Wittebrood, K. & Keuzenkamp (red.) *Rapportage Jeugd 2000*. Den Haag: Sociaal en Cultureel Planbureau.
33 Vos, T. de (2006) Gokverslaving. *Handboek Kinderen & Adolescenten*, januari.
34 Rutter, M. & Smith, D.J. (Eds.) (1995) *Psychological disorders in young people*. Chichester: Wiley.

HOOFDSTUK 8 KENMERKENDE PROBLEMEN

1 Sikkema, P. (2008) *Jongeren 07 Alle opties open*. Amsterdam: Qrius.
2 Buchanan, C. e.a. (1992) Are adolescents the victims of raging hormones: Evidence for activational effects of hormones on mood and behaviour at adolescence. *Psychological Bulletin*, 111, 1, 62-107.
3 Giedd, J.N. (2006) Structural Magnetic Resonance Imaging of the Adolescent Brain. *Annals of the New York Academy of Science Online*, 12 januari.
4 Yurgelon-Todd, D.A. & Killgore, W.D.S. (2006) Fear-related activity in the prefrontal cortex increases with age during adolescence: A preliminary fMRI study. *Neuroscience Letters*, 406, 194-199.
5 Fivush, R. e.a.(2007)Children's narrative and wellbeing. *Cognition & Emotion*, 21, 7, 1414-1434.
6 Zie 2.
7 Zie 2.
8 Zie 2.
9 Boothroyd, L. & Perrett, D. (2006) Facial and bodily correlates of family background. *Proceedings of the Royal Society -Biological Science*, 22 september, 273.
10 Petersen, A.C. (1988) Adolescent development. *Annual Review of Psychology*, 39.
11 Rice, K.G. e.a. (1993) Coping with challenge in adolescence. *Journal of Adolescence*, 16, 235-251.

12 Ancona, J. & Stegeman, L. (2008) Het recept voor de ideale ouder. *Kidsweek*, 25 april.
13 Laursen, B. & Collins, W.A. (1994) Interpersonal conflict during adolescence. *Psychological Bulletin*, 115,2, 197-209.
14 Masten, A.S. e.a. (1999) Competence in the context of adversity: Pathways to resilience and maladaptation from childhood tot late adolescence. *Development and Psychopathology*, 11, 143-169.
15 Brink, L.T. ten & Veerman, J.W. (1999) Risicofactoren en protectieve factoren in de ontwikkeling van kinderen en adolescenten. *Jaarboek ontwikkelingspsychologie, orthopedagogiek en kinderpsychiatrie 3*. Houten/Zaventem: Bohn Stafleu van Loghum.
16 Masten, A.S. (2001) Ordinary Magic. Resilience Processes in Development. *American Psychologist*, 56, 3, 227-238.
Werner, E. (2000) Protective Factors and Individual Resilience. Skonkoff, J.P. & Meisels, S.J. (Eds.) *Handbook of Early Childhood Intervention*. New York: Cambridge University Press.
17 Zie 13.
18 Spruijt-Metz, D. & Spruijt, R.J. (1995) Worries and health in adolescence. Voordracht voor de *International Conference on Conflict and Development in Adolescence*, Gent, november.
Spruijt-Metz, D. (1999) Gezondheidsgedrag en gezondheidseducatie bij adolescenten. *Jaarboek ontwikkelingspsychologie, orthopedagogiek en kinderpsychiatrie 3*. Houten/Zaventem: Bohn Stafleu van Loghum.
19 Linszen, D.H. (1991) Adolescentie en psychose. *Handboek Kinderen en Adolescenten*. Houten: Bohn Stafleu van Loghum.
20 Smith, D. (2000) Smoking increases teen depression. *Monitor on Psychology*, december.
21 Bogt, T. ter (2004) *Tijd onthult alles... Popmuziek, ontwikkeling, carrières*. Amsterdam: Vossiuspers UvA.
22 Wilde, J. (1996) *Treating anger, anxiety and depression in children and adolescents*. Londen: Taylor & Francis.
23 Meeus, W. (1996) Jeugd en jeugdonderzoek in Nederland. *Jeugd en Samenleving*, juni/juli.
24 Herbert, M. (1997) *Clinical Child Psychology: Social Learning, Development and Behaviour*, 2nd edition. Chichester: Wiley.
25 Tolman, D.L. c.a. (2006) Looking good, sounding good: femininity ideology and adolescent girls' mental health. *Psychology of Women Quarterly*, 30, 85-95.
26 Tucker Halpern, C. c.a. (1999) Effects of Body Fat on Weight Concerns, Dating, and Sexual Activity: A Longitudinal Analysis of Black and White Adolescent Girls. *Developmental Psychology*, 35, 3, 721-736.

HOOFDSTUK 9 VAN PROBLEEM NAAR STOORNIS

1 Masten, A.S. & Curtis, W.J. (2000) Integrating competence and psychopathology: Pathways to a comprehensive science of adaptation in development. *Development and Psychopathology*, 12, 529-550.

2 Keenan, K. & Hipwell, A.E. (2006) Preadolescent Clues to Understanding Depression in Girls. *Clinical Child and Family Psychological Review*, 8, 1. Kind & Adolescent Review, 13, 1.
3 Westenberg, P.M. (2002) *De psychologische volwassenwording*. Oratie Universiteit Leiden.
4 Compas, B.E. e.a. (1995) Adolescent development: Pathways and processes of risk and resilience. *Annual Review of Psychology*, 46.
5 Popma, J.J. (2006) *Neurobiological factors of antisocial behavior in delinquent male adolescents*. Amsterdam: Proefschrift Vrije Universiteit.
6 Klinesmith, J. e.a. (2006) Guns, Testosterone, and Agression: An Experimental Test of a Mediational Hypothesis. *Psychological Science*, 17, 7.
7 Pope, A.W. & Bierman, K.L. (1999) Predicting Adolescent Peer Problems and Antisocial Activities: The Relative Role of Aggression and Dysregulation. *Developmental Psychology*, 35, 2, 335-346.
8 Rutter, M. & Smith, D.J. (Eds.) (1995) *Psychological disorders in young people*. Chichester: Wiley.
9 Doreleijers, Th.A.H. (1995) *Diagnostiek tussen strafrecht en hulpverlening*. Arnhem: Gouda Quint.
10 Carpenter, S. (2001) Stimulants boost achievement in ADHD teens. *Monitor on Psychology*, mei.
11 Knorth, E.J. e.a. (Eds.) (2001) Gedrag gekeerd? Themanummer Kind en Adolescent, 22, 4, 183-346.
12 Dantzig, A. van (1996) De Jurk. *Maandblad Geestelijke Volksgezondheid*, MGZ, juni.
13 Gifford-Smith, M. e.a. (2005) Peer influenceer in children and adolescents: Crossing the bridge from development to intervention science. *Journal of Abnormal Child Psychology*, 33, 3.
14 Pajer, K.A. (1999) Meisjes die niet deugen. Een overzicht van uitkomsten op volwassen leeftijd bij antisociale vrouwelijke adolescenten. *Literatuurselectie Kinderen en Adolescenten*, 6, 3, 335-357.
15 Bijleveld, C. & Hendriks, J. (2005) Jeugdige zedendelinquenten. Jong geleerd, oud gedaan? *Justitiële Verkenningen*, 31, 1.
16 Repetur, L. (2007) Loverboys en hun slachtoffers. *Handboek Kinderen & Adolescenten*, augustus.
17 Morison, P. & Masten, A.S. (1991) Peer reputation in middle childhood as a predictor of adaptation in adolescence: A seven-year followup. *Child Development*, 62, 991-1007.
18 www.ivonnevandevenstichting.nl (2008)
19 Blatt, S.J. (1995) The destructiveness of perfectionism. *American Psychologist*, 50, 12.
20 Stichting Zwerfjongeren Nederland SZN online (2008). www.zwerfjongeren.nl
21 Zie 20.
22 Nieuwenhuizen, E. (2006) *Allochtone jongeren in het onderwijs*. Den Haag: ministerie van OCW: Factsheet.
23 *Schoolverlaten na vijf jaar onderwijs* (1996) Nijmegen: Instituut voor Toegepaste Sociale Wetenschappen, Katholieke Universiteit Nijmegen.

HOOFDSTUK 10   LEEFTIJDGENOTEN

1. Loeb, R. (1973) Adolescent groups. *Sociology and Social Research*, 58, 13-22.
2. Kaldenbach, H. (2008) *Hangjongeren, 99 tips voor buurtbewoners en voorbijgangers*. Amsterdam: Prometheus.
3. Hamm, J.V. (2000) Do Birds of a Feather Flock Together? The Variable Bases for African American, Asian American, and European American Adolescents's Selection of Similar Friends. *Developmental Psychology*, 36, 2, 209-219.
4. Selfhout, M.H.W. e.a. (2007) Similarity in adolescent best friendships: the role of gender. *Netherlands Journal of Psychology*, 63, 2.
5. Vollinga, P. (1997) En toen maakte ik het uit met mijn vriendin. *Yes*, 12 april.
6. Rose, A. e.a. (2007) Prospective Associatieons of Co-rumination With Friendship and Emotional Adjustment: Considering the Socioemotional Trade-offs of Co-rumination. *Developmental Psychology*, 43, 4.
7. Hartup, W. (1993) Adolescents and their friends. Laursen, B. (Ed.) *Close friendships in adolescence*. San Francisco: Jossy-Bass.
8. Harris, J. (1999) *Het misverstand opvoeding. Over de invloed van ouders op kinderen*. Amsterdam: Uitgeverij Contact.
9. Jaccard, J. e.a. (2005) Peer influences on risk behavior: an analyses of the effect of a close friend. *Developmental Psychology*, 41, 1, 135-147.
10. Branje, S.J.T. (2007) Relaties van adolescenten met ouders en vrienden: onderzoek vanuit een dynamische systeembenadering met behulp van space grids. *Jaarboek Ontwikkelingspsychologie, orthopedagogiek en kinderpsychiatrie*. Houten: Bohn Stafleu van Loghum.
11. McIntosh, H. (1996) Adolescent friends not always a bad influence. *APA Monitor*, juni.
12. Seiffge-Krenke, I. (1997) Denkbeeldige vrienden in de adolescentie: teken van gebrekkige of een positieve ontwikkeling? *Literatuurselectie Kinderen en adolescenten*, 4, 4, 386-403.
13. Sikkema, P. (2008) *Jongeren 07 Alle opties open*. Amsterdam: Qrius.
14. Steinberg, L. (1993) *Adolescence, third edition*. New York: McGraw-Hill.
15. Chijs, Ingrid van der, Schoonhoven, Gertjan van & Tenret, Laura (2008) Kijk mij eens! *Elsevier*, 31 mei.
    Spinhoven, J. (2001) Nooit uitgepraat. *Volkskrant Magazine*, 4 augustus.
16. Zie 15.
17. Bogt, T. ter (2004) *Tijd onthult alles... Popmuziek, ontwikkeling, carrières*. Amsterdam: Vossiuspers UvA.
18. Zie 17.
19. Conger, J.J. (1991) *Adolescence and Youth. Psychological development in a changing world, fourth edition*. New York: Harper Collins.
20. Seltzer, V.C. (1989) *The psychological worlds of adolescents: Public and private*. New York: Wiley.
21. Zie 20.
22. Gussenhoven, R. (1998). Vriendschap helpt. Roosen, C.J.A. e.a. *Zeg me wie je vrienden zijn. Psychotherapie en vriendschap*. Assen: Van Gorcum.

23 Zie 19.
24 Morison, P. & Masten, A.S. (1991) Peer reputation in middle childhood as a predictor of adaptation in adolescence. *Child Development, 62,* 991-1007.
Englund, M.M. e.a. (2000) Adolescent Social Competence: Effectiveness in a Group Setting. *Child Development, 71,* 4, 1049-1060.
Engels, R.C.M.E. e.a. (2000) Opvoedingsbeleving, sociale vaardigheden en vriendschapsrelaties van adolescenten. *Kind en Adolescent, 21,* 2, 106-124.
25 McElhaney, K.B. & Allen, J.P. (2008) They Like Me, They Like Me Not. Popularity and Adolescents' Perceptions of Acceptance Predicting Social Functioning Over Time. Child Development, 79, 720-731.
26 Younger, M. & Warrington, M. (2005) Separate classes needed for boys. BBC News, 29 mei.
27 Lavy, V. & Schlosser, A. (2008) Mechanisms and Impacts of Gender Peer Effects at School. *Social Science Research Network. NBER Working Paper W13292.*
28 Cobussen, E. (1995) *Voor een school is het eigenlijk best wel leuk.* Leiden: Scriptie Universiteit Leiden, Bestuurskunde.
29 Emans, B. & Roede, E. (2006) *Sanctioneren of argumenteren. Onderzoeksrapport 45.* Amsterdam: SCO Kohnstamm-Instituut.
30 Weerman, F. e.a. (2007) *Probleemgedrag van leerlingen tijdens de middelbare schoolperiode. Individuele ontwikkeling, leerlingnetwerken en reacties vanuit de school.* Amsterdam: Aksant.
31 Larson, R. W. & Brown, J.R. (2007) Emotional Development in Adolescence: What Can Be Learned From a High School Theater Program? *Child Development, 78,* 4, 1099-1099.

HOOFDSTUK 11   OUDERS EN THUIS

1 Wittebrood, K. & Keuzenkamp, S. (Ed.) (2002) *Rapportage Jeugd 2000.* Den Haag: Sociaal en Cultureel Planbureau.
2 Kerr, M. & Stattin, H. (2000) What Parents Know, How They Know It, and Several Forms of Adolesencent Adjustment: Further Support for a Reinterpretation of Monitoring. *Developmental Psychology, 36,* 3, 366-380.
3 Sikkema, P. (2008) *Jongeren 07 Alle opties open.* Amsterdam: Qurius.
4 Bosma, H.A. (1991) Identiteit en identiteitsproblemen in de adolescentie. *Handboek Problemen en risicosituaties bij kinderen en adolescenten.* Houten: Bohn Stafleu van Loghum.
5 Meeus, W. (1990) Ouders en leeftijdgenoten in het persoonlijk netwerk van jongeren. *Pedagogisch Tijdschrift* 15,1, 25-37.
6 Conger, J.J. (1991) *Adolescence and youth. Psychological development in a changing world. fourth edition.* New York: Harper Collins.
7 Waal, M. de (1989) *Meisjes: een wereld apart.* Amsterdam: Boom.
8 Bogt, T.F.M. ter, e.a. (1992) *Jongeren op de drempel van de jaren negentig.* Den Haag: Vuga.
9 Rispens, J. e.a. (1997) *Opvoeden in Nederland.* Assen: Van Gorcum.
10 Wainright, J. & Patterson, C. (2008) Peer relations among adolescents with fe-

male same-sex parents. *Developmental Psychology*, 44, 1, 117-126.
11 Hetherington, E.M. (1989) Coping with family transitions: Winners, losers and survivors. *Child Development*, 60, 1-14.
12 Doherty, W.J. & Needle, R.H. (1991) Psychological adjustment and substance use among adolescents before and after a parental divorce. *Child Development*, 62, 328-3.
13 Zie 6.
14 Pagani, L. e.a. (1998) Het effect van scheiding en hertrouwen op de ontwikkeling van criminaliteit bij adolescente jongens. *Literatuurselectie Kinderen en adolescenten*, 5, 4, 468-485.
15 Ruble, D.N. & Martin, C.L. (1998) Gender development. W. Damon & N. Eisenberg (Eds.), *Handbook of Child Psychology (Vol. 3). Social, Emotional and Personal Development*. New York: Wiley.
16 Olson, D.H. e.a. (1980) Marital and family therapy: A decade review. *Journal of Marriage and the Family*, 42, 973-994.
17 Brinkgreve, C. & Regt, A. de (1990) Het verdwijnen van zelfsprekendheid. *Jeugd en Samenleving*, 20, 324-334.
18 Shanahan, L. e.a. (2007) Conflict frequency with mothers and fathers from middle childhood to late adolescence: Within- and between-families comparisons. *Developmental Psychology*, 43, 3.
19 Silverberg. S.B. e.a. (1993) *Maternal depressive symptoms and early females' academic achievement, expectations and aspirations*. Voordracht Biennale SRCD, Baltimore.
20 Delsing, M.J.M.H. e.a. (2005) Wederkerige verbanden tussen rechtvaardigheid en vertrouwen in gezinnen en probleemgedrag van adolescenten: een longitudinale analyse. *Nederlands Tijdschrift voor de Psychologie*, 60, 5/6.
21 Boer, F. (1994) *Een gegeven relatie*. Amsterdam: Prometheus.
22 Updegraff, K.A. e.a. (2000) Adolescents' Sex-Typed Friendship Experiences: Does having a Sister versus a Brother Matter? *Child Development*, 71, 6, 1597-1610.
    Feinberg, M.E. & Hetherington, E.M. (2000) Sibling Differentiation in Adolescence: Implications for Behavioral Genetic Theory. *Child Development*, 71, 6, 1512-1524.
23 Lange, A. (2006) *Gedragsverandering in gezinnen: Cognitieve gedrags- en systeemtherapie*. Groningen: Wolters-Noordhoff.
24 Ravier, M. (1996) *Pubers over problemen met hun ouders*. Amsterdam: Kindertelefoon.
25 Schaefer, E.S. & Edgerton, M. (1985) Parent and child correlates of parental modernity. Irving E. Sigel *Parental belief systems*, Hillsdale, NJ: Erlbaum.
26 Neiderhiser, J.M. e.a. (1999) Relationships Between Parenting and Adolescent Adjustment Over Time: Genetic and Environmental Contributions. *Developmental Psychology*, 35, 3, 680-692.
27 Janssens, J.M.A.M & As, N.M.C. van (2006) Opvoedingsstijlen met een risico. *Handboek Kinderen en Adolescenten*, januari.
28 Zie 6.
29 Reitz, E. & Dekovic, M. (2006) De ouder-kindrelatie: wie beïnvloedt wie? *Kind en Adolescent*, 27, 2.

30 Zie 27.
31 Lamborn, S.D. e.a. (1991) Patterns of competence and adjustment among adolescents from authoritative, authoritarian, indulgent and neglectful families. *Child Development*, 62, 1049-1065.
32 Steinberg, L. (1993) *Adolescence, third edition.* New York: McGraw-Hill.
33 Wit, J. de e.a. (1995) *Psychologie van de adolescentie.* Baarn: Intro.
34 Eisenberg, N. e.a. (2008) Understanding mother-adolescent conflict discussions: concurrent and across-time prediction from youths' dispositions and parenting. *Monographs of the Society for Research in Child Development*, 290, 73, 2.
35 Rogers Kobak, R. e.a. (1993) Attachment and emotion regulation during mother-teens problem solving. *Child Development*, 64, 231-245.
36 Chodorow, N. (1978) *The reproduction of mothering.* Berkeley, CA: University of California Press.

REGISTER

aandacht 45, 46
aandachtsstoornissen 181
aanleg 93, 95, 140, 150, 177, 179
aantrekkelijkheid 27, 111, 164
    – seksuele 107
abortus 29
abstract denken 120, 200
abstracte redeneerregels 53
abstractie 103
accommodatie 49, 50
accommodatievermogen 50
achievement 113
acting-out 178
adaptatie 223
    – van denkkaders 50
ADHD 148, 181
adolescent
    – cynische 100
    – gehandicapte 59
adolescentendelict, normaal 139
adolescentie 17
adoptie 32
afgunst 211
afkeer van het eigen lichaam 177
afweermechanismen 100
afwezigheid van de vader 221
agressie 85, 101, 141, 159, 163, 169, 179, 181
agressief gedrag 105
agressieve delinquent 175
    – gedachten 141
    – impulsen 152
    – neigingen 142
agressiviteit 196
alcohol 80, 81, 145, 147, 149, 150, 161, 180, 220
alcoholgebruik
    – onder Antilliaanse jongeren 151
    – onder Marokkaanse jongeren 150
    – onder Surinaamse jongeren 151
    – onder Turkse jongeren 150
alcoholvergiftiging 149
algemene vorming 44
alleenstaande moeder 218, 220
allochtone gezinnen 230

allochtone jongeren 43, 107, 122, 186
allochtone meisjes 29
ambitie 100
amygdala 159
anale fase 65
androgenen 17, 18, 158
androgene sekshormonen 140
angst 74, 85, 101, 105, 141, 143, 147, 159, 163, 168, 169, 175, 178, 206, 211
angststoornissen 178
Anne Frank 23
anorexia nervosa 21, 175, 176
Antilliaanse jongeren
    – alcoholgebruik 151
    – drugsgebruik 148
    – schooluitval 187
    – zelfvertrouwen 166
Antilliaanse meisjes 29
antisociaal gedrag 139, 153
antisociale jongens 198
antisociale jongeren 179, 182
antisociale leeftijdgenoten 206
antisociale ondercontroleurs 102
antisociale vrienden 198
aparte jongens- en meisjesscholen 208
argumenteren 54, 55, 146
aspiraties voor de toekomst 225
assimilatie 49, 50, 202
autochtone tienermoeders 29
autonome veerkrachtigen 102
autonomie 74, 75, 77, 79, 81, 82, 84, 85, 87, 93, 107, 124, 162, 205, 206, 221, 225, 227, 231
autoritaire opvoeding 95
autoritaire opvoedingsstijl 230
autoritaire ouders 230
autoritatieve opvoedingsstijl 231
autoritatieve ouders 230
autoriteit van een leraar 211
avatar 111

baard in de keel 20, 25
basisschool 208, 220
beeldspraak 54
behoefte aan spanning 140

beloningen 44
bendes 194
beoordelingsnormen 210
beroepsgericht-vmbo 42
beschermingsmechanisme 144
beslissingsprocessen, cognitieve 142
betrokkenheid 79
Bettelheim 141
Big Five 94, 97
bijbaantjes 83
bindingen 113
biologische klok 46
bloedsomloop 19
blowen 80
boezemvrienden 195, 196
borsten 25, 145
Boszormenyi-Nagy 226
boulimia nervosa 175, 176
breakdance 165
broers en zussen 227
bromfietsslachtoffers 145
buitenbeentje 228
buitengesloten 184, 205
burgerzin 87
Burt 94

cafetariasysteem 131
cannabis 148
Carmiggelt 216
chatrooms 110
chatten 145
chillen 195
chlamydia 29
Chodorov 232
chronische ontstekingen 96, 107
Churchill 145
circadisch
 – ritme 46
 – slaap-waakritme 46
Cito-score 43
Cito-toets 42, 51
cliques 195
cognitie, sociale 57
cognitief
 – beslissingsprocessen 142

 – controlesysteem 140
cohesie 223, 228
collectieve waarde- en
 zingevingssystemen 130
coming out 31
commitments 113, 119
communicatie 110, 224
community service 87
competentie 27, 76, 105, 108, 169, 200
competentiebelevingsschaal 105
competentiegericht leren 84, 85
computer 129, 200
computergames 141
Computer Mediated Communication 110
concentratie 86
concentratievermogen 46
concrete operaties 50, 52
condoom 28, 143
conflicten 226, 232
 – huiselijke 219, 224
 – ouderlijke 219
conformisme 124
conformiteit 205
confrontatiestrategie 100
contextgevoeligheid 99
continuïteit
 – formele 193
 – informele 195
controlesysteem, cognitief 140
conventies 57, 58
copingmechanismen 36, 99, 100
copingstijl 99, 107, 167, 179
copingstrategieën 164, 166, 175, 199
cortisol 163, 179
counselors 175
C-reactief proteïne 96
criminaliteit 187
 – kleine 138, 152
 – Marokkaanse meisjes 152
 – Surinaamse meisjes 152
 – Turkse meisjes 152
crimineel gedrag 139
crowds 195
Cry for Help 185

Cry of Pain 185
cultuur 17, 19, 25, 27, 30, 34, 52, 63, 86, 95, 107, 130, 202
cyberseks 145
cyclische fase 225

dagboek 103, 111, 198
dagboekschrijvers 198
dagboekvriend 199
dagdromen 101
Darwin 64
dates 171
decentralisatie 56
deductief redeneren 53
de-identificatie 227
delinquent, agressieve 175
delinquentie 179, 220
democratisch-autoritatieve opvoedingsstijl 231
denkbeeldige vriend(in) 198
denken
  – abstract 200
  – formeel 51, 52, 197
  – hypothetisch 144
  – inductief 52
  – multifunctioneel 46
  – propositioneel 52, 54, 103
  – veronderstellenderwijs 52, 103, 160, 197
  – zwart-wit- 55
denkkader 49
  – adaptatie van 50
denkschema 49
denkstrategie 49
depressie 163, 169, 175, 178, 196, 225
depressief reactiepatroon 36
diffusie 113
digitale persoonlijkheid 111
dimensie 94
discontinuïteit
  – formele 194
  – informele 194
docenten 209
domeinen 81, 216
domeintheorie 216

dominantie 196
doorzettingsvermogen 96, 208
drankgebruik 198
driftsterkte 98
drinken 80
dronken 149
drop-outs 42, 187
drugs 80, 81, 147, 180, 220
drugsgebruik 148, 180, 187
  – Antilliaanse jongeren 148
  – Marokkaanse jongeren 148
  – Surinaamse jongeren 148
  – Turkse jongeren 148

echtheid 201
echtscheiding 218, 222, 224
economische status 83
eenoudergezin 220, 231
EenVandaag 127
Eerste Wereldoorlog 218
eetproblemen 175
eetstoornissen 21
Ego 65, 66, 67, 75, 82, 98, 100, 101, 103, 110, 121, 123, 215, 220
egocentrisme 56, 59, 124, 144
Ego-sterkte 75, 99, 231
eierstokken 17, 18, 158
eigen levensonderhoud 67, 82, 86
eigenwaarde 27, 104, 162, 170, 186, 198, 204, 220, 230
  – gevoel van 128
elektronische media 129
Elsevier 201
Emerging Adulthood 69, 115
emotieregulatie 178
emotionalisering 224
Emotionaliteit 97
Emotioneel labiel 97
Emotioneel labiel-Emotioneel stabiel 94, 100
Emotioneel stabiel 97
emotionele problemen 175
empathie 120, 124, 178
employability 85
energieniveau 162

energie, verminderde 162
EO-jongeren 133
erfelijke component 95
Erikson 66, 75, 108, 110, 113
Es 65
Es-Stärke 66
ethanol 149
evolutie 19, 22, 64, 86, 140, 193
evolutietheorie 64
exacte vakken 51
excentriciteit 205
exploratie 115
externaliserend probleemgedrag 230
extraversie 94, 196
Extraversie 102
Extravert-Introvert 95
Eysenck 94

Facebook 110
falen 179
fanclub 194
fantasie 101
fantasievriendje 198
fase, cyclische 225
feromone geuren 24
Flynn-effect 41, 50
foreclosure 110, 113, 205
formeel denken 51, 52, 197
formele
 – continuïteit 193
 – denkoperaties 52
 – discontinuïteit 194
 – operaties 50, 144
 – redeneringen 119
formeel stadium 50
Freud 65, 66, 98, 110
frisfeesten 28
frontale schors 159
frustratie 152, 211
fulltime werkende moeder 223

gamers 112
games 180
geadopteerde
 – jongeren 107

 – kinderen 32
gebeurtenis, niet-normatieve 166
gedachten, agressieve 141
gedrag
 – antisociaal 139, 153
 – crimineel 139
 – internaliserend 227
 – risicovol 22, 81, 147
 – riskant 138, 141, 144, 146, 147, 151
 – roekeloos 150
gedragsbekrachtigers 87
gedragscodes 210
gedragsproblemen 79, 80, 175
gedragsstoornis 139
gehandicapte adolescent 59
geheim 196
geheugen 46
geheugen
 – kortetermijn- 46
 – langetermijn- 46, 49
gelijkwaardigheid 196
geloof 133
gemeenschapsgevoel 87
gemengde klassen 209
gemengde peergroup 203
generatiekloof 77, 216
Generation Me 127
genetische bagage 87
genitale fase 65
GenMe 127
geometrie 51
gepeste jongeren 185
geslachtsgemeenschap 28
geslachtshormonen 27, 158, 159
geslachtskenmerken, secundaire 18, 21
geuren, feromone 24
gevecht tussen goed en kwaad 141
gevoelens, neerslachtige 69
gevoelsuitbarstingen 140
gevoel van eigenwaarde 128
geweld, huiselijk 186
geweldsfilms 146
geweldstrauma's 146
geweten 66, 182
gezin

– allochtoon 230
– als systeem 224
– onafhankelijk 228
– typering van het 228
– verdeeldheid binnen het 228
gezinsconflicten 162
gezinsrechtvaardigheid 227
gezinstherapie 123
gezinsvertrouwen 227
GHB 149
gokken 151
– Marokkaanse jongeren 151
– Turkse jongeren 151
gonadotrope hormonen 17, 158, 159
groeispurt 19, 21, 94
groepsdaders 183
Groninger Identiteitsontwikkelingsschaal 114

Habbo Hotel 110
Hall 64, 66
hangjongeren 194
harddrugs 148, 180
Harris 197
Harter 68
hartklachten 96
hartslag 179
hartsvriendinnen 195, 196
hasj 146
hassles 167
Havighurst 67, 73
havo 42, 148
havo-vwo 43
hbo 43
Heackel 64
heavy metal 169
Herbert 170
hersenen-hormonenconnectie 140
hersenen
– reconstructie in de 140
– reorganisatie in de 140
hersenontwikkeling 145, 150
hersenprocessen 141
hersenschors 22
Hetherington 219, 221

Heymans 95
Himmelhoch jauchzend, zum Tode betrübt 161
homoseksualiteit 30
homoseksuele ouderparen 218
hormonale invloed 161
hormonale ontregeling 178
hormonale processen 94
hormonen 22, 140, 152, 158, 161, 163
hormonen, gonadotrope 17, 158, 159
hormoonconcentraties 159
hormoonspiegel 162
horrorfilms 141
Hotel mama 77
huidig bestaan als jongere 216
huiselijke conflicten 219, 224
huiselijk geweld 186
huiswerk 45, 47, 48, 78
huiswerkbegeleiding 49
hulpverlening 205
hyperactiviteit 181
hypofyse 17, 21
hypothalamus 17, 177
hypothetisch denken 144
Hyves 110, 195

Ich-Schwäche 66
Ideaal-Ik 111
idealen 119, 124, 125, 126, 128, 130, 138
idealisme, naïef 55
Ideeënrijk-Ideeënarm 94
identificatie 104, 142, 227
identificatiefiguur 223
identificatieproces 130
identiteit 75, 97, 108, 111, 202, 215, 231
identiteitscrisis 67, 109
identiteitsgevoel 67, 109, 110, 113, 202
identiteitsontwikkeling 110
identiteitsproblemen 110
identiteitsprocessen 109
identiteitsstatussen 113
identiteitsverwarring 67, 110
identiteitsvorming 108
idolen 75
ijver 100

ik-generatie 127
ik-gerichtheid 127
ik-gevoel 109
Ik-Ideaal 68, 74, 98, 104, 106, 107, 122, 185
illusie van onkwetsbaarheid 144
imaginair publiek 56
imago 201
imitatie 204
implicatieregel 53
impulscontrole 145
impulsen, agressieve 152
impulsieve ondercontroleurs 102
impulsiviteit 181
incest 177, 185, 233
individualisering 224
individuatie 74, 75, 215
inductief denken 52
industriële revolutie 64
informatieverwerking 22, 49, 140
informatieverwerkingsprocessen 49
informele
   – continuïteit 195
   – discontinuïteit 194
intelligentie 41, 43, 44, 51, 52, 94, 103, 180, 223
   – sociale 206
   – uitgekristalliseerde 45
   – vloeiende 44
intelligentieniveau 200
Intelligentiequotiënt 41
intelligentietest 41
intelligentieverschillen 85
internaliserend
   – gedrag 227
   – probleemgedrag 230
internet 31, 110, 112, 128, 129, 145
internetten 78
internettijdperk 193
intimiteit 114
intrinsieke motivatie 86
introspectie 84
introversie 94
Introvert-Extravert 94
inwijdingsriten 63

inzet voor de vriendschap 196
IQ 51
islamitische meisjes 18

jaloezie 101, 137, 222
jeugdcriminaliteit 139, 153, 187
jeugdcultuur 200, 215
jeugdige zedendelinquent 182
jo-jo-effect 177
jongere, huidig bestaan als 216
jongeren
   – allochtone 43, 107, 122, 186
   – antisociale 179, 182
   – geadopteerde 107
   – gepeste 185
jongereneconomie 83
jongerentijdschriften 129
Jong & Out 31
jongste kind 226
Jung 94

karakterformatie 93
karakterverschillen 85
kater 149
kerngezin 217
keuze, riskante 140
Kidsweek 78, 79
kinderarbeid 64, 87
Kinderconsument, Stichting de 145
kindermishandeling 222
kinderrij, plaats in de 227
Kindertelefoon 33, 229
kind
   – geadopteerd 32
   – jongste 226
   – oudste 224, 226
   – tweede 224
klassen
   – gemengde 209
   – seksegescheiden 51
kleedgeld 83
kleine criminaliteit 138, 152
kluwengezin 228
koerszoekend vermogen 84
Kohlberg 119, 122

kortetermijndenken 151
kortetermijngeheugen 46
kwaadheid 105
kwalificatieplicht 82
kwetsbaarheid, illusie van 144
kwetsbare overcontroleurs 102

laagbegaafden 51
laagsociaal milieu 230
labiliteit 26, 183
langetermijngeheugen 46, 49
leeftijdgenoten 79
 – antisociale 206
leerkracht 209
leerplicht 44, 82, 153
leerpotentie 42
leerprestaties 208
leerstofgerichtheid 209
leerstrategieën 48
legende, persoonlijke 56, 144
leiderschapskwaliteiten 112
leraar, autoriteit van een 211
leraar, regels van een 211
leren te leren 84
lesbische moeder 32
lesbische oriëntatie 31
lesroosters 210
leven lang leren 84
levenscyclus 225
levensonderhoud, eigen 67, 82, 86
levenssferen 215
levensstijl 200
lezen 129
lichaam, afkeer van het eigen 177
lichaamsbeeld 25
 – verstoord 21, 177
liefdeloze opvoeding 182
liefdesverdriet 31, 35, 36, 56, 76, 169, 196
limbisch systeem 22, 140
Loevinger 121, 123
logica 49, 52, 54, 58, 101, 103
losmakingsproces 108, 219
los-zandgezin 228
loungen 203

loverboy 140, 183
loyaliteit 226
luchtwegen 19

maatschappelijke status 82
Marcia 113
Margaret Mahler 74, 75
Marokkaanse jongeren
 – alcoholgebruik 150
 – delinquentie 194
 – drugsgebruik 148
 – gokken 151
 – schooluitval 187
 – zelfvertrouwen 166
Marokkaanse jongvolwassenen 43
Marokkaanse meisjes 24, 29
 – criminaliteit 152
 – schooluitval 187
masturbatie 33
masturberen 32
mavo-havo 43
mbo 43
media, elektronische 129
meegaandheid 178
meerderheidscultuur 107
Me Generation 127
meisjes, allochtone 29
 – Antilliaanse 29
 – islamitische 18
 – Marokkaanse 24, 29
 – Turkse 24, 29
meisjesbladen 129
menarche 18, 23
mensenkennis 57, 59
menstruatie 18, 21, 22, 107, 157, 158, 171
menstruatieklachten 24, 101
menstruatiekrampen 23
metacognitie 56
midlife crisis 225
milieu
 – laagsociaal 230
 – sociaal 200
minderheidscultuur 107, 202
minderheidsgroepen 202

misbruik, seksueel 31
mobiele telefoon 75, 77, 110, 199
mobiliteit, sociale 131
modelling 64, 204
moedeloosheid 105
moeder, alleenstaande 218, 220
moederbinding 76
    – negatieve 76
    – positieve 76
moeder-dochterrelatie 232
moeder
    – fulltime werkende 223
    – lesbische 32
    – opleidingsniveau van de 106
    – parttime werkende 223
    – werkende 223
monitoring 80, 85, 221, 223
moodiness 161
moratorium 67, 109, 110, 113
moreel redeneren 120
moreel relativisme 55
morning-afterpil 28, 120
moslimcultuur 31
moslimvader 122
motivatie 44, 48
    – intrinsieke 86
mp3-speler 129
msn'en 110, 145, 200
multifunctioneel denken 46
multitasking 129
mutual role taking 57
muziek 45, 75, 79, 129, 143, 159, 169, 194, 206
muziekvoorkeur 75, 81, 200
myeline 22
MySpace 110, 128

naïef idealisme 55
narcistische mensen 181
Nation of Wimps, A 77
natuur 17
nederwiet 148
neerslachtige
    – gevoelens 69
    – stemmingen 59

neerslachtigheid 35, 157, 167, 169
negatief zelfbeeld 169
negatieve
    – moederbinding 76
    – vaderbinding 76
neglected 184
neigingen, agressieve 142
netwerken, viruele 195
netwerksites 110
Neuken doe je zó 165
neurofysiologische processen 94
niet-normatieve
    – gebeurtenis 166
    – veranderingen 166
nihilisme 55
normaal adolescentendelict 139
normatieve verandering 166
normbesef 210
normen 93, 119, 123, 130, 216
    – prosociale 121
normen en waarden 77, 98, 120, 210

oestrogenen 17, 18, 158, 161
omgevingsfactoren 181
onafhankelijk gezin 228
onafhankelijkheid 73
ondercontroleurs
    – antisociale 102
    – impulsieve 102
onthouding, seksuele 27, 66
ontkerkelijking 131
ontluikende volwassenheid 69, 115
ontremming 159
ontwikkeling, psychosociale 82, 209
ontwikkelingstaken 63, 67, 73
onverenigbaarheid 53
onzekerheid 97
Openheid 97, 102
opleidingsniveau van de moeder 106
oplossingsstrategie 44, 51, 56
optimisme 144
opvoeding
    – autoritaire 95
    – liefdeloze 182
opvoedingsopvattingen 220

opvoedingsstijl 93, 229
– autoritaire 230
– autoritatieve 231
– democratisch-autoritatieve 231
– verwennende 231
orale fase 65
Ordinary Magic 168
oriëntatie, lesbische 31
ouderbinding 75, 76
ouder-kindrelatie 215
ouderlijke conflicten 219
ouderparen, homoseksuele 218
ouders
– autoritaire 230
– autoritatieve 230
– responsieve 80
– verwaarlozende 230
– verwennende 230
oudste kind 224, 226
overcontroleurs,
– kwetsbare 102
– prestatiegerichte 102
overdracht 101
overgang 225
overgangsperioden 166
overgevoeligheid 159
ovulatie 18, 158

paardrijden 108
parttime werkende moeder 223
partydrugs 140, 149
Pavlov 94
peer arena 204
peergroup 193, 195, 199
– gemengde 203
perfectionisme 185
persoonlijke legende 56, 144
persoonlijkheid, digitale 111
persoonlijkheidsdimensie 94, 97
persoonlijkheidseigenschappen 93
persoonlijkheidskenmerk 48
persoonlijkheidsontwikkeling 66, 111
persoonlijkheidsprofiel 93
persoonlijkheidspsychologie 94
persoonlijkheidstrekken 212

persoonlijkheidstypen 102
persoonlijkheidsverschillen 48, 100, 140
persoonsbeschrijvingen 57
perspectiefneming 120
perspectief, sociaal 57
pesterijen 186
pestkoppen 185
Piaget 49, 50, 56, 119
pikken 81, 151
pil 28, 79, 143, 218
plaats in de kinderrij 227
planmatig werken 47
plannen 47
Plato 54
plichtsgevoel 96
politiek 131
politieke status 83
popmuziek 169, 202
popsongs 35, 54
popster 36, 75, 194
popteksten 169
populariteit 26, 185, 206
pornografische symbolen 176
positieve
– moederbinding 76
– vaderbinding 76
possible selves 104, 110
postconformistisch stadium 123
Post Traumatische Stress Stoornis 147
preconformistisch stadium 123
prepuberteit 17, 18, 158
prestatiegerichte overcontroleurs 102
prestatiemotivatie 76, 231
Prettig 100
Prettigheid 97
Prettig-Onaangenaam 95
probleemgedrag 226, 230
probleemoplossend vermogen 46
problemen van goed en kwaad 141
processen
– hormonale 94
– neurofysiologische 94
profiel 85, 102, 110
profielsites 110, 112

projectie 101
propositioneel denken 52, 54, 103
proprioceptieve waarneming 177
prosociaal redeneren 121
prosociale normen 121
prostitutie 183, 187
pseudovolwassenheid 205
psychosociale
   – ontwikkeling 82, 209
   – rijpheid 73
Pubertätsaskese 66
puberteit 17, 18, 21, 23, 24, 25, 63, 66, 109, 163, 167, 171
publiek, imaginair 56

rap 159, 169
rationaliseren 101
reactieformatie 101, 102
reactiepatroon, depressief 36
recapitulatietheorie 65
rechtvaardigheid 226
reconstructie in de hersenen 140
redeneerregels 53, 55, 58, 103
redeneren
   – deductief 53
   – moreel 120
   – prosociaal 121
Reeves 112
reflectie 94, 124, 125
regels 119, 210
   – van een leraar 211
reïnforcement 204
rejected 184
relativisme, moreel 55
religie 131, 171
reorganisatie in de hersenen 140
repetities voor een uitvoering 211
responsieve ouders 80
rijbewijsbezitters 145
rijpheid
   – psychosociale 73
   – seksuele 200
rijping, seksuele 98
risico 140, 142, 144
risicofactor 164
risicosituatie 183
risicoverhogende omgevingsfactoren 181
risicovol gedrag 22, 81, 147
risicovolle seks 198
risicovolle situaties 179
riskante keuze 140
riskant gedrag 138, 141, 144, 146, 147, 151
ritme
   – circadisch 46
   – slaap-waak- 46
roekeloos gedrag 150
roken 147, 169
ruis 47, 140
Runescape 112
rusteloosheid 162
Rutter 152, 180
ruzies 232

samenleving, verseksualiseerde 176
schaamte 31, 105, 122, 182, 183, 186
scheiding 74, 101
schoolgrootte 210
schoolkeuze 42
schoolleven 209
schoolorganisatie 210
schoolprestaties 217, 220, 225
schoolreglement 210
schoolresultaten 48
schoolsfeer 209
school, uit de klas gestuurd worden 210
schooluitval 187
schooluitval onder
   – Antilliaanse jongeren 187
   – Marokkaanse jongeren 187
   – Marokkaanse meisjes 187
   – Surinaamse jongeren 187
   – Turkse jongeren 187
   – Turkse meisjes 187
schoolwerk 200, 209, 223, 231
schuldgevoel 31, 122, 151
schuren 28
screenagers 110
secundaire geslachtskenmerken 18, 21

seks 164
seksegelijkwaardigheid 52
seksegescheiden klassen 51
sekserol 162
sekshormonen, androgene 140
seks, risicovolle 198
seksualiteit 176, 177
seksueel misbruik 31
seksuele
    – aantrekkelijkheid 107
    – onthouding 27, 66
    – rijpheid 200
    – rijping 98
    – verlangens 27
    – vrijheid 79, 218, 224
selectiecriterium 19
selectiemechanisme 86
selffulfilling prophecy 184, 229
sensation seeking 140, 142
Sensation Seeking Scale 141
serotonine 140
short odd 151
single 69
skaters 200
Skinner 86, 87
slaapgebrek 46
slaap-waakritme 46
    – circadisch 46
slankheidsideaal 177
slechte invloed 197
slechte vrienden 182
sleeper effect 219
sms'en 129, 197, 199
sociaal milieu 200
    – perspectief 57
sociale-angsttest 160
sociale
    – cognitie 57
    – intelligentie 206
    – mobiliteit 131
    – regels 119
    – status 83
    – vaardigheden 202, 206
    – vergelijkingen 204

– verwachtingspatronen 58
socialevaardigheidstrainingen 106, 184
sociale veerkrachtigen 102
socialiserende werking 195
softdrugs 147, 148, 187
solodaders 183
Spaanse griep 218
spanning, behoefte aan 140
specialness 144
spontaneous disclosure 80
sport 108, 113, 128, 163, 185
sportprestaties 106
sprookjes 141
Stabiel 95
stabiliteit 205
Stabiliteit 102
startkwalificatie 43, 187
status
    – economische 83
    – maatschappelijke 82
    – politieke 83
    – sociale 83
    – wettelijke 83
stemming 107
stemmingen 94
    – neerslachtige 59
stemmingsleven 140
stemrecht 83
stiefgezin 218, 221, 224
stiefouder 222
stiefvader 222
stofwisseling 177
storm and stress 65
straf 210
stress 164, 166, 168
stressbestendigheid 178
stressoren 164
studiehuis 47, 84
sturm und drang 65, 66, 147
subculturen 195, 200, 203
succes 179
succesbelevingen 44
Sugababes 110
suïcide 185
suikerziekte 96

Superdudes 110
Super-Ego 74, 75, 82, 98, 122
Surinaamse jongeren
- alcoholgebruik 151
- drugsgebruik 148
- schooluitval 187
- zelfvertrouwen 166
- criminaliteit 152
symbiose 74
symbolen, pornografische 176
synaptogenese 21
systematisch werken 47

tags 152
talenten 45
teenager 82, 110
televisie 129, 131
temperament 93, 162, 220
temperamentverschillen 93
testosteron 17, 20, 22, 145, 152, 159, 179
testosteronconcentratie 163
thrill of the first moment 137
thrill-seeking 141
tienermoeders 29
- autochtone 29
tienerzwangerschap 30, 110
toekomst, aspiraties voor de 225
toekomstig leven als volwassene 216
togetherness 229
tongzoenen 28
transitions 164
trots 105, 211
Turkse jongeren
- alcoholgebruik 150
- drugsgebruik 148
- gokken 151
- schooluitval 187
- zelfvertrouwen 166
Turkse jongvolwassenen 43
Turkse meisjes 24, 29
- criminaliteit 152
- schooluitval 187
tweede kind 224
Tweede Wereldoorlog 218

tweelingonderzoek 150
typering van het gezin 228
Type-T 141

Über-Ich 66
uiterlijk 26, 27, 68, 106, 107, 164, 166, 171, 175
uitgekristalliseerde intelligentie 45
uitsluitingsregel 53
uitvoering, repetities voor een 211
Utrechtse Copinglijst voor Adolescenten 36

vaardigheden, sociale 202, 206
vader, afwezigheid van de 221
vaderbinding 76
- negatieve 76
- positieve 76
vandalisme 147, 150, 152
veerkrachtigen 102
veranderingen
- niet-normatieve 166
- normatieve 166
verantwoordelijkheid 73, 210
verantwoordelijkheidsgevoel 217
verbindingsregel 53
verdeeldheid binnen het gezin 228
vergelijkingen, sociale 204
verhuizen 166
verkering 34, 35, 152
verlangens, seksuele 27
verlegen 184
verliefdheid 33, 35, 36, 106, 143, 165
verminderde energie 162
vermogen
- koerszoekend 84
- probleemoplossend 46
veronderstellenderwijs denken 52, 103, 160, 197
verseksualiseerde samenleving 176
verstoord lichaamsbeeld 21, 177
verveling 147
verwaarlozende ouders 230
verwachtingspatronen, sociale 58
verwekken 17

verwennende opvoedingsstijl 231
verwennende ouders 230
vet- en spierweefsel 18
videogames 142
vijanden 181
Vijf-Factorenmodel 94, 100
virtuele
 – netwerken 195
 – sensatie 141
 – wereld 112
visuele waarneming 177
vloeiende intelligentie 45
vluchten uit de werkelijkheid 101
vmbo 43, 142, 148
volwassene, toekomstig leven als 216
volwassenheid, ontluikende 69
voorspelling die zichzelf waarmaakt 162
voortgezet onderwijs 26, 51, 94
voortplanting 20, 21, 22
voortplantingsfunctie 17
voortplantingsorganen 18
vriendelijkheid 196
vriendengroep 198, 199, 202, 204, 208
vriend(in), denkbeeldige 198
vriendschap, inzet voor de 196
vriendschappen 106
vrijheid 73, 76, 79, 107, 137, 222
 – seksuele 79, 218, 224
vrijwilligerswerk 132
vroege rijpers 163
vwo 43, 148

waarden 113, 119, 122, 126, 130, 138, 216
waarden en normen 119, 121, 122, 210
waardesystemen 130
waarneming
 – proprioceptieve 177
 – visuele 177
waarnemingssnelheid 44
waarschuwingsstickers 146
wapens 180
webcam 111, 145
wederkerigheid 196

weerstand 82
weglopen 175, 186
Weltschmerz 66
wereld, virtuele 112
werkelijkheid, vluchten uit de 101
werkende moeder 223
werken
 – planmatig 47
 – systematisch 47
wettelijke status 83
wietverslaving 148
Wijngaarden 73
winkeldiefstal 80, 152
wiskunde 52
wiskundepakket 205
wiskundescores 52
wiskundetoets 51
wisselvalligheid 22
woede 105
woordenschat 45
World of warcraft 110, 112

XTC 149

YouTube 128

zaadballen 17, 18, 158
zaadlozing 18
zakgeld 83
zedendelinquent, jeugdige 182
zedenmisdrijven 182
zelfbeeld 25, 83, 94, 97, 103, 105, 108, 166, 179, 183, 186, 195, 197, 203, 207, 215, 231
zelfbeeld-in-grote-lijnen 204
zelfbeeld, negatief 169
zelfbeheersing 73
zelfbepaling 83, 84, 126, 128
zelfbeschadiging 185
zelfbeschrijving 103
zelfbewustheid 56
zelfdiscrepantietheorie 106
zelfdodingspoging 185
zelfexploratie 112
zelfgevoel 31, 108

zelfkennis 59, 68, 103, 109, 195
zelfontplooiing 126, 128
zelfredzaamheidssituaties 108
zelfreflectie 103, 199
zelfstandigheid 73, 165, 217, 231
zelfverdedigingsstrategie 100
zelfvertrouwen 26, 27, 34, 73, 85, 87, 105, 106, 108, 112, 114, 127, 165, 167, 181, 185, 200, 206, 207, 208, 228
– Antilliaanse jongeren 166
– Marokkaanse jongeren 166
– Surinaamse jongeren 166
– Turkse jongeren 166
zelfverzekerdheid 26
zelfwaarde 231

zelfwaardering 68, 104, 105
zingevingskeuzen 124
zingevingsstructuren 124
zingevingssystemen 130
zondebok 138
zondebokeffect 226
Zorgvuldigheid 97, 208
Zorgvuldig-Onzorgvuldig 94, 100
Zorgvuldig, persoonlijkheidskenmerk 48
Zuckerman 140
zussen en broers 227
zwart-witdenken 55
zwerven 175, 186